U0214559

福建省肿瘤医院　厦门弘爱医院　组织编译

ATLAS OF LOCAL ANATOMY IN LAPAROSCOPIC SURGERY :

ANATOMICAL PATHWAYS AND SURGICAL PROCEDURES

腹腔镜外科局部解剖图谱：

解剖路径与手术操作

IGAKU-SHOIN

医学書院 ｜ 编

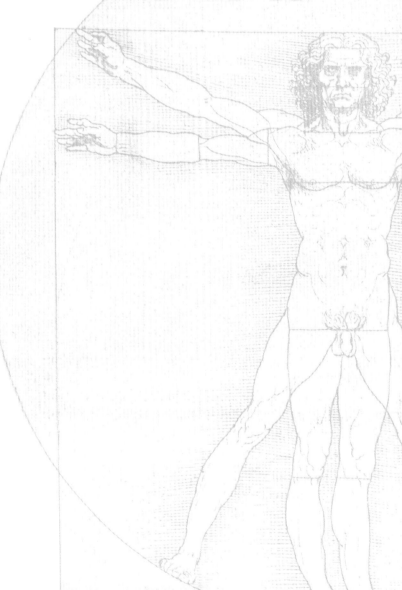

主　审

臧卫东　应敏刚　余书勇

主　译

臧卫东　杨　力　李敏哲
张光永　涂瑞沙

副主译

王墨飞　王　瑜　罗鹏飞
叶　凯　王　菁　于文滨
方卫民

海峡出版发行集团｜福建科学技术出版社
THE STRAITS PUBLISHING & DISTRIBUTING GROUP ｜ FUJIAN SCIENCE & TECHNOLOGY PUBLISHING HOUSE

著作权合同登记号：图字 13-2020-041

Authorized translation from the Japanese Journal,entitled

臨床外科 第 73 卷，第 11 号・増刊号，あたらしい外科局所解剖全図—ランド
マークとその出し方

ISSN:0386-9857

Published by IGAKU-SHOIN LTD., Tokyo Copyright © 2018

图书在版编目（CIP）数据

腹腔镜外科局部解剖图谱：解剖路径与手术操作 /
日本医学书院编；臧卫东等主译 . —福州：
福建科学技术出版社，2023.5
 ISBN 978-7-5335-6863-4

 Ⅰ . ①腹… Ⅱ . ①日… ②臧… Ⅲ . ①腹腔镜检—
外科手术—人体解剖—图谱 Ⅳ . ① R656.05-64

中国版本图书馆 CIP 数据核字（2022）第 222200 号

书　　名	腹腔镜外科局部解剖图谱：解剖路径与手术操作
编　　者	［日］医学书院
主　　译	臧卫东　杨力　李敏哲　张光永　涂瑞沙
出版发行	福建科学技术出版社
社　　址	福州市东水路 76 号（邮编 350001）
网　　址	www.fjstp.com
经　　销	福建新华发行（集团）有限责任公司
印　　刷	福州德安彩色印刷有限公司
开　　本	889 毫米 ×1194 毫米　1 / 16
印　　张	18.5
图　　文	296 码
版　　次	2023 年 5 月第 1 版
印　　次	2023 年 5 月第 1 次印刷
书　　号	ISBN 978-7-5335-6863-4
定　　价	198.00 元

书中如有印装质量问题，可直接向本社调换

主译简介

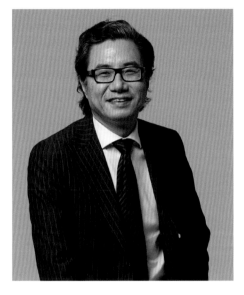

臧卫东

福建省肿瘤医院胃肠外科主任医师，副教授，硕士研究生导师

国家远程医疗与互联网医学中心胃肠肿瘤专家委员会主任委员

中国医师协会微无创医学专业委员会外科单孔专业委员会主任委员

中国医师协会微无创医学专业委员会胃肠专业委员会副主任委员

中国肿瘤防治联盟福建省分会结直肠癌专业委员会副主任委员

中国健康管理协会胃肠道肿瘤防治与管理专业委员会常务委员

中国医学装备协会腔镜与微创技术分会第一届委员

北京医学奖励基金会微创外科委员会委员

福建省抗癌协会肿瘤营养与支持专业委员会副主任委员

福建省抗癌协会微创专业委员会副主任委员

福建省抗癌协会胃癌专业委员会常委

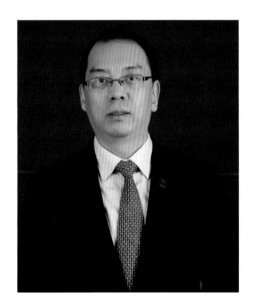

杨力

南京医科大学第一附属医院（江苏省人民医院）大外科副主任，江苏省人民医院普外科主任医师，教授，博士研究生导师

江苏省人民医院溧阳分院党委书记

江苏省医师协会外科学分会胃肠外科学组组长

江苏省医学会外科学分会胃肠外科学组副组长

中国研究型医院学会消化道肿瘤专委会常委

中国研究型医院学会机器人与腹腔镜外科专委会委员

中国抗癌协会胃癌专业委员会微创外科学组委员

中国抗癌协会肿瘤营养专委会外科营养学组委员

中国医师协会微无创专委会外科单孔学组副主任委员

中国医师协会肿瘤外科医师委员会中青年委员

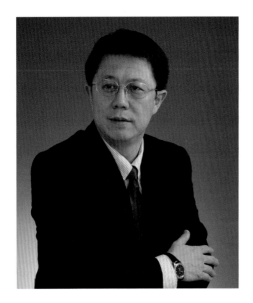

李敏哲

首都医科大学附属北京朝阳医院普外科主任医师
中国医师协会微无创医师专业委员会委员
中国医师协会微无创医师专业委员会胃肠外科专业委员会副主任委员
中国抗癌协会胃癌专委会微创外科学组委员
中国医师协会外科医师分会肿瘤外科医师委员会中青年委员会委员
海峡两岸医药卫生交流协会肿瘤防治专家委员会胃肠肿瘤学组委员
中国医师协会肛肠医师分会青年委员会委员
中国医疗保健国际交流促进会胃肠外科分会委员
中国抗癌协会康复会学术指导委员会委员
中国中医医结合学会大肠肛门病专业委员会 腹腔镜内镜学组委员
国家远程医疗与互联网胃肠专委会委员
《中国微创外科杂志》编委
中国农工民主党北京市委员会医药卫生第一工作委员会副主任委员

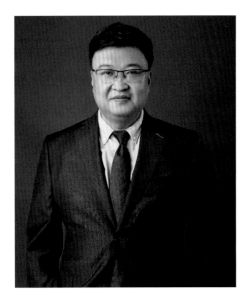

张光永

山东第一医科大学第一附属医院副院长，普外中心兼胃肠外科主任，二级教授，山东第一医科大学、山东大学博士研究生导师，山东第一医科大学手术学教研室主任
中国医师协会外科医师分会微创外科医师委员会青委副主任委员
中国研究型医院协会微创外科学专业委员会委员，青委副主任委员
中华消化外科菁英荟委员
山东省医学会外科学分会副主任委员
山东省康复医学会胃肠外科分会主任委员
山东省医师协会普外医师分会副主任委员
山东省医师协会胃肠外科医师分会副主任委员
长期从事腹腔镜技术在胃肠道疾病中的临床应用和基础研究
荣获国家科技进步二等奖 1 项，中华医学科技奖一等奖 1 项，山东省科技进步一等奖 2 项，山东省科技进步二等奖 2 项

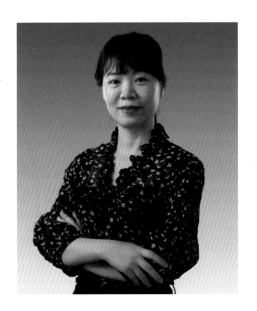

涂瑞沙

海南省肿瘤医院胃肠外科一病区主任，主任医师

海南省肿瘤防治协会秘书长

海南省肿瘤防治协会胃癌与腹膜肿瘤专委会主任委员

海南省肿瘤防治协会结直肠专业委员会副主任委员

海南省抗癌协会肿瘤营养专业委员会副主任委员

海南省肿瘤防治协会肿瘤微创专委会秘书长

海南省抗癌协会肿瘤消融专业委员会秘书长

中国医师协会微无创医学专业委员会外科单孔学组委员

世界内镜医师协会肝胆胃肠微创外科联盟理事

中国 NOSES 联盟 PPS 分会理事

审译者名单

主　审　臧卫东　应敏刚　余书勇

主　译　臧卫东　杨力　李敏哲　张光永　涂瑞沙

副主译　王墨飞　王瑜　罗鹏飞　叶凯　王菁　于文滨　方卫民

分卷主编译

上消化道篇　牛兆建　王枫　郑庆丰　　　下消化道篇　蒋伟忠　李正荣

肝胆胰篇和疝篇　戴朝六　祝智军　罗鹏飞　何冬雷

译者名单　于文滨　王枫　王菁　王瑜　王墨飞　牛兆建　方卫民　叶凯　朱鹏

刘胜　刘文居　苏国强　李正荣　李敏哲　杨力　肖军　吴小兵　何冬雷

余书勇　沈荐　张彤　张光永　林绍峰　易波　罗鹏飞　郑庆丰　赵国栋

祝智军　涂瑞沙　葛晗　蒋伟忠　谢建国　蔡国豪　滕文浩　戴朝六　魏伟

魏丞

序一

　　《腹腔镜外科局部解剖图谱：解剖路径与手术操作》即将问世了。该书由福建省肿瘤医院臧卫东教授团队、海南省肿瘤医院涂瑞沙教授团队和首都医科大学附属北京朝阳医院李敏哲教授团队等外科医学团队共同组织编译。看到我们国家的中青年临床外科专家的成长和成就，我倍感欣慰！

　　外科医生每天都要开展大量的手术，在救治病人、抢救生命的紧张战斗中，肩上的担子是非常沉重的。能够娴熟地掌握手术部位的解剖学知识，充分了解可能出现的解剖学变异及类型，判断病灶切除和区域淋巴结处理的边界，就像我们在汽车驾驶的过程中使用了导航技术一样，将对手术区域的了解和判断提升到一个全新的高度。

　　近30年以来，外科手术进入了一个精准微创的时代，腔镜手术、3D 腹腔镜、4K 腹腔镜及机器人手术等在越来越多的学科、越来越多的医院被广泛运用，无数的病人因此获益。它们既减少了病人的创伤、减轻了痛苦，又去除了病变、保护了身体的功能。但微创手术给外科医生所带来的挑战绝不仅仅是视觉维度的改变、触觉反馈的改变、思维空间的转换，更多的是在研究和教学中被认为十分成熟的解剖学在腔镜视野下也有了新的呈现。手术路径的改变带来了局部解剖观察角度的转换，也引发了更多需要研究和探讨的问题。腔镜、机器人对手术视野的数倍放大，也使得原来开放手术中肉眼看不清楚的界限能够被感知，随之而来的膜解剖、全系膜切除，也成为外科学者交流的热点。这本《腹腔镜外科局部解剖图谱：解剖路径与手术操作》著作的翻译出版，将对这些问题的探讨研究有很好的借鉴和帮助。

应敏刚

厦门弘爱医院院长，福建省肿瘤医院肿瘤研究所所长

2023 年 4 月

序二

解剖学随着外科学的进步，而得到发展。比如，当"淋巴结清扫术"步入黄金时代时，就有大量关于淋巴管、淋巴结解剖的论文发表；而在"扩大肝切除术"开始盛行后，为了提高手术安全性，肝脏的局部解剖学也得到了发展。在最近30年，推动外科学发展的因素出现了一些重大的变化。这些因素有腹腔镜手术（包括机器人辅助腹腔镜手术）、术前化疗、联合动脉切除术、手术技术认证系统以及通过日本国家临床数据库（National Clinical Database，NCD）将机构数据客观化等，它们从不同方面再次促进了临床解剖学的发展。

腹腔镜手术越来越普及，其操作必须在与传统手术不同的视野下进行，典型的例子就是经肛门腹腔镜辅助下的低位直肠癌根治术（TaTME）。最初，采用传统手术时，不断出现因解剖位置的误识而导致尿道损伤的案例，而从肛门侧进行TME，可以近距离直观地看到前列腺和血管神经束，且操作角度更理想。此外，机器人的引入也提高了狭窄解剖空间内手术的质量。也就是说，因为有了腹腔镜，现在可以更安全、彻底地进行纵隔及盆腔根治手术了。

随着化学药物疗法、放射疗法的飞速发展，原本不能切除或仅可切除边缘的肿瘤进行术前治疗的情况变多了，对术前治疗反应良好的病例也可以行切除手术了。过去，累及动脉的胰腺癌手术切除后的5年生存率只有5%左右，疗效很差，但是，最近随着强化化疗的出现，联合动脉切除的扩大手术似乎又有了新的用武之地。经术前治疗，肿瘤缩小，肿瘤所在的部位有时会出现纤维化，与脉管结构的边界变得模糊，即使在这种情况下，也可安全地进行切除。

如今，越来越多的手术技术资格认定是通过视频进行审查的，如日本内窥镜外科协会（JSES）的技术认定和日本肝胆胰外科医生协会（JABPS）的高级技能专业医生资格认定等。乍看之下，似乎是在考察术者的手术手法，但实际上也同时在审查术者对局部解剖的理解程度。如果外科医生对操作区域的解剖结构了解不充分，就会使手术器械误入危险部位，导致考核不合格。

随着NCD的引入，医疗机构可以得知本机构的术后短期治疗效果在全国的排名情况，而且，若发现短期效果不好还可及时整改。并发症高发的原因不外乎技术不佳、指征不符合或因误识解剖结构而造成器官或血管的损伤等。换言之，对局部解剖结构的充分了解是术后效果的有效保证。

综上所述，为适应时代要求，我们有必要与时俱进地学习外科局部解剖学的知识。

本书特别介绍了保证手术安全应使用的解剖学标识，以及手术的具体操作等，并通过让读者了解专家的手术目标，帮助读者提升水平。本书的作者均是日本胃肠外科领域的先驱，他们将多年来积累的经验和知识以通俗易懂的方式汇编成册。能够在一本书中囊括他们所有的精华，实属难得。本书是编委们呕心沥血的结晶，我谨向各位作者表示衷心的感谢。

远藤 格

横滨市立大学消化器官·肿瘤外科学讲座

目录

---上消化道篇---

---下消化道篇---

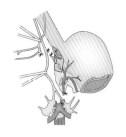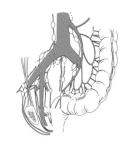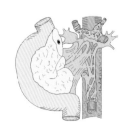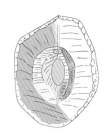

————————————————————肝胆胰篇————————————————————

————————————————————疝篇————————————————————

上消化道篇

腹腔镜外科局部解剖图谱：
解剖路径与手术操作

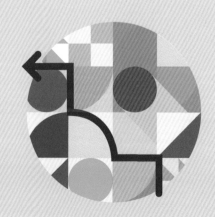

食管癌颈部清扫的局部解剖

顺天堂大学医学部附属顺天堂医院食管·胃外科① 癌症治疗中心②

顺天堂东京江东老年医疗中心外科·消化外科③

富田夏实① ／ 梶山美明① ／ 鹤丸昌彦② ／ 岩沼佳见③ ／ 桥本贵史① ／ 内田隆行①

吉野耕平① ／ 藤原大介① ／ 尾崎麻子① ／ 桥口忠典① ／ 那须元美① ／ 国安哲史①

福建省肿瘤医院　　王枫　译

上消化道篇

●要点

- 理解在颈部狭窄空间密集分布的重要组织器官间的局部解剖关系，特别是理解其与颈深筋膜的关系。
- 明确清扫范围，时刻注意并确认作为手术分界标志的重要器官（血管、神经、肌肉），应仔细、谨慎地进行手术。
- 为确保清扫过程安全、彻底，手术时应密切注意易出血和易出现神经损伤的关键位置。

手术步骤和注意事项

胸段食管癌颈部淋巴结清扫的颈部切口，需要取领状切口（collar incision）。颈部清扫分为外侧清扫（颈动脉鞘外侧的锁骨上窝）和内侧清扫（喉返神经周围），通常先行外侧清扫后再行内侧清扫。内、外侧清扫均在狭窄的空间中进行。外部清扫是先将胸锁乳突肌充分游离，使其与胸骨、锁骨分开，这样无需切断胸锁乳突肌也能保证手术视野；内侧清扫是通过将颈总动脉和颈前筋膜、甲状腺分别向两侧牵引、展开，以获得操作空间，确保淋巴结清扫安全、准确。

本节将按照：a. 游离胸锁乳突肌；b. 外侧清扫；c. 内侧清扫的顺序，并通过解剖学标志对各部分的**关键点**和**清扫范围**进行明确的说明。

● 手术步骤

（1）取领状切口切开皮肤及颈阔肌，直达胸锁乳突肌表面。

（2）游离胸锁乳突肌。将颈阔肌皮瓣充分向头侧、尾侧及两侧进行充分剥离，以便为后续的清扫创造良好的视野。

解剖学标志：头侧是在胸锁乳突肌后缘中央部出现的**颈横神经**，尾侧是**胸锁乳突肌的胸骨及锁骨的附着部**，背侧为肩胛舌骨肌。

从胸锁乳突肌前缘和后缘向头侧开始剥离，适时进行正面的剥离，然后进行尾侧的剥离，最后在背面进行剥离。完成胸锁乳突肌的全周游离之后，分离到胸骨部和锁骨部，外侧廓清的准备工作就做好了。

游离的关键点：对胸锁乳突肌的正面进行游离时注意保留**颈横神经**及其分支，在前缘游离时要小心剥离颈前静脉及和面部静脉相连接的**交通静脉**，在后缘游离时要注意确认和保留**颈外静脉和颈横神经**（图1-1-1）。在胸锁乳突肌背面，当游离到肩胛舌骨肌的上侧时，需要处理数支由胸锁乳突肌侧发出的汇入颈内静脉的细小静脉分支和**甲状腺上动静脉发出的胸锁乳突肌分支**。另外，在游离胸锁乳突肌尾侧时，要注意颈前静脉的走向。颈前静脉于胸锁乳突肌前缘沿着颈深筋膜浅层表面下行至胸骨切迹附近，与**交通静脉**汇合，向背侧穿过颈深筋膜浅层，到达胸锁乳突肌的背面，移行至锁骨附着部附近后汇入颈外静脉（或锁骨下静脉）。在此处游离时，应注意颈前静脉走行，剥离时注意避免损伤。将胸锁乳突肌从胸骨部和锁骨部分离时，就会发现胸锁乳突肌尾侧的胸骨部和锁骨部之间常有脂肪组织覆盖在颈动脉鞘的前面，为了避免妨碍外侧清扫，可预先将其切除。在切除此处脂肪组织时，要注意不要损伤在其内部走行的**颈前静脉**。

（3）**外侧清扫的重点是**：其一，明确清扫的范围；其二，先从背侧面将深颈筋膜的椎前筋膜

从内侧充分剥离后，再从前往后、从腹侧往背侧清除椎前筋膜前方的淋巴脂肪组织。

清扫范围的解剖学标志：内侧是**颈动脉鞘内缘**；头侧是在前斜角肌外缘出现的**锁骨上神经**；外侧是**锁骨上神经**（内侧支、中间支、外侧支）**和颈外静脉**；尾侧是**锁骨下静脉的上缘**及向外侧延续的**锁骨**。被以上标志所包围的是**颈深肌**（前、中斜角肌）的椎前筋膜，该筋膜正面覆盖的淋巴脂肪组织便是廓清对象。颈深肌的椎前筋膜处的解剖学标志是**颈横动脉**。

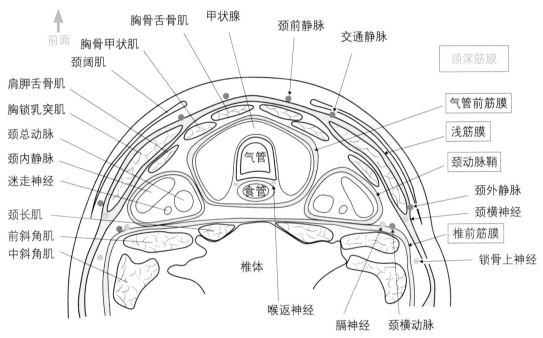

图 1-1-1　颈深筋膜和颈部肌肉

外侧清扫从颈动脉鞘的剥离开始，将颈总动脉外侧分离开后，分离方向转向背侧；在前斜角肌内缘附近辨清、保留颈横动脉，以颈横动脉前方作为分离层面，尽可能向颈横动脉远端分离。在保持正确剥离层面的同时，头侧从前斜角肌外缘剥离到锁骨上神经出现的部位为止，尾侧剥离范围扩大到臂丛神经可见的部位为止。之后，按照上述解剖标志的范围，从上边缘沿着外侧离断线切断肩胛舌骨肌下腹上缘，沿着颈外静脉向外侧切除肩胛舌骨肌下腹下缘，沿尾侧线内侧的锁骨下静脉（汇入静脉角）行外侧清扫。另外，在外侧清扫合并胸导管切除时要仔细确认，胸导管汇入左侧静脉角，要将其在静脉角汇入部离断。

外侧清扫的关键：对**颈横动脉**和**锁骨上神经、臂丛神经、颈外静脉、膈神经**的识别和保护。膈神经在前斜角肌表面从头侧向尾侧内缘下行，且必定在颈横动脉的背面走行。因此，只要保持椎前筋膜的剥离层，就不会损伤膈神经。另外，注意颈浅动脉是颈横动脉向外侧清扫区的脂肪侧的分支，因此在向外侧游离颈横动脉时，要注意不要将颈浅动脉误认为是颈横动脉。

（4）**内侧清扫**是指在狭窄的空间内无损伤地显露、辨识喉返神经后，廓清喉返神经周围的淋巴结。**重点**：在未显露和辨明喉返神经之前不要开始清扫，在分离喉返神经时需控制能量平台的使用，减少神经电、热损伤的机会。

清扫范围的**解剖标志**：内侧是气管和食管，外侧是颈总动脉，上缘是喉返神经的入喉部，下缘是胸腔（已经通过胸腔内操作清除 No.106rec 淋巴结），背侧是颈深筋膜的椎前筋膜（颈长肌前面）。

打开颈总动脉部的颈动脉鞘，向外侧牵开颈总动脉，向内侧牵开颈前肌群和甲状腺，显露清扫空间，清扫对象就是位于气管和颈总动脉之间的喉返神经周围的脂肪组织。确定和分离喉返神经后，把包括喉返神经与甲状腺下动脉交叉及后续进入喉部的部分全程显露出来之后，接着清除前述范围内的淋巴、脂肪组织。

内侧清扫关键：喉返神经和甲状腺下动脉的确认和保护。对于喉返神经的确认，最重要的是对双侧走行差别的认识。喉返神经的右侧是迷走神经，它在锁骨下动脉与颈总动脉交叉处，绕锁骨下动脉后，向后旋转后上行；喉返神经的左侧与颈总动脉平行，从气管、食管间沟向喉部上升。另外，在进入喉头部附近与甲状腺下动脉交叉的位置，需先确认甲状腺下动脉，其后再遵循甲状腺下动脉的解剖，确认喉返神经；同时要重视双侧喉返神经周围淋巴结分布的差异。右侧淋巴结转移多在喉返神经背面，左侧多在喉返神经腹侧。同时要注意椎前筋膜（位于颈长肌前）前的星状神经节（颈胸神经节），在淋巴结廓清时要注意保护，避免损伤它们而引起 Horner 综合征。

需要记住的局部解剖及其操作方法

取领状切口切开皮肤（图 1-1-2）。切口为连接两侧锁胸关节上缘一横指处的弧形线，外侧越过胸锁乳突肌后缘。皮肤切开至颈外静脉前缘，保留颈外静脉。用手术刀切开皮肤后，用电刀分离颈阔肌，到达胸锁乳突肌表面。

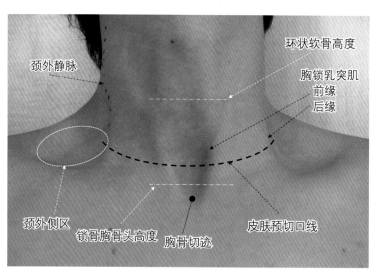

图 1-1-2　颈部清扫的皮肤切口

● 胸锁乳突肌的剥离和分离

❶胸锁乳突肌前缘（正面）的剥离（图 1-1-3）

从皮肤切口开始，一边在胸锁乳突肌前缘向头侧剥离，一边在正面扩大剥离面。此时，要注意紧贴胸锁乳突肌前缘游离，避免损伤连接面部静脉和颈前静脉的**交通静脉**。交通静脉在包裹胸锁乳突肌肌肉的颈深筋膜浅层表面走行，在行胸锁乳突肌剥离时谨慎操作避免损伤，可以分离至颈阔肌侧。如前所述，要注意交通静脉在胸骨切迹上部常改变走向，注意不要损伤它。

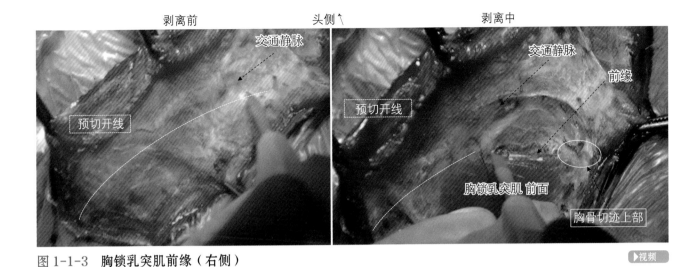

图 1-1-3　胸锁乳突肌前缘（右侧）　▶视频

②胸锁乳突肌后缘（正面）的剥离（图 1-1-4）

与前缘明显不同，胸锁乳突肌后缘的**肌束稀疏**，向头侧剥离的过程中，易走错层面而误入肌层，因此务必保持正确剥离的层次，避免剥离不全。在上方剥离时，注意从下颌角附近向外下方有横穿肌肉表面的**颈外静脉**，注意不要损伤。显露出颈外静脉之后，就应注意此处已接近清扫上端的标志——**颈横神经**了。仔细分离颈外静脉，同时向头侧进一步剥离胸锁乳突肌后缘，此时应注意于胸锁乳突肌背侧表面出现的颈横神经。颈横神经在胸锁乳突肌表面水平地向正中方向走行，因此剥离胸锁乳突肌正面时，要在颈阔肌侧保留该神经。颈横神经支配着前颈部的感觉，因此一旦损伤将造成其支配区域的感觉障碍。

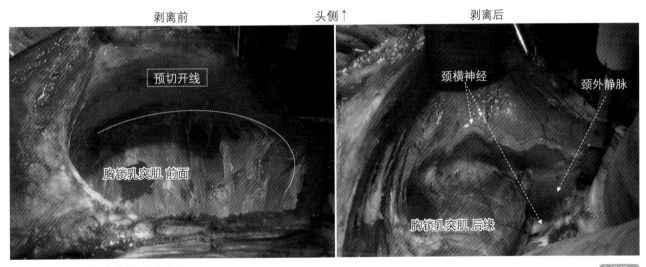

图 1-1-4　胸锁乳突肌（左侧）　▶视频

▶视频　图 1-1-3（时间 0 分 22 秒）

▶视频　图 1-1-4（时间 0 分 41 秒）

❸胸锁乳突肌尾侧的剥离（图 1-1-5）

胸锁乳突肌尾侧的剥离是将**胸锁乳突肌**的胸骨头和锁骨头游离。**锁骨上神经**的内侧支围绕胸锁乳突肌下端的后缘后走行在其表面、颈阔肌和胸锁乳突肌之间的脂肪组织内，剥离锁骨部时要注意避免损伤该神经。锁骨上神经在颈阔肌背侧的脂肪组织内走行后越过锁骨分布于前胸上部皮肤，一旦损伤就会造成其支配区域感觉障碍。

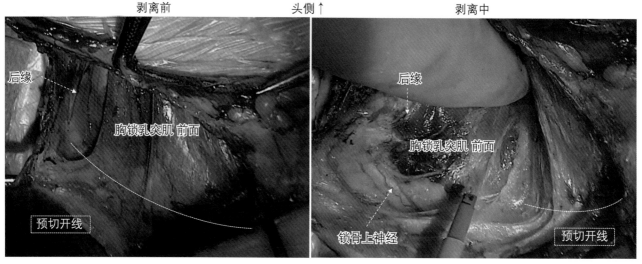

图 1-1-5　胸锁乳突肌 尾侧（右侧）

▶视频

❹胸锁乳突肌背面的剥离（图 1-1-6a、b）

沿胸锁乳突肌前缘剥离后转向背侧游离，即可见**肩胛舌骨肌**上腹。肩胛舌骨肌上起至舌骨，与胸锁乳突肌背侧毗邻，从前缘向后缘外下方斜穿，止于肩胛骨。胸锁乳突肌与肩胛舌骨肌之间没有脉管相连，两者之间是疏松结缔组织，易于进行不易出血的钝性剥离。胸锁乳突肌前方的肩胛舌骨肌上腹为肌束组织，向外延伸变细成为中间腱，沿中间腱向外侧延伸剥离，可见其延续为较粗的**肩胛舌骨肌**下腹。从内侧剥离到肩胛舌骨肌上腹为止，再将操作转向胸锁乳突肌后缘，然后沿着边缘向后侧剥离时可见已从内侧剥离出的肩胛甲舌骨肌下腹。胸锁乳突肌的前缘和后缘相连，在此通过牵引带牵引胸锁乳突肌，将背面展开后向头、尾侧扩大剥离。胸锁乳突肌背面的剥离是从肩胛舌骨肌的剥离部开始，因尾侧血管较少，故容易剥离；在胸骨附着部附近有前述的颈前静脉从前向后移行，要保护好，避免损伤。另一方面，头侧需注意**胸锁乳突肌静脉**和**甲状腺上动静脉**的**胸锁乳突肌支**等细小血管，要预先在肌肉侧通过电刀先行凝固止血后将其离断。若一味

地确保更好的视野而忽视以上操作，草率地用力牵拉胸锁乳突肌，则会引起小静脉撕裂，出现近心端的血管副损伤，特别是颈内静脉汇入部的损伤，将导致术中增加额外的止血处理。故务必注意此处血管解剖的特异性。随后进一步向头侧进行剥离，此处颈内静脉与胸锁乳突肌紧密毗邻，要注意在游离胸锁乳突肌时避免损伤颈内静脉。

❺胸锁乳突肌的分离（图 1-1-7）

胸锁乳突肌的全周剥离结束后，用牵引带分别将胸锁乳突肌胸骨部向内、锁骨部向外牵引，形成宽敞、清晰的视野。其次，如前述，切除胸锁乳突肌尾侧的脂肪块。在该脂肪块的尾侧（胸锁乳突肌附着部背侧），有上述的**颈前静脉**从内侧开始向外横向移行，有时会在脂肪块上分出细小的血管，注意保存这些细小血管，不要损伤。另外，在锁骨上淋巴结尾侧清扫时，确认颈前静脉的走向，有助于确认颈外静脉和锁骨下静脉的走向。

▶视频　图 1-1-5（时间 0 分 22 秒）

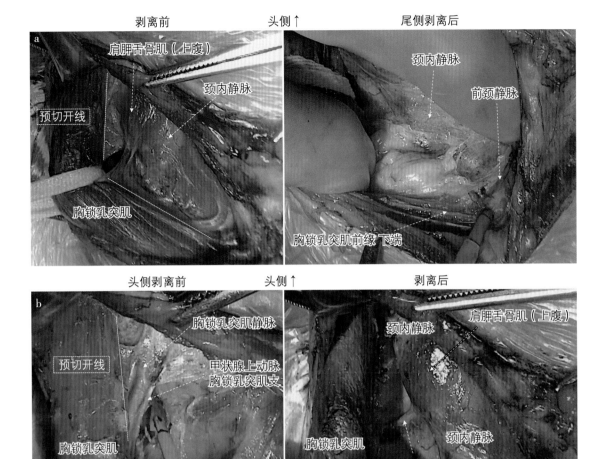

剥离前　　　　　　　头侧↑　　　　尾侧剥离后

a

肩胛舌骨肌（上腹）

颈内静脉

预切开线

颈内静脉

前颈静脉

胸锁乳突肌

胸锁乳突肌前缘 下端

头侧剥离前　　　　　头侧↑　　　　　剥离后

b

胸锁乳突肌静脉

颈内静脉

肩胛舌骨肌（上腹）

预切开线

甲状腺上动脉
胸锁乳突肌支

胸锁乳突肌

颈内静脉

胸锁乳突肌

颈内静脉

肩胛舌骨肌中间腱

图 1-1-6　胸锁乳突肌背面（右侧）　　　　　　　　　　　　▶视频

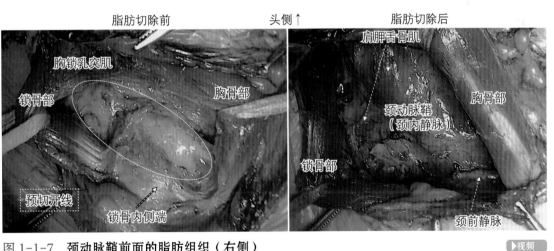

脂肪切除前　　　　　头侧↑　　　　脂肪切除后

胸锁乳突肌

肩胛舌骨肌

锁骨部

胸骨部

颈动脉鞘
（颈内静脉）

胸骨部

锁骨部

预切开线

锁骨内侧端

颈前静脉

图 1-1-7　颈动脉鞘前面的脂肪组织（右侧）　　　　　　　▶视频

▶视频　图 1-1-6（时间 1 分 30 秒）

▶视频　图 1-1-7（时间 0 分 44 秒）

● 外侧清扫

①颈动脉鞘的切开和剥离——内侧（图 1-1-8）

将**肩胛舌骨肌上腹**与颈内静脉分离后，在**颈内动脉鞘**内侧离断。于颈内静脉内侧（颈内静脉和颈前肌之间）打开颈动脉鞘，在颈内静脉前切断肩胛舌骨肌，向外侧剥离，显露颈内静脉正面。

剥离范围：头侧剥离的范围要超过环状软骨的高度；尾侧剥离至颈前静脉。颈前静脉横穿颈内静脉正面，是**静脉角**的标志。接着，在切除的颈动脉鞘和颈内静脉之间，从颈内静脉的外侧面绕到背面进行剥离。操作中将颈内静脉向内侧慢慢旋转牵拉，露出颈内静脉的背面，继续向内推进达颈内静脉背面的颈动脉鞘。越过颈内静脉即可见**迷走神经主干**，再往内剥离就可见**颈总动脉**。随后进行颈动脉鞘剥离，直至颈总动脉的背侧完全暴露。将此作为外侧廓清的内缘（颈动脉鞘），随后转向背侧清除。颈内静脉外侧通常没有需要结扎的分支，但偶尔也会发现与颈外静脉相通的交通支血管。这种交通支血管可以保存，但若有碍清扫则要将其离断。另一方面，颈动脉鞘和颈内静脉之间有细小的交通静脉，要用电刀凝固止血并将其离断。避免过度牵拉，以免交通静脉撕裂出血造成颈内静脉局部出现血肿，影响到后续的操作。

剥离前　　　　　　头侧↑　　　　　　剥离后

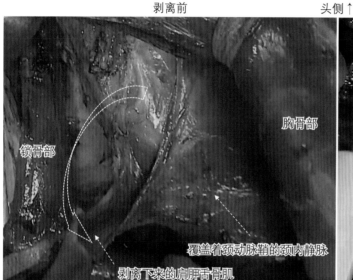
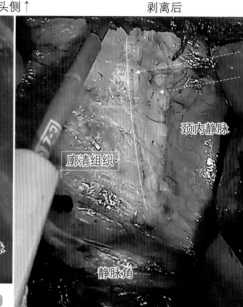

图 1-1-8　颈动脉鞘（右侧）　　▶视频

②颈深筋膜之椎前筋膜的确认和剥离——背侧（图 1-1-9）

将颈动脉鞘向背侧切开后转向背侧剥离，随后将剥离的颈动脉鞘向外侧牵引并谨慎地分离。分离过程中可窥见在斜角肌表面走行的血管。循血管走行进行游离并注意不要损伤血管，即可确认从前斜角肌内缘上升的甲状颈干及其分支：甲状腺下动脉、颈升动脉及**颈横动脉**。颈横动脉在颈深筋膜的椎前筋膜表面走行。要将颈横动脉作为剥离层面的重要标识。在剥离过程中，沿着正确的剥离层面，即颈横动脉前方向外侧扩大剥离之后，以此为起点将剥离层向头、尾侧扩展。尾侧从前斜角肌外缘剥离至**臂丛神经**可见为止。途中，在清扫侧离断从颈横动脉分出的**颈浅动脉**。

▶视频　图 1-1-8（时间 1 分 16 秒）

头侧↑

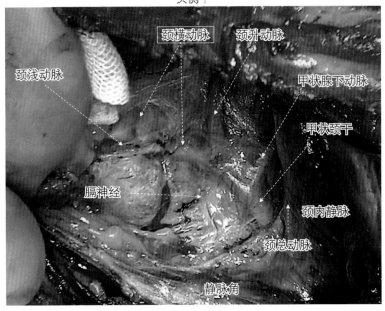

图 1-1-9　颈深筋膜椎前筋膜（右侧）　▶视频

❸锁骨上神经的识别——上缘～外侧（图 1-1-10）

沿前斜角肌前部的椎前筋膜向头侧进行剥离。此时，膈神经会与被清除组织一起被向上提拉，分离中注意不要损伤膈神经。沿深颈筋膜的椎前筋膜向头侧剥离，到达不容易剥离的部位。切开此部位的脂肪组织时，会发现从前斜角肌的外缘

显露出的**锁骨上神经**，将其作为外侧清扫的上端标志。接下来转为腹侧，朝上端解剖标志方向剥离，剥离至锁骨上神经，再沿着锁骨上神经向外下方剥离组织并一边切除至其背侧面。途中，锁骨上神经分为 3 支（内侧支、中间支、外侧支），注意避免损伤。避免损伤锁骨上神经外侧支背侧的副神经。清除范围的边界到锁骨上神经外侧支

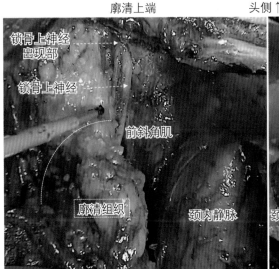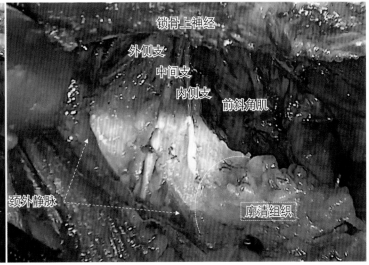

图 1-1-10　锁骨上神经（右侧）　▶视频

▶视频　图 1-1-9（时间 1 分 04 秒）

▶视频　图 1-1-10（时间 1 分 08 秒）

即可。沿着锁骨上神经及其分支向尾侧进行清扫，就会发现与该神经交叉的**颈外静脉**。此时，外侧的离断线从锁骨上神经转到颈外静脉。沿着颈外静脉向尾侧进行清扫，将看到外侧清扫的下端的解剖标志——**肩胛舌骨肌下腹**与颈外静脉的交叉。从头侧到外侧下端的清扫范围到达该交叉处为止。锁骨上神经从前斜角肌外缘出现，一边发出内侧支、中间支及外侧支，一边向外下方移行，下行分布由胸锁乳突肌后缘到颈外侧的区域，并支配该区域感觉。尤其要注意保护在上述手术视野中走行的内侧支神经丛。

❹锁骨上淋巴结尾侧的清扫——内侧下缘至外侧下缘（图 1-1-11）

沿右侧静脉角部颈深筋膜的椎前筋膜向外侧扩大剥离，暴露出臂丛神经。臂丛神经显露后，循其走行进一步向外、向下（朝着臂丛神经末梢方向）剥离直至越过锁骨上缘和颈外静脉为止，使清扫范围的尾侧背面得到充分剥离。之后，回到静脉角部，一边暴露出锁骨下静脉，一边清除，

将组织向头侧及外侧方向牵引。显露出背侧的脂肪组织，将其向游离的剥离面进行切除。如本病例中出现颈前静脉和颈外静脉汇入静脉角附近的情况，分离时应加以注意。从锁骨下静脉沿着颈外静脉向外侧进行清扫，暴露出颈外静脉在锁骨下的静脉汇入部，同时将其背侧的脂肪组织也牵引出，清扫至锁骨下静脉上缘。由于清扫组织和静脉之间有细小的血管相交通，因此需要一边小心止血一边进行离断，也可使用能量平台进行分离止血。随后沿着颈外静脉向外侧进行清扫，前方到达**肩胛舌骨肌下腹**，在颈外静脉的内缘进行离断以完成外侧清扫。

左侧静脉角处要注意**胸导管**汇入的部位。合并胸导管切除时，在静脉角内侧的左颈总动脉背侧，确认从胸腔内向颈部行进的胸导管。向胸腔侧仔细剥离胸导管，将其拨向颈部侧。之后，显露出胸导管于左静脉角汇入部，于左静脉角汇入部根部离断结扎。随后的清扫操作与右侧清扫相同。

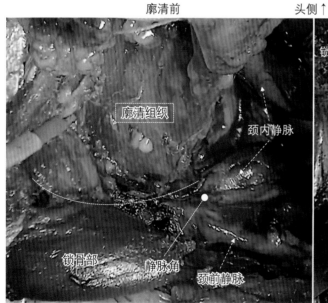
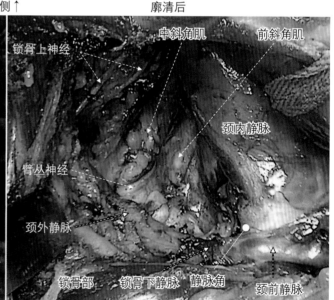

图 1-1-11　外侧廓清尾侧（右侧）

▶视频 1　▶视频 2

▶视频 1　图 1-1-11（时间 1 分 44 秒）

▶视频 2　图 1-1-11（时间 0 分 35 秒）

内侧清扫

右侧喉返神经的辨认和局部淋巴结廓清（图 1-1-12）

将颈内静脉和颈前肌群（胸骨舌骨肌、胸骨甲状肌）离断，识别颈总动脉后，分别将颈总动脉向外、颈前静脉和甲状腺向内侧牵引，分离颈总动脉和甲状腺，暴露术野。先沿着颈总动脉的内缘朝背侧剥离，使之与胸腔交通。这时，辨别喉返神经的走行，向与该神经的平行和水平的方向进行分离是很重要的。

其后沿着颈总动脉向头侧剥离，就可见**甲状腺下动脉**。甲状腺下动脉从颈总动脉背侧出现，沿甲状腺下极向内下方行走，在喉头附近与右喉返神经交叉。因此，将甲状腺下动脉暴露至喉头附近后，在喉头附近对甲状腺下动脉、颈总动脉和气管周围的脂肪组织进行剥离，这时要慎重、仔细，并确认右喉返神经。重点在于将甲状腺下动脉和喉头附近相交的组织内的条索状组织依次剥离、显露，从而确认右喉返神经。

接着分离、暴露右喉返神经，使其从颈总动脉内缘到喉头入口的部分全程暴露，从而为清扫做准备。清扫从喉返神经的**背侧（食管侧）**开始。清扫时一边离断喉返神经食管支，一边将清扫组织依次与喉返神经、食管壁、颈动脉内缘分离并切除。接着，移向**腹侧（气管侧）**，如以上步骤所述，小心地将清扫组织与喉返神经分离，然后在气管、颈动脉处切除清扫组织，就完成了喉返神经周围的清扫，使右喉返神经得到完全的游离，右喉返神经和甲状腺下动脉得以保留，喉返神经从胸腔内到喉头入喉部都完全廓清。左侧喉返神经周围的清扫虽和右侧基本相同，但在识别左喉返神经时，应注意其与右侧喉返神经走行可能有所不同，这点十分重要。

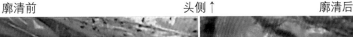

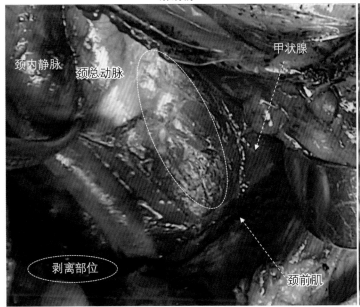

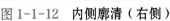

廓清前　　　　　　　头侧↑　　　　廓清后

颈内静脉　颈总动脉　　　　甲状腺

剥离部位　　　　　　颈前肌

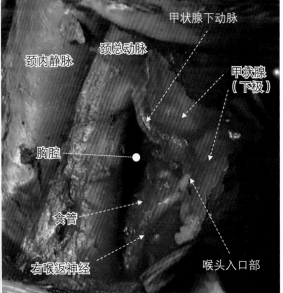

甲状腺下动脉

颈内静脉　颈总动脉

甲状腺（下极）

胸腔

食管

右喉返神经　　　　喉头入口部

图 1-1-12　**内侧廓清（右侧）**　　　▶视频

▶视频　图 1-1-12（时间 1 分 49 秒）

◆ **文献出处** *

①富田夏実，梶山美明，鶴丸昌彦，他：頸部リンパ節郭清術のコツと要点　胸部食道癌における標準的手技．臨外，71：1076-1082，2016.

②鶴丸昌彦，梶山美明，鳴海賢二，他：頸部上縦隔リンパ節郭清．手術，54：1333-1339，2000.

③梶山美明，鶴丸昌彦：胸部食道癌における標準的頸部リンパ節郭清．手術，54：612-618，2000.

＊注：因日文文献格式与中国不同，为方便读者检索，文献出处保留原文原格式，不做修改。

食管癌手术（非胸腔纵隔入路）的上纵隔解剖

藤田医科大学消化外科

角谷慎一 / 中内雅也 / 菊地健司 / 须田康一 / 稻叶一树 / 宇山一朗

福建省肿瘤医院　　林绍峰　译

● 要点

● 掌握在颈部入路的视野下的气管、食管、血管、神经的解剖学位置。

● 利用气纵隔的优点和单孔设备的特征进行剥离操作。

手术步骤和注意事项

食管癌手术的非胸腔纵隔入路手术，是指使用单孔器械从左颈部进入，在气纵隔下对上纵隔进行清扫的术式[1]-[3]。由于不需要经胸腔操作，因此减少了对呼吸系统的损伤，对于预计存在胸腔粘连的病例也很有益处。本节将针对该术式相关的上纵隔区域的局部解剖进行解说。

● 手术步骤

（1）作为术前的模拟，通过左右翻转患者的CT图像，以便于掌握颈部入路视野中各脏器的位置。

（2）手术体位为仰卧位的颈部伸展位·右侧卧位。术者位于患者头侧，扶镜手位于患者左侧。所使用的主要设备是单孔设备（裹包保护器 FF mini 型、E / Z 跟踪器 5mm、E / Z 通道）、5mm 柔性 Ruscope、LigaSureTM 马里兰、ENSEAL®、超大钩牵开器。

（3）于左颈部（锁骨上方 1 横指处）行长约

5cm 的皮肤切口。首先，在直视下进行左颈部的淋巴结清扫（No.101L），在颈部食管和左喉返神经上缠绕牵引带。

（4）在术区连接单孔装置，并以 8~10 mmHg（1mmHg ≈ 133.32Pa）的压力送气。

（5）沿着左颈动脉鞘内侧向中央侧（纵隔深部）剥离，到达主动脉弓（清扫范围的左侧缘）。

（6）从食管背侧向右侧剥离，剥离右纵隔侧胸膜内侧。向尾侧确认奇静脉弓（清扫范围的背侧缘至右侧缘）。

（7）将包括食管及左喉返神经在内的清扫组织与气管剥离，进行气管左侧壁至气管支气管角的剥离（清扫范围的腹侧缘）。

（8）注意不要过度牵拉左喉返神经。从清扫组织开始向中心侧直到主动脉弓返折部游离左喉返神经。

（9）直视下进行右颈部的清扫（No.101R 及 No.106recR）。

需要记住的局部解剖及其操作方法

● 直视下的左颈部操作（图1-2-1a、b）

在左锁骨上1横指、颈部正中至左侧的位置切开皮肤约4~5cm。剥离左胸锁乳突肌内侧缘，在胸骨附着部离断左前颈肌群。确认左颈动脉鞘，沿着血管鞘尽量剥离至纵隔深部，进而从食管背侧与椎体前筋膜间向食管右侧壁充分剥离。以上操作若在适当的剥离层面进行，可行钝性分离且基本不会出血。

在甲状腺尾部正中位置暴露气管正面，沿着气管左侧壁在食管与气管之间剥离，然后沿着气管背侧至食管右侧壁进行剥离，使其与食管背侧的分离层连通。

从包含No.101L淋巴结（附着在食管上）的清扫组织中识别出左喉返神经，并将其与周围组织锐性游离并缠绕牵引带。将包含No.101L淋巴结的清扫组织与颈部食管分离，在颈部食管缠绕牵引带。在术区安装单孔装置，以8~10 mmHg的压力进行CO_2送气。

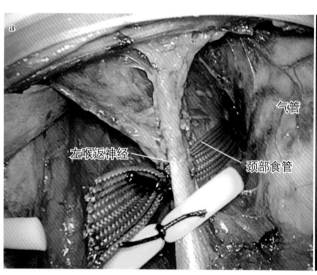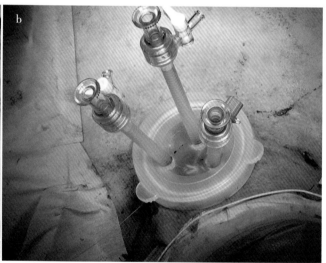

图1-2-1　直视下的左颈部操作

● 血管鞘与气管、食管脏器鞘的辨识与分离（图1-2-2a、b）

用左手钳将左锁骨下动脉压向左侧，右手钳将食管压向右侧，保护血管鞘，将其分层剥离至纵隔深部。通过气纵隔将气体送入至适当的剥离层，有助于识别出解剖层次。我们认为，包括气管和食管的器官鞘外部，是预防性清扫的最佳分离层，通过适当地追踪，可保留血管鞘，并沿着锁骨下动脉到主动脉弓确认交感神经心脏分支。另外，胸导管存在于包括气管、食管在内的脏器鞘外侧，含有胸导管的脂肪层与脏器鞘内的清扫组织是不同的。如果肿瘤没有直接浸润就可以保留胸导管。这些操作基本上都可以进行钝性剥离，但由于有细小的静脉、淋巴管和自主神经的交通支等横穿，因此要经常使用血管密封系统避免出血。一旦出血，对剥离层的识别会变得困难。为了防止损伤细小血管，注意使用钳子时动作不要过大。尤其是单孔手术，因钳子的操作范围有限，操作时更应小心细致。如果能追踪到适当的剥离层，可以几乎不出血地到达主动脉弓。在主动脉弓水平上，应在保存血管鞘的层面剥离，将交感神经心脏支保存在血管鞘侧。

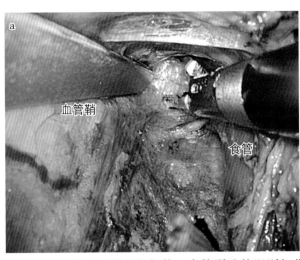
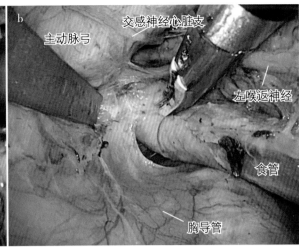

图 1-2-2　主动脉裂孔与气管、食管裂孔的识别与分离　▶视频

● 食管背侧至右纵隔胸膜内侧的剥离（图 1-2-3a~c）

在食管背侧和椎体前筋膜之间向右侧进行剥离，到达右纵隔侧胸膜。通过胸膜观察右肺，将右纵隔侧胸膜内侧的脂肪（含 No.105 淋巴结）从胸膜中去除，并向尾侧推进剥离，显露奇静脉弓。若胸腔被打开，送气将进入右胸腔内，从而导致纵隔视野扩张不良，因此要注意避免损伤胸膜。在奇静脉弓稍向头侧的内侧确认右支气管动脉，通常将其保留，但有粘连、浸润的情况导致影响清扫者时应予以切除。继续向腹侧剥离，可见右

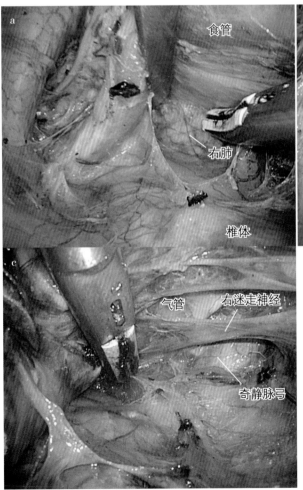

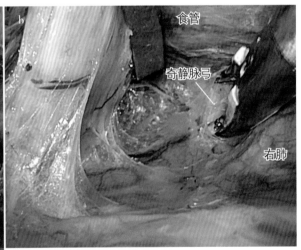

图 1-2-3　食管背侧到右纵隔胸膜内侧的分离　▶视频

▶视频　图 1-2-2（时间 0 分 49 秒）

▶视频　图 1-2-3（时间 0 分 32 秒）

15

迷走神经主干，将其作为清扫范围腹侧缘的标志。在奇静脉弓的尾侧，将右主支气管背侧剥下，注意勿损伤膜部，应尽量剥离至末梢处。在食管背侧的入路中，用左手钳将食管压向腹侧以保障操作视野。随着向纵隔深部推进，压迫食管的力量会增强，容易引起左喉返神经的张力过大，需引起注意。为了不对左喉返神经造成影响，在食管背侧入路结束后，应切换回食管腹侧入路（可以使用持续神经刺激装置来监测左喉返神经）。

● 气管与食管间的分离，食管腹侧入路（图 1-2-4a~f）

用左手钳将气管压向腹侧，用右手钳将食管

压向背侧，进行气管背侧和食管间的剥离。注意勿损伤气管膜部，尽量沿着食管壁离断气管食管韧带。继续向食管右侧分离，到达从食管背面分离的右纵隔胸膜内侧的空间。注意避免损伤气管膜部，同时在气管分叉部至左、右主支气管背侧和食管之间充分剥离。延续食管背侧入路奇静脉弓内侧的剥离层，在食管腹侧入路处向尾侧推进剥离。确认走行在右主支气管背侧的右迷走神经主干，切断右迷走神经肺支，充分剥离右主支气管背侧，然后沿着气管左侧，充分剥离至左气管支气管角。确认在左主支气管背侧走行的左迷走神经主干，在末梢切断左迷走神经肺支。

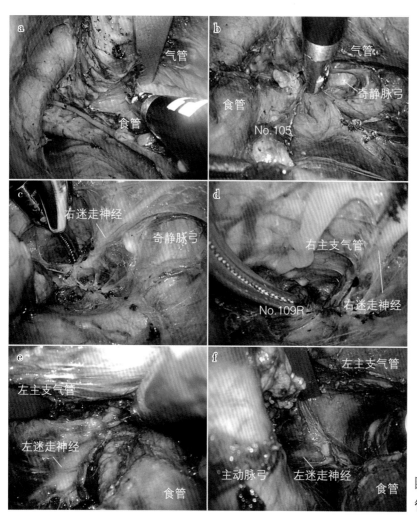

图 1-2-4　从食管腹侧入路行气管与食管的分离

▶视频

● 左喉返神经周围的清扫（图1-2-5a~d）

游离缠绕牵引带的左喉返神经。用左手抓持清扫组织（或握住左喉返神经的牵引带），稍拉紧左喉返神经，将其从周围的清扫组织中锐性分离出来。先沿着神经，在不损伤神经外膜的情况下切开，以对称的方式锐性分离周围的清扫组织。尽量不使用能量设备，对于细小的血管，用血管夹夹闭后锐性切断。左喉返神经周围的清扫组织

与食管相连，但与周围组织游离，且血流已被阻断，因此分离时几乎不会出血。

由于很多病例在主动脉弓返折部附近存在左支气管动脉的分支，它们流入左喉返神经周围的清扫组织中为避免损伤，应用血管夹或能量装置充分止血并分离。在主动脉弓下的清扫中，应充分分离左支气管角，以提高清扫对象（No.106tbL）的活动性。用左手钳将主动脉弓压向左腹侧，将清扫组织向右侧拉出，以左肺动脉为标志，清扫主动脉弓下方的淋巴结（No.106tbL）。

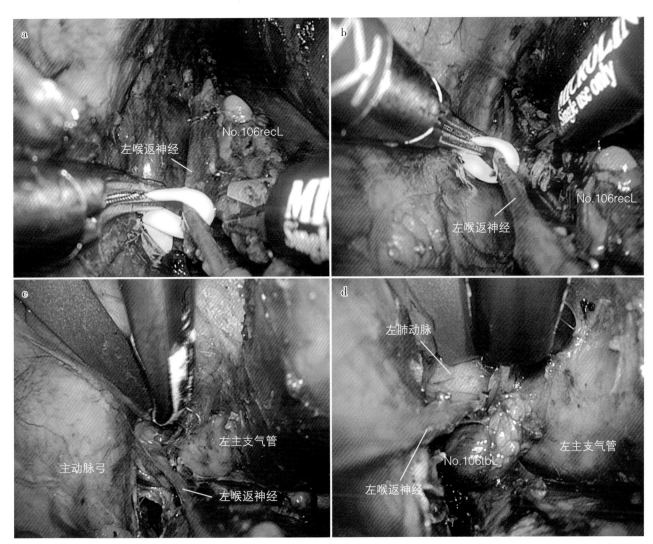

图1-2-5　左喉返神经周围淋巴结清扫　　▶视频

▶视频　图1-2-5（时间0分54秒）

● 气管分叉部及左右主支气管下方淋巴结的清扫（图1-2-6a~d）

充分分离气管分叉部至左、右主支气管背后，沿着左右主支气管内侧缘切除淋巴结，充分增强No.107、No.109RL淋巴结的活动性。用左手钳夹住活动性增强的No.107淋巴结向背侧牵拉，用右手的能量装置将气管分叉部内缘向腹部挤压，无残留地切除分叉部正下方的No.107淋巴结。达到心包面后，进入与淋巴结结合较疏松的层面，剥离操作就更容易了。几乎所有病例都可以剥离到下肺静脉水平。

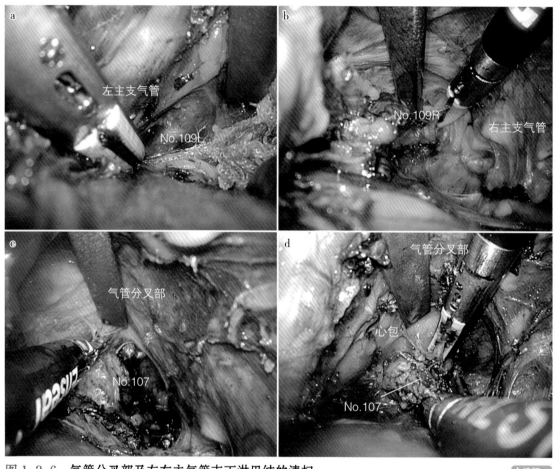

图 1-2-6　气管分叉部及左右主气管支下淋巴结的清扫　　▶视频

▶视频　图1-2-6（时间0分58秒）

◆ 文献出处

① Tokairin Y, Nagai K, Fujiwara H, et al：Mediastinoscopic subaortic and tracheobronchial lymph node dissection with a new cervico-hiatal cross over approach in thiel-embalmed cadavers. Int Surg, 100：580-588, 2015.

②東海林裕, 中島康晃, 川田研郎, 他：頸部食道癌における気縱隔を用いた上縱隔郭清の試み. 日気食会報, 66：406-410, 2015.

③藤原斉, 塩崎敦, 小西博貴, 他：頸部単孔アプローチによる左反回神経周囲リンパ節郭清手技. 手術, 70：55-64, 2016.

上消化道篇

三井纪念消化外科[1] 东京大学消化管外科[2]

森和彦[1] / 爱甲丞[2] / 濑户泰之[2]
福建省肿瘤医院　方卫民　译

Morosow 系膜的解剖

Morosow 系膜（ligament interpleural de Morosow）是以 19 世纪俄罗斯解剖学者兼外科医生 Morosow 命名的，将左右胸膜结合起来的纤维性结缔组织[1]。日本将其命名为胸膜间韧带[1,2]。如之后所述，近几年来，Morosow 系膜成为食管外科相关学会发表中频繁使用的解剖名。但是，大家对其详细情况其实并不清楚。在本节中，笔者试着针对看到的（或思考过的）Morosow 系膜的情况以及调查到的情况进行说明。

2 个食管后侧的胸膜盲囊 "retroesophageal-pouch"

在使用经裂孔法的食管手术中，通过纵隔镜观察到的纵隔下半部视野中，右胸膜像"坐垫"一样在食管背侧延伸。在裂口上方，并不能看清右胸膜的延伸走行方向，但随着手术向头侧推进，将清楚地看到这个"坐垫"跨越食管背侧的椎体中线，意外地延伸至左侧（术野中的右侧）。由于该"坐垫"与食管紧密贴合，它们之间仅有少量的脂肪组织。因此，若计划在保护胸膜的前提下而进行剥离操作，也可能发生小的"开胸"情况。此刻，气体会从腹部进入右胸腔并演变为右气胸。"坐垫"与食管的接触表面是右纵隔胸膜。右纵隔胸膜破裂后，从开孔中可以看到右胸腔，也可以看见背侧表层覆盖椎体正面的壁胸膜。换

句话说，该"坐垫"由纵隔胸膜和壁胸膜两部分组成，并且在它们之间夹有槽状的右胸腔（胸膜腔）。该凹槽是奇静脉食管隐窝（azygoesophageal recess）。充气的肺实质很少进入该处，从而形成了一个零体积的空间，该空间被压在食管下。同样，在主动脉和食管之间，有一个主动脉食管窝，为左侧胸膜的褶皱，位于它们的左右两侧的无体积的胸膜腔，在英语中被称为"retroesophageal-pouch"，法语中被称为"culs-de sac pleuraux rétro oesophagiens"（日语可能是"食管后间隙"）。这些左右胸膜隐窝的褶皱部分是脏胸膜和壁胸膜之间的边界。可以说，它们不自然地向食管的背侧渗透。若要对此加以说明，则必须介绍连接左右胸膜隐窝的 Morosow 系膜（图 1-3-1）。

与 Morosow 系膜有关的文献或网站

在某研究会上，有幸聆听了国际卫生福利大学三田医院·放射学系的奥田逸子老师关于 Morosow 系膜的演讲。奥田逸子老师曾为了查询"Morosow 系膜"的原文出处，甚至远赴法国和俄罗斯的图书馆。从她的演讲得知，"Morosow 系膜"的原文来自 Morosow 博士的毕业论文。笔者不才，没有那么强的行动力，仅在案头用各种方法查找有关"Morosow 系膜"的记载。

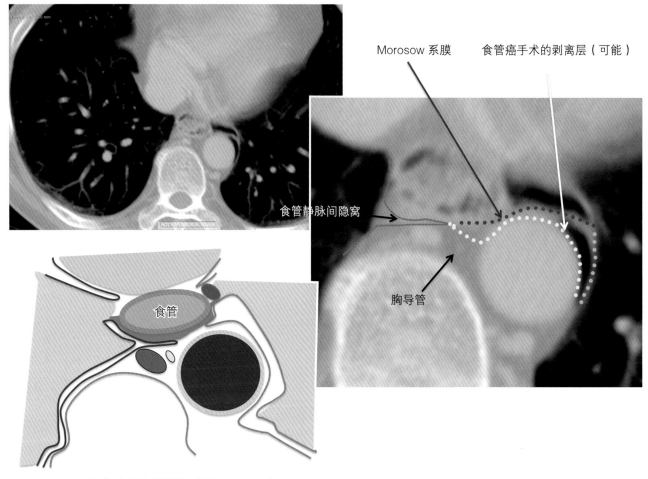

图 1-3-1　食管穿孔引起纵隔气肿的 CT 和示意图

由于食管奇静脉食管隐窝空间中不含有空气，因此中段的图为胸膜侵入的假想部位。在内侧肺气肿的图像中可以看到板状的结缔组织，看起来像"Morosow 系膜"。肺气肿也延伸到主动脉左侧的胸膜下腔。下面的图是参照《解剖学彩色图集》第 4 版第 269 页（Rohen J W 等人，医学院，1997 年）绘制的示意图（红色线：右胸膜，橙色线：左胸膜。根据参考文献④的描述，"Morosow 系膜"的厚度用绿色区域表示）。在原图中，右胸膜腔深入食管的背侧。

在日本的网络关键词搜索中，"Morozo 系膜"这个搜索词既没有收录在学会目录中，也没有关联到任何个人网页。"Morozo"（即"Morosow"或者"Morosov"）一般是俄国人的姓氏，所以即使是用西洋字母在网页上搜索也几乎找不到准确的结果。但如果输入"Morosow ligament"搜索的话，出现频率相当高的是"胸膜韧带间质"，关联到的网站是：PubMed、论坛（所谓的揭示板）、维基百科、解剖学专业的网站等。令人吃惊的是，几乎所有相关的网站都是法语网站。幸好通过翻译软件可以一定程度地理解主要的内容。得益于此，笔者发现在法国类似于实习医生和导师进行

一问一答形式连载的论坛上，"Morosow 系膜"这个词频繁登场③。实际上，在法语环境的胸外科医生中，"Morosow 系膜"的认知度可能接近常识。

在英语和德语网站中，尽管偶尔也能搜索到该词，但与法语相比少之又少。因此，笔者很难获得"Morosow 系膜"的原始文本。最终，笔者还是找到了 1962 年的法国文献④。

●法语原著论文中的"Morosow 系膜"

与用英文检索出现的情况类似，用基里尔文"пищевод（食管）""МОРОЗОВ Д.C（Morozov DS）"在网络搜索关键字，能关联到大量网页（932 处），但若将其切换到图像搜索模式，出现

的网页则几乎都与"Morosow 系膜"无关。进一步搜索时，终于找到了"Morosow 韧带（связка Морозова）"一词⑤但是，这个词实际上应是"Morosov 和 Savvina 韧带"所对应的翻译，指的可能是膈食管韧带。此外，Morosow D. S. 是 18 世纪的解剖学者和外科医生，但在网络上搜索的话，关联到的却是署名 Morozov S.V. 的有关胃食管反流病的论文，实在让人容易混淆。

简而言之，在俄罗斯网站上搜索解剖学者兼外科医生 Morosow D. S.，出现的并非"Morosow 系膜"，而是膈食管韧带。此外，可惜的是"МОРОЗОВ Д С（Morozov D. S.）"似乎没有出现在俄语版的维基百科上，在传记故事中也找不到。因此，笔者认为，要查找食管外科医生经常提到的"Morosow 系膜"的来源，恐怕只能是去俄罗斯图书馆。在此，我想介绍一下 Meyer P.，Sublon R. 所著的法国文献——*Consideration on interpleural ligament*（*De Morosow*）的有关内容（1961 年）④。

该文献是在对 12 个成人捐献的遗体进行解剖，制作出的水平断面、矢状断面的基础上进行研究的解剖学文献。序章中写道："关于'Morosow 系膜'，因作者不同而观念不一，如有'并不总是存在，但是偶尔会出现（Sencert L.）''偶尔缺失（Testut L.，Latarjet A.）''不存在（Braine J. A.）'等各种说法。"该序章还提到的"该板状韧带是被称为系膜的解剖构造"这一定义十分暧昧且含糊不清。尽管如此，在该文献的讨论中，作者认为"Morosow 系膜"从膈肌的正上方形成了食管器官鞘的后叶，并在内侧和下方的中枢处作为支撑结构固定该处的血管和神经，至膈肌附近，分成两片或多片以加强固定膈食管韧带和主动脉的血管鞘，并在颈部与椎前筋膜呈不可分离的状态。然而，在该文献的第 8 椎体水平的横截面图（图 1-3-2）中，右胸膜褶皱，即奇静脉食管隐窝根本没有伸入食管的后侧。这可能是个体差异，但与我们在经裂孔手术视野中观察到的右胸膜褶皱的情况不同。Morosow 系膜虽然分成了两片，但还是略有违和感。

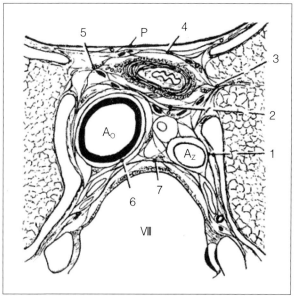

FIG. 1. — Schéma des lames conjonctives disséquées sur le segment inférieur d'une coupe horizontale du médiastin à la hauteur de la VIII° vertèbre dorsale (VIII).
Le ligament interpleural (n° 2) montre ici sa disposition classique et sa constitution lamelleuse..
Légende : AO : Aorte ; Az : Grande veine azygos ; P : Péricarde ; 1 : Gaine de la grande veine azygos, tissu sous-pleural et plèvre médiastinale pariétale (ici droite) ; 2 : Ligament interpleural ; 3 et 5 : Parties latérales de la gaine de l'œsophage ou ailerons de l'œsophage ; 4 : Lame antérieure de la gaine de l'œsophage ; 6 : Gaine de l'aorte ; 7 : Lames conjonctives prévertébrales, en avant du ligament vertébral commun antérieur.

图 1-3-2　文献 4 中第 8 个椎体下缘水平的横截面

该图从头顶向下看，CT 的左右两侧排列着各种器官。2 是"Morosow 系膜"，其左右两侧的翼状物是通过与左右的食管周围筋膜的前叶融合而形成的。问题是，"Morosow 系膜"左右的终点在何处？该文献对右侧做了解释，即"Morosow 系膜"在右侧分为两片（图中 1 和 3 指示处）迁移到胸膜下组织处，但对左侧未作解释。

也许由于个体差异，在该图中，奇数静脉食管隐窝被拉向中线，位于右纵隔胸膜上方，与食管的右半部分没有明显接触。

●食管手术及"Morosow 系膜"

在日本，如果搜索"Morosow 系膜"，则会关联到日本学术团体的摘要和论文。外科医生通常使用的有关基本解剖学和外科手术的教科书中并未提及"Morosow 系膜"，但该术语在消化道外科学会的食管外科相关会议中经常出现。在关于食管手术发表的论文中，在中下纵隔进行食管背侧的剥离时，"Morosow 系膜"被描述为解剖学标志的膜结构。在此基础上，"主动脉膜（即与连续覆盖主动脉和奇静脉的血管鞘不同的薄肌膜状结构）"这一用语也经常出现。套用已知的解剖学知识来讨论这个膜的结果是，正如经常在学会讨论中听到的以下说法，"那个白翎箭箭头的位置不正是 Morosow 系膜吗""'Morosow 系膜'不正是同时覆盖食管背侧的奇静脉、胸导管和降主动脉，作为食管的器官鞘，朝头侧向上沿着主动脉弓的走行并贴附在复杂曲面，并覆盖了区域淋巴结的那个构造吗"。

另一方面，如"Morosow 系膜的纵向范围与食管的总长相比显得十分有限，仅在下内侧（对应于第9胸椎的水平位置）以及左右内侧胸膜的区域内，连接左右纵隔胸膜"。这样的记载，笔者也遇到过。

无法获得原始文本尽管让人有所顾忌，但是根据此描述，在食管裂孔上方或者主动脉弓附近、纵隔上方不存在"Morosow 系膜"。这与上述法国网站③上所描述和图示一致。此外，由于该结构是较为平面并且被分布在食管的动静脉甚至淋巴管所穿透，因此我认为它不应该是被称为"系膜"的解剖结构。

再进一步说，笔者对于将"Morosow 系膜考虑为像直肠癌手术中直肠肠系膜那样的固有的筋膜，把它作为侧面清扫的解剖学标志"这样的观点也无法赞同。因为，正如在广义上解释了"Morosow 系膜"的参考文献④所述，它在探讨 Morosow 系膜与食管的关系时提到，"Morosow 系膜作为食管脏器鞘的后叶，是将左右的纵隔胸膜下的结缔组织，甚至是前方的食管脏器鞘前叶与其两端结合的组织"。也即是说，Morosow 系膜与食管十分贴近，是支持食管背侧的筋膜（lame），在食管癌手术中是需要考虑其解剖的部分。在日本，普通的食管癌手术中，进行食管背侧的剥离时，通常是沿"Morosow 系膜"正面进入它与食管背侧的间隙，先游离在 Morosow 系膜两端与之相连的胸膜下组织，或先在相连处背侧将脐静脉前的壁侧胸膜切开一个切口，然后进入 Morosow 系膜背侧，接着依次逼近奇静脉、胸导管和降主动脉的前面，进行食管背侧的剥离操作。（图 1-3-1）

小结

综上所述，如果从微观角度追溯作为连续组织的"Morosow 系膜"，则范围可能会比较宽泛，但从狭义上讲，根据 Monteiro 的报告，"Morosow 系膜"是"已知的食管周围筋膜中分化程度更高且更具抵抗力的部分"④。也就是说，"Morosow 系膜"是食管筋膜后叶内侧中下纵隔部的解剖学名称。它不包裹血管和淋巴组织，而是被血管和淋巴组织穿透的组织。因此，相比"系膜"，它更应该被翻译成"韧带"。但是，如上所述，由于"Morozo 韧带"在俄语网站上被介绍为"膈食管韧带"，因此，将它翻译成"韧带"其实也不合适。笔者认为，根据"ligaments interpleural Morosow"完整地将其翻译为"Morosow 胸膜间韧带"是最优选。

◆ 文献出处

① Perlemuter L, Waligora J（著），佐藤達夫，他（訳）：臨床解剖学ノート胸部編. 中央洋書出版部，1984，p6.

② 佐藤達夫（編）：リンパ系局所解剖カラーアトラス—癌手術の解剖学的基盤. 14 甲状腺，上縦隔のリンパ系. 南江堂，1997，p183.

③ フランスの外科医のフォーラムサイトと思しきサイト. 絵入りで後縦隔の構造物とモロゾ間膜が紹介されている.（http://talc.forumgratuit.org/t2977-ligaments-de-morosow-recessus-costo-mediastinaux）

④ Meyer P, Sublon R：Considerations on the interpleural ligament（De Morosow）. Arch Anat Pathol（Paris），9：111-115，1961.

⑤ ロシアの医学系ウェブサイト "medical center" に掲載された "食道の解剖学的位置に関するデータ".（http://medic-dok.ru/article/esophageal-carcinoma/141-brief-anatomic.html）

胸腔镜食管癌手术上、中纵隔廓清术的局部解剖

东京女子医科大学消化器官疾病中心外科

大杉治司 / 成宫孝祐 / 工藤健司

福建省肿瘤医院　　郑庆丰　译

●**要点**

● 纵隔也存在明确的解剖层次结构。理想的操作手法即沿着解剖层次像翻书页一样进行剥离。

● 食管具有胚胎学特征，是咽和胃之间的短器官，随着肺的发育而延长，在肺门靠头侧位置与周围器官保持复杂的关系[1]。

● 淋巴结是一种脏器。淋巴结门中存在血管、输出淋巴管和血管激动性无髓神经。它们固定着淋巴结（图 1-4-1）。

● 通过分离主要血管，气管、支气管和对侧血管，可以避免微量出血（图 1-4-2）。

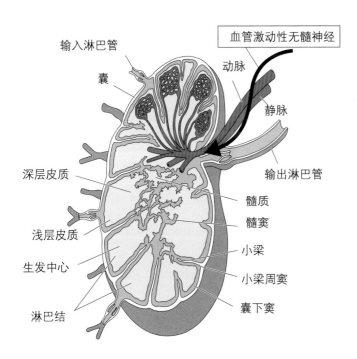

图 1-4-1　淋巴结的组织结构

淋巴结门中存在动静脉、输出淋巴管、血管激动性无髓神经。它们固定着淋巴结。淋巴结门以外的被膜中只有细的输入淋巴管。（根据文献②绘制）

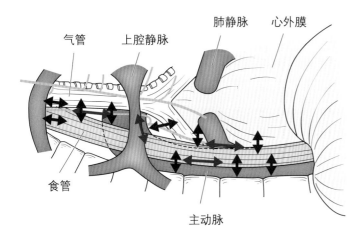

图 1-4-2　纵隔处的剥离方向

红色箭头：这个方向的剥离会引起血管损伤；蓝色箭头：向该方向剥离，在扩大视野下识别神经、血管、淋巴管并进行适当处理。

手术步骤和注意事项

需要清除的食管、淋巴结与主动脉、锁骨下动脉、肺动脉、气管及支气管膜部相接，需要十分小心以免损伤这些重要脏器。因此，禁止盲目地使用能量平台设备。在为展开术野而进行食管牵引时，由于没有浆膜保护，容易引起食管损伤，因此操作时切忌粗暴抓握。将主动脉直接分支的支气管动脉和食管固有动脉拔出而引起的损伤会引发致命的并发症。癌灶是通过这些脉管浸润其他脏器的，因此，在剥离癌浸润最深的部分时，要留意这些脉管。喉返神经损伤容易引起麻痹，因此要注意避免牵引损伤和热损伤。

● 手术步骤（图 1-4-3）

胸腔镜手术按术野展开的先后顺序进行。原则上，我们遵循以下顺序进行。

（1）沿右迷走神经切开纵隔胸膜，显露右锁骨下动脉。清扫右喉返神经周围组织。

（2）离断奇静脉弓，离断来自胸部交感神经干的分支，进一步处理食管固有动脉，剥离食管背侧。

（3）将食管腹侧与肺系膜淋巴结一起剥离以显露气管、支气管膜部和心包。

（4）在膈肌附着侧离断膈食管韧带，剥离食管裂孔、下腔静脉左侧淋巴结（No.111）。

（5）将食管向后牵引，使气管向左翻转，清扫喉返神经周围淋巴结。

（6）将食管离断、翻转，清扫食管左侧以显露左纵隔胸膜。

（7）廓清气管分叉部和肺门淋巴结。

（8）保留至少一条左支气管动脉，清扫主动脉弓下。

为使操作更加安全，对于 No.107、No.109、No.106 tbL 淋巴结的清扫应在食管剥离后独立进行。

以下，按照手术步骤介绍局部解剖。

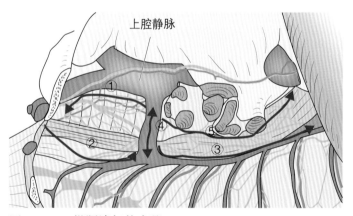

上腔静脉

图 1-4-3 纵隔清扫的步骤

需要记住的局部解剖及其操作方法

● 上纵隔的层面结构（图 1-4-4）

沿着右迷走神经切开右纵隔胸膜（第 1 层），就会发现交感神经的分支（第 2 层）。在其下层

有插入淋巴结的层面（第 3 层）。下层存在气管血管床（第 4 层），保留该层面（第 4 层下层没有淋巴结）（图 1-4-5）。在上纵隔，像图 1-4-4这样，右交感神经比左交感神经占优势。它像树干分枝一样分出细支包围了气管、食管和胸导管。

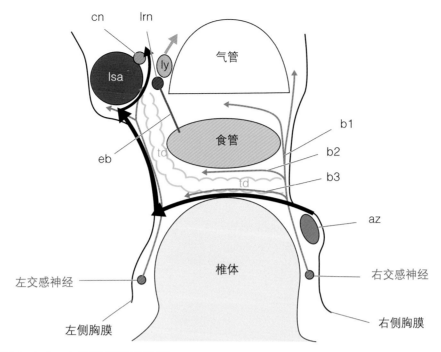

图 1-4-4　上纵隔解剖示意图

az：奇静脉；ly：左喉返神经神经周围淋巴结（存在于神经的腹侧）；lrn：左喉返神经；

eb：喉返神经食管支；cn：交感神经心脏支；lsa：左锁骨下动脉；td：胸导管。

红色箭头：来自交感神经干的分支（b1 为到达气管的分支；b2 为包围食管的分支；

b3 为包围胸导管的分支）；蓝色箭头：喉返神经周围淋巴结门的方向；黑色箭头：上

纵隔清除的剥离面。

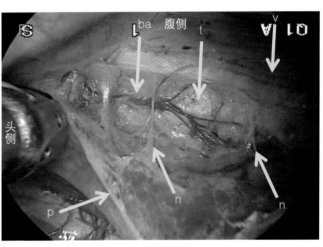

图 1-4-5　沿右迷走神经切开胸膜与解剖纵隔的层面

v：迷走神经；p：胸膜离断缘（第 1 层）；n：胸膜正下方

的神经支（第 2 层）；ba：来自颈部的支气管动脉和周围

组织（第 3 层，该层存在应廓清的淋巴结）；t：气管的血

管床（第 4 层，该下层没有淋巴结）。

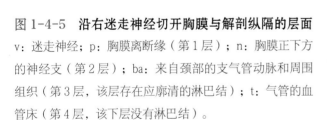

● 右喉返神经清扫所需的解剖

　　在保留血管床的层面中暴露右锁骨下动脉（图
1-4-6）。气管、食管供血动脉通常在椎体前缘从
锁骨下动脉分支，朝气管前走向尾腹侧。穿过绕
喉返神经的环内侧，沿着锁骨下动脉向气管前走

行的是颈部交感神经节的分支。因走行相似，有
必要对以上二者加以鉴别。离断食管支（右侧通
常切下 3~6 根），廓清喉返神经周围淋巴结，显露
喉返神经的神经外膜。以甲状腺下极为目标，有时
需要确认甲状腺下动脉（图 1-4-7）。该动脉在喉
返神经的腹、背侧走行，或者像夹着喉返神经一样
走行。关于各种走行方式的发生概率说法不一[③]。

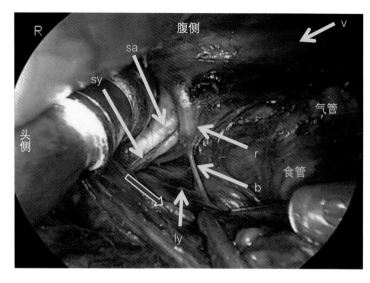

图 1-4-6　右喉返神经周围淋巴结的廓清的解剖
▶视频

v：迷走神经；r：喉返神经；b：食管支；ly：应廓清的淋巴结；sa：右锁骨下动脉；sy：颈部交感神经节的分支。红色箭头：表示普通的气管、食管供血动脉的走向。

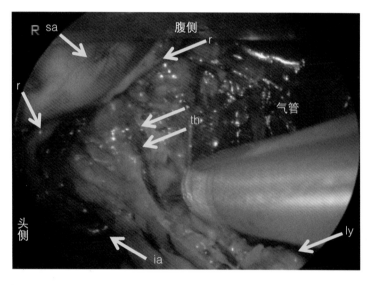

图 1-4-7　右喉返神经和甲状腺、甲状腺下动脉的位置关系　▶视频

r：喉返神经；sa：锁骨下动脉；th：甲状腺下极和指向食管的静脉；ia：甲状腺下动脉；ly：淋巴结。

● 上纵隔左侧的层面结构（图1-4-4）

廓清右喉返神经周围淋巴结后，从食管背侧进行左侧的剥离。

如前所述，右交感神经的分支比左交感神经更优先地包围了食管和胸导管。

若需要保留胸导管，则在图 1-4-4 中，在 b2 的交感神经分支的背侧剥离（图 1-4-8）。我们以上纵隔全切除为目标，进入图 1-4-4 中，b3 背侧

▶视频　图 1-4-6～7（时间 2 分 15 秒）

的层面（图 1-4-9），离断交感神经左支。在显露左纵隔胸膜、可以隐约看见左肺的层面上（图 1-4-10），将剥离操作推进至可以确认左锁骨下动脉搏动的位置。

● 剥离主动脉所需的解剖

主动脉被包含了胸交感神经干分支的纤维膜所覆盖，使得其血管床像被包裹住一样（图 1-4-11）。因纤维膜的下层没有需要清除的淋巴结，所以在保留层上剥离纤维膜（图 1-4-12）。在该纤维膜正上方止血并离断食管固有动脉和左支气管动脉（图 1-4-13）。食管固有动脉像肋间动脉一样呈左右对称存在的情况较多。由于胸导管位于纤维膜的下层，因此，合并切除时必须进入切

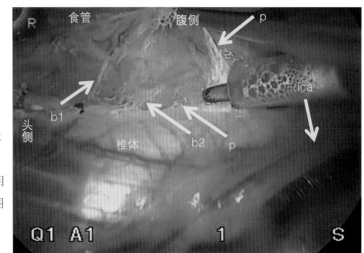

图 1-4-8　上纵隔背侧、椎体前缘的胸膜切开术

切开相当于上纵隔第 1 层面的胸膜。p：胸膜切开缘；ica：第 3 肋间动脉（静脉伴行）；b1：交感神经右支（相当于图 1-4-4 的 b1）；b2：交感神经右支（相当于图 1-4-4 的 b2，在食管左侧朝向腹侧走行）。

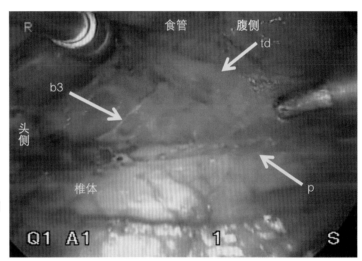

图 1-4-9　显露上纵隔背侧、椎体前缘的交感神经右支

从图 1-4-8 中的位置深入下一层。p：胸膜切开缘；td：与食管一起剥离的胸导管；b3：交感神经右支（相当于图 1-4-4 的 b3，在胸导管的左侧向腹侧走行）。

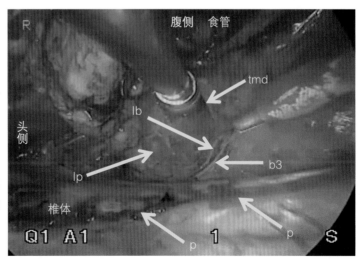

图 1-4-10　显露上纵隔背侧、椎体前缘的交感神经左支

从图 1-4-9 位置深入下一层。p：胸膜切开缘；b3：交感神经右支（相当于图 1-4-4 的 b3，在胸导管的左侧朝向腹侧走行）；lb：交感神经左支（离断此处可以显露左侧胸膜）；lp：离断 lb 后露出的左纵隔胸膜；tmb：通过切开交感神经左支可进行全纵隔清扫术，此处为被清扫的胸导管左侧组织。

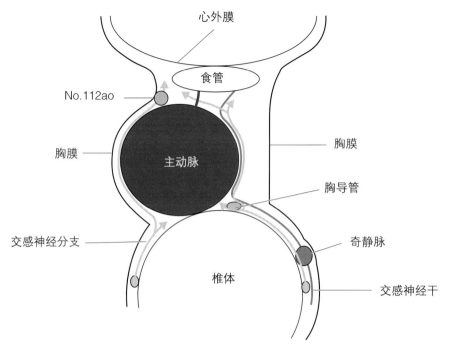

图 1-4-11　主动脉纤维膜解剖示意图

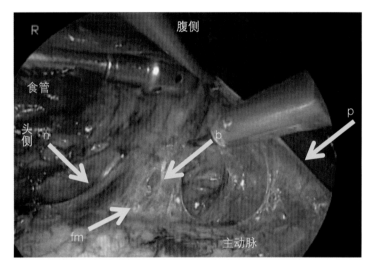

图 1-4-12　主动脉纤维膜保留层的剥离

通过保留主动脉纤维膜，可以不出血地剥离主动脉。透过纤维膜可以看到主动脉血管床。p：胸膜切开的边缘；n：右胸交感神经干发出的稍粗的神经支（可以确认来自右侧的神经支向食管左侧走行）；b：从右胸交感神经干发出的细支；fm：包住主动脉的纤维膜的折回部（通过从主动脉壁间接牵引神经支，纤维膜被拉到腹侧；但是，可以确认主动脉血管床的血管没有随纤维膜一起被拉出）。

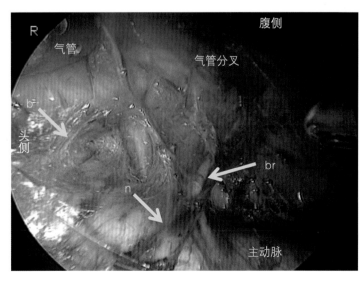

图 1-4-13　气管分叉部层级的主动脉剥离层

从主动脉到气管、支气管，由于包裹主动脉的纤维膜在保留层中被剥离，因此可以看见主动脉和气管、支气管的血管床，未见出血。n：从右胸交感神经干发出的稍粗的神经支（可以确认来自右侧的神经支从食管左侧走向气管）；b：从右胸交感神经干发出的细神经支；br：左支气管动脉。

除纤维膜的层面。在这种情况下，主动脉血管床可见微量出血（图1-4-14）。

食管鞘内的淋巴结被认为是淋巴结门指向食管的淋巴结（No.108、No.110），而位于主动脉腹侧、左右交感神经分支之间的淋巴结被认为是淋巴结门指向主动脉的淋巴结（No.112ao）。

胸壁因有平滑肌，故呈现独特的离断端（图1-4-15）。

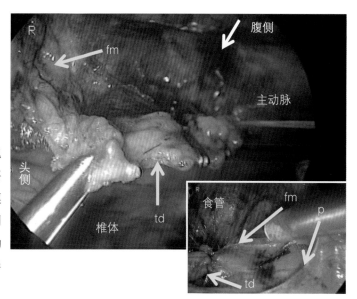

图1-4-14　解剖包裹着胸导管和主动脉的纤维膜
从白色箭头开始，在头侧，由于合并切除胸导管，包住主动脉的纤维膜被切除，因此血管床的微量出血将主动脉染红。从白色箭头开始，在尾侧，由于纤维膜被保留，主动脉呈白色。td：胸导管（左上图中，周围脂肪组织被剥离，胸导管壁显露）；fm：包住主动脉的纤维膜（右下图中，可以确认纤维膜包住了胸导管）；p：胸膜离断缘。

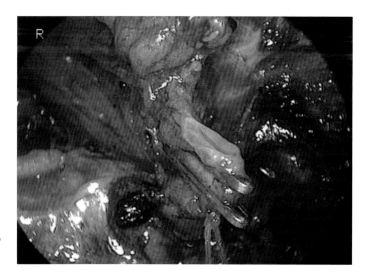

图1-4-15　胸导管离断端
从离断端看，胸导管内侧被上皮覆盖，没有血液注入。管壁由于存在平滑肌而稍有厚度，呈现出独特的断面。

● 清扫左喉返神经所需的解剖[④][⑤]

把气管向左侧旋转，把食管向后牵引，就会展开包含神经支、血管在内的气管食管肌束。离断右侧，就会通过疏松结缔组织显露与气管膜部相接的食管壁。气管膜部和食管之间没有血管。另外，与气管膜部相接处的4~6条食管纵行肌呈白色，是膜部剥离的标志（图1-4-16）。离断左侧气管食管肌束后，到达气管软骨部左侧的空间。在露出左侧气管软骨部的层面，剥离交感神经心脏支。左喉返神经周围淋巴结位于喉返神经腹侧，淋巴结门朝向腹侧（图1-4-17）。因此，对于淋巴结腹侧的离断需要通过热源对其进行凝固。淋巴结腹侧的离断结束后，可使喉返神经及其周围淋巴结一起在覆盖交感神经心脏支的膜上向背侧滑动，并将其拉出至气管背侧（没有血管贯穿、覆盖的交感神经心脏支的膜）（图1-4-18）。这样阻断喉返神经周围淋巴结的血流并固定后，再进行剥离操作，以显露喉返神经的神经外膜。离断食管支后方可将周围淋巴结与食管一起廓清（图1-4-19）。头侧的清扫目标是喉返神经呈扫

帚状向气管、食管伸出分支的部位，相当于颈胸交界部（清扫从胸部开始，清扫范围内的最上端淋巴结，其淋巴结门在喉返神经腹侧与神经平行并朝向头侧）。

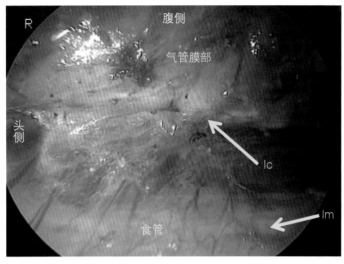

图 1-4-16　气管的剥离（气管食管肌束的离断和膜部的剥离） ▶视频

图示为左侧气管食管肌束的离断。可以确认气管软骨部左侧和食管之间的气管食管肌束内有很多脉管。lc：气管软骨部左侧缘；lm：与气管膜部相接的食管壁（与膜部相接处的4~6条食管纵行肌呈现白色）

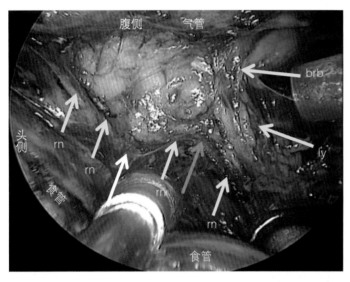

图 1-4-17　左侧气管软骨部的剥离 ▶视频

将气管向左旋转、食管向后牵引以获得术野。将喉返神经腹侧淋巴结的腹侧从软骨部剥离。在食管背侧受压的情况下，喉返神经在其分支的间接牵引下弯曲。白色箭头为食管分支，向食管侧弯曲；蓝色箭头为气管分支，向气管侧弯曲。当图中的brb被离断时，喉返神经周围淋巴结与神经一起被剥离到食管上。rn：左喉返神经；ly：喉返神经周围淋巴结；brb：喉返神经气管分支。

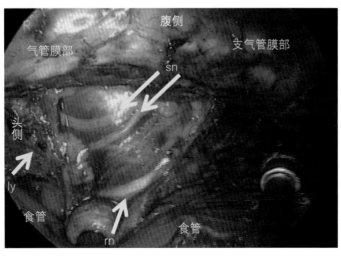

图 1-4-18　显露交感神经心脏支 ▶视频

图中显露了主动脉弓这一层级的交感神经心脏支和左喉返神经。交感神经心脏支被有光泽的纤维膜覆盖。没有贯穿这一层的脉管。如果处理淋巴结腹侧的血管，离断喉返神经气管支，然后在该纤维膜上滑动，左喉返神经淋巴结就会出现在气管背侧的术野中。sn：交感神经心脏支（本病例可见2支）；rn：左喉返神经；ly：左喉返神经周围淋巴结。

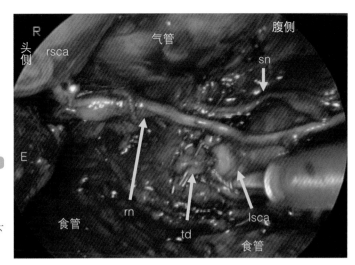

图 1-4-19　剥离左喉返神经 ▶视频

在显露喉返神经外膜的层面进行剥离。离断食管支后，如图所示，将喉返神经从食管、淋巴结中分离出来。sn：交感神经心脏支；rn：左喉返神经；rsca：右锁骨下动脉；lsca：左锁骨下动脉；td：胸导管离断端。

●气管分叉、主动脉弓下淋巴结清扫所需的解剖

在这个部位的清扫中，淋巴结门所朝的方向很重要。要注意避免气管、支气管膜部损伤及肺动脉干背侧血管壁的损伤。

No.109 淋巴结两侧最外侧的淋巴结的淋巴结门均指向肺门。其他的 No.107、No.109 淋巴结的淋巴结门指向主支气管。另外，淋巴结腹侧与心外膜之间没有脉管的联系。因此，首先在右肺门将

最外侧的淋巴结与主支气管剥离（这个部分相当于该淋巴结的被膜），再将淋巴结腹侧与心外膜剥离（图 1-4-20）。然后，从右主支气管将淋巴结剥离至气管分叉部正下方。接着，在分叉部正下方，凝固、离断从气管前进入淋巴结的支气管动脉的分支（图 1-4-21），No.109、No.107 淋巴结就会变成仅固定于左主支气管的状态。将右主支气管向右侧用力压住，离断与左主支气管之间的部分（图 1-4-22），理论上可以清除 No.109、No.107 淋巴结。

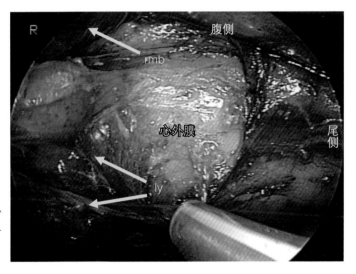

图 1-4-20　气管分叉部淋巴结的清扫

离断右肺门的淋巴结的固定处后，将淋巴结腹侧与心外膜剥离。淋巴结与肌外膜之间没有血管的联系。rmb：右主支气管；ly：气管分叉部淋巴结。

▶视频　图 1-4-16~19（时间 3 分 57 秒）

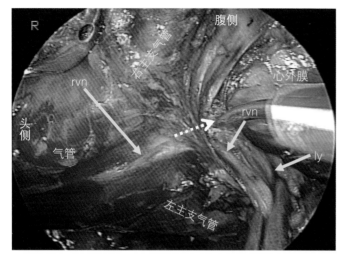

图 1-4-21　气管分叉部正下方的剥离

从右主支气管剥离后，在气管分叉部将从其腹侧进入的支气管动脉的分支（虚线白箭头表示）凝固止血并离断。在这个病例中，在气管膜部上走行的右迷走神经支固定着淋巴结。rvn：右迷走神经的分支；ly：气管分叉部淋巴结。

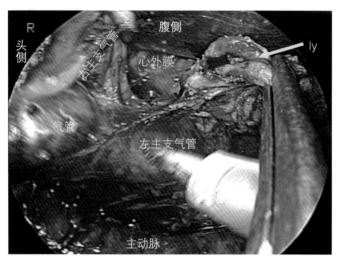

图 1-4-22　从左主支气管剥离气管分叉部淋巴结

将淋巴结从腹侧（与心外膜接触的一侧）、右主支气管、分叉部正下方的固定处（支气管动脉的分支，在该病例中为右迷走神经的分支）剥离，使其可活动后，将左主支气管向对侧牵引，然后将淋巴结从左主支气管剥离。ly：气管分叉部淋巴结。

主动脉弓下的淋巴结门朝向主动脉弓小弯侧。将左主支气管头侧剥离，淋巴结朝向头侧反向牵引旋转以剥离左侧淋巴结，从而暴露肺动脉主干（图 1-4-23）。肺动脉和淋巴结之间没有脉管的联系，可以在不损伤左支气管动脉的情况下，离

断淋巴结门的固定，就可以确保清扫操作的安全性。

气管分叉部淋巴结和主动脉弓下淋巴结廓清的步骤如图 1-4-24 所示。

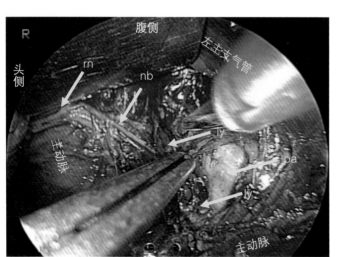

图 1-4-23　清扫主动脉弓下淋巴结　▶视频

沿着左主支气管剥离淋巴结后进行清扫，以显露肺动脉干背侧。ly：主动脉弓下淋巴结；pa：肺动脉干背侧壁；rn：左喉返神经；nb：左喉返神经的分支（该病例中，喉返神经的分支）。

▶视频　图 1-4-23（时间 1 分 02 秒）

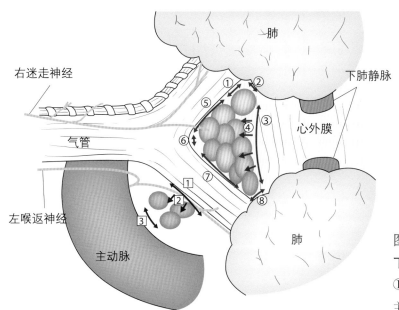

图 1-4-24　气管分叉部淋巴结、主动脉弓下淋巴结的廓清步骤

①～⑧：气管分叉部淋巴结的廓清步骤；🔲～🔳：主动脉弓下淋巴的廓清步骤。

●上纵隔和中纵隔淋巴结门方向

图 1-4-25 指示每个区域淋巴结门的方向。

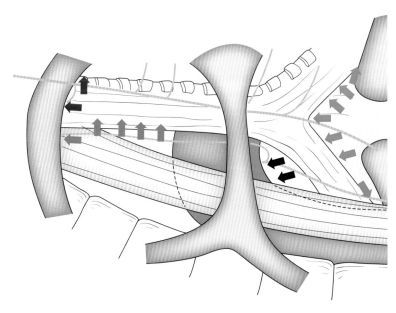

图 1-4-25　上、中纵隔淋巴结门的方向

红色箭头：右喉返神经周围淋巴结；蓝色箭头：左喉返神经周围淋巴结；绿色箭头：气管分叉部淋巴结；黑色箭头：主动脉弓下淋巴结。

◆文献出处

① Sadler T M：Langman's Medical embryology 13th ed. Philadelphia, Lippincott, 2012, p208–212.

② Ross M H, Pawlina W：Histology：A Text and Atlas, 7th ed. Wolters Kluwer, 2015.

③佐藤達夫：消化管の局所解剖　食道・胃. 金原出版，1993，p32–51.

④ Osugi H, Narumiya K, Kudou K：Supracarinal dissection of the oesophagus and lymphadenectomy by MEI. J ThoracDis, 9：741–750, 2018.

⑤ Osugi H, Narumiya K, Kudou K：Thoracoscopic Radical Esophagectomy for Cancer. in Cuesta MA（ed）；Minimally invasive surgery for Upper abdominal cancer. Amsterdam, Springer, 2018, p59–72.

上消化道篇

食管胃结合部癌经食管裂孔入路的局部解剖

大阪大学研究生院医学系研究科消化外科

萩隆臣／黑川幸典／森正树／土岐祐一郎

福建省肿瘤医院　　刘文居　译

●要点

● 理解作为解剖标志的心包、主动脉和左右壁胸膜等脏器的解剖，充分把握各个脏器与廓清范围的位置关系是十分重要的。

● 通过展开手术视野，即使在狭窄的纵隔内也能确保良好的视野，从而排除下纵隔廓清不足的可能。

手术步骤和注意事项

经食管裂孔开腹手术与左胸腹联合开腹手术相比，视野较差，且要同时保留左右壁胸膜并对下纵隔进行充分清扫是很困难的。若使用腹腔镜，尽管因钳子操作范围受限而存在技术上的障碍，但是，通过放大效应即使在狭窄的纵隔内也能确保良好的视野，从而更容易把握纵隔与周围脏器的位置关系。因此，腹腔镜下的下纵隔清除术在本诊疗中心属于常规手术。

但是，关于食管胃结合部癌的下纵隔清扫的证据很少，明确的清除范围还没有定论。在日本唯一对食管胃结合部癌实施的随机对照试验（JCOG9502）中，与只清扫 No.110 淋巴结的经食管裂孔开腹组相比，对下纵隔进行包含 No.111、No.112 淋巴结彻底清扫的左胸腹联合手术组反而出现预后不良的情况[1]、[2]。综上所述，本中心现在对 No.112 淋巴结的清除仅限于抽样，手术重点放在对 No.110 和 No.111 淋巴结的清除上。

本节通过对腹腔镜下经食管裂孔途径进行下纵隔清扫所必需的局部解剖，特别是清扫范围的边界的说明，并重点针对心包、主动脉和左右壁胸膜进行解说。

●手术步骤

（1）沿着右侧及左侧膈肌脚的肌束开始离断腹膜。通过切开从右侧膈肌脚伸出的肌肉膜，到达被称为心下囊（infracardiac bursa）的空间。

（2）充分暴露心包，进行下纵隔腹侧的 No.111 淋巴结的清扫。

（3）从根部离断左膈下动脉分支的贲门支，清扫沿着左膈下动脉延伸的 No.19 淋巴结进行。

（4）剥离食管背侧和主动脉前面之间的疏松间隙。

（5）确认右侧壁胸膜的边界，紧贴边界剥离而不损伤胸膜，清除 No.110 淋巴结右侧和 No.112aoA 淋巴结右侧的部分。

（6）暴露左侧壁胸膜，一边钝性剥离胸膜一边向头侧推进剥离，清除 No.110 淋巴结左侧和 No.112aoA 淋巴结左侧的一部分。

（7）沿食管剥离的预定线路清扫口侧食管壁周围的淋巴结，使下段食管壁全周暴露。

需要记住的局部解剖及其操作方法

食管裂孔和心包开口

食管裂孔是由左右侧的膈肌脚形成的，胃及食管壁是被包含腹膜、膈肌食管筋膜和贲门部淋巴结的结缔组织所包绕的。在切开这些结缔组织时，不是只朝一个方向行进，而是进行全周性的剥离。使食管胃结合部保持良好的活动性很重要。

首先，助手将食管向左侧牵引，为了显露膈肌右脚的肌束，开始切开与食管相连的腹膜以及结缔组织。这样就可以看到右侧膈肌脚向食管壁伸出的筋膜。该筋膜由腹侧和纵隔侧2层组成。切开纵隔侧的筋膜上，可以到达非常稀疏的空间（图1-5-1）。这个空间是由右侧膈肌脚的纵隔侧和食管右壁、右侧胸膜包围而形成的，被称为心下囊（infracardiac bursa），是开始进行下纵隔清扫的重要解剖标志。

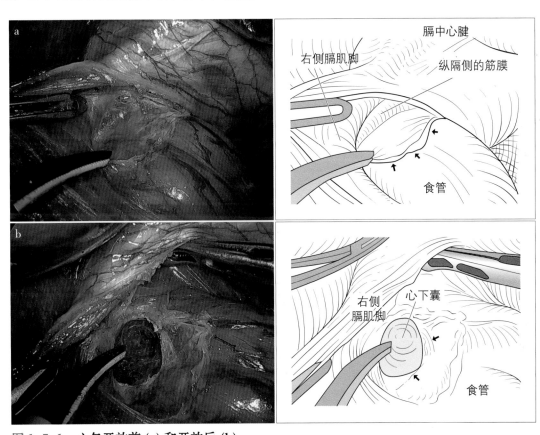

图1-5-1 心包开放前(a)和开放后(b)
a：箭头是腹侧的筋膜；b：箭头是纵隔侧的筋膜。

下纵隔腹侧的清扫

接着，沿着膈肌脚向腹侧进行剥离，绕到膈肌左脚。从膈肌中心腱向腹侧切开2~3cm，打开食管裂孔。左膈下静脉横穿时，使用夹子或超声波凝固切开装置（LCS）进行离断。通过本操作，可以确保下纵隔的充分视野和操作区。助手将食管牵引到背侧，展开食管的腹侧。剥离心包周围的脂肪组织。通过显露心包，可在食管侧清除将No.111淋巴结（图1-5-2）。心包和脂肪组织疏松地结合在一起，在推进剥离的时候最好将锐性剥离和钝性剥离两种方式结合使用。

沿着心包进行剥离，使左侧与心包相连。此处可确认并显露左侧壁胸膜（图1-5-3）。此时，左胸膜容易损伤，可采用钝性剥离的方式。

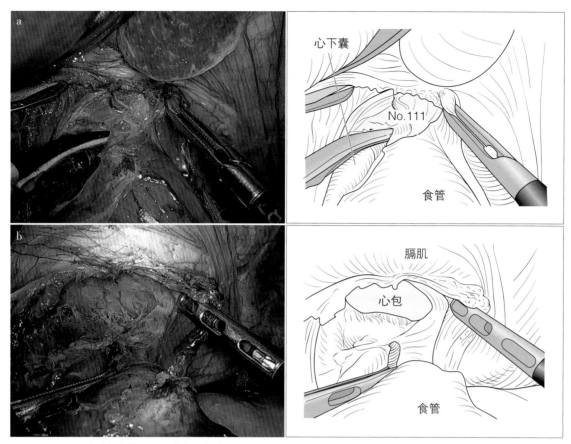

图 1-5-2　心包暴露前（a）和暴露后（b）

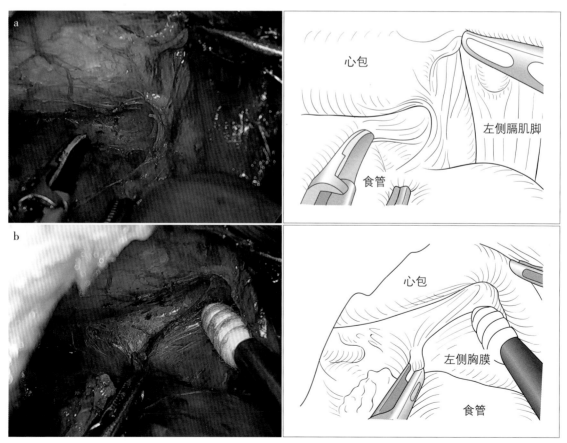

图 1-5-3　左侧壁胸膜暴露前（a）和暴露后（b）

● 左膈下动脉的廓清

背侧也同样沿着膈肌脚的肌束进行剥离。通过将食管牵引到腹侧，确定左膈下动脉及其贲门支的分叉部，在根部夹住后离断。在本诊疗中心，为了预防膈肌的萎缩，原则上保留左膈下动脉，显露该血管，沿着左膈下动脉进行 No.19 淋巴结的廓清（图 1-5-4）。

● 下纵隔背侧的廓清

助手将食管牵引到腹侧，通过切开膈肌食管筋膜，到达主动脉前面的稀疏层。为了扩大该稀疏层，在主动脉前面向头侧推进剥离（图 1-5-5）。此时，有从主动脉直接分支的食管固有动脉，要用 LCS 进行烧灼止血。越向头侧靠近，该血管越多，因此在向头侧剥离时要小心。另外，在主动脉前面存在被称为"大动膜"的透明薄膜。我们认为

保留该"大动膜"并将其作为剥离层是最理想的。再向右侧进一步剥离，清除 No.112aoA 淋巴结右侧的一部分，使其附着在食管侧。在主动脉的右侧有包含胸导管和奇静脉的脂肪组织。这个区域也被包含在 No.112aoA 淋巴结内，但是没有必要对该区域进行廓清。

● 下纵隔右侧的廓清

进一步向右侧展开时，可窥见右侧壁胸膜。将其作为右侧的廓清线，紧靠胸膜进行剥离。在此应该注意，牵引脂肪组织的话，壁胸膜也会被拉向纵隔侧，因此在决定廓清线时，充分看清壁胸膜的边界后进行剥离是很重要的。就这样继续向头侧进行下纵隔右侧的剥离，剥离至与下纵隔腹部和背侧同样的水平为止（图 1-5-6）。另外，在右侧的壁腹膜和腹侧的心包之间存在下腔静脉，务必注意不要损伤。

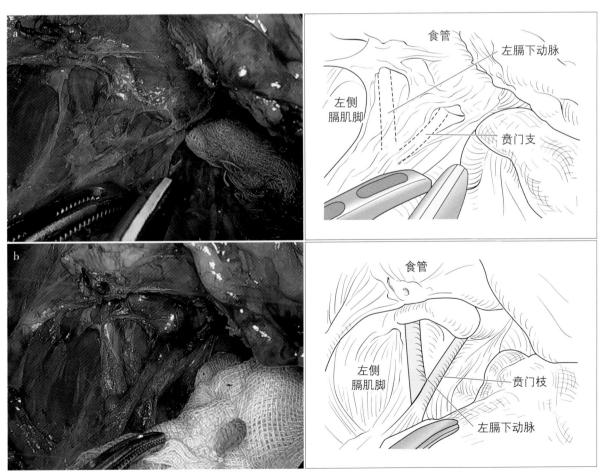

图 1-5-4　左膈下动脉周围清扫前 (a) 和清扫后 (b)

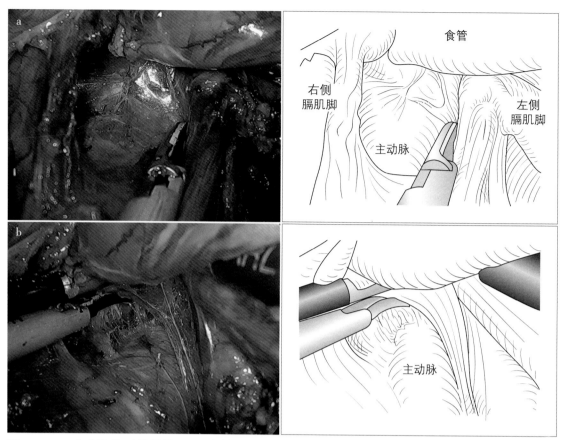

图 1-5-5　大动脉前面暴露前（a）和暴露后（b）

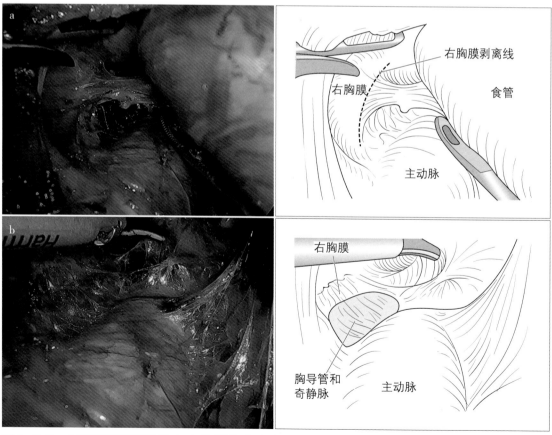

图 1-5-6　右侧壁胸膜剥离前（a）和剥离后（b）

● 下纵隔左侧的廓清

最后，助手将食管向右侧牵引，清扫 No.112aoA 淋巴结左侧的一部分，使其附着在食管侧。主动脉的左侧不存在胸导管等需要注意的结构，但是为了完全清除 No.112aoA 淋巴结的左侧以及 No.112pul 淋巴结，需要切除左胸膜以及离断肺系膜（左下肺韧带），不需要对该区域进行预防性清扫。如前所述，左胸膜很容易被损伤，所以应在缓慢地压迫胸膜的同时向头侧进行剥离。下纵隔左侧的剥离进行至与之前腹侧和背侧相同的水平为止（图 1-5-7）。继续向头侧剥离的话，虽然可以廓清位于左下肺静脉下缘的 No.108 淋巴结，但也有损伤左下肺静脉的风险。通常不进行该区域的清扫。

● 从食管剥离廓清淋巴结

如上所述，如果对下纵隔进行全周性的廓清，廓清的淋巴结就会全部附着在食管上。设定食管的离断预定线，从食管剥离附着在口侧食管壁上的需要廓清的淋巴结，全周性显露下部食管壁（图 1-5-8）。用直线切割吻合器（linear stapler）离断食管，摘除标本（图 1-5-9）。

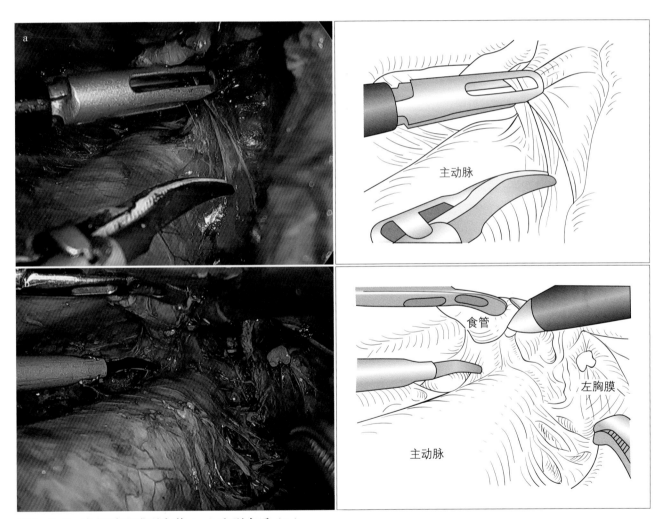

图 1-5-7　左侧壁胸膜剥离前（a）和剥离后（b）

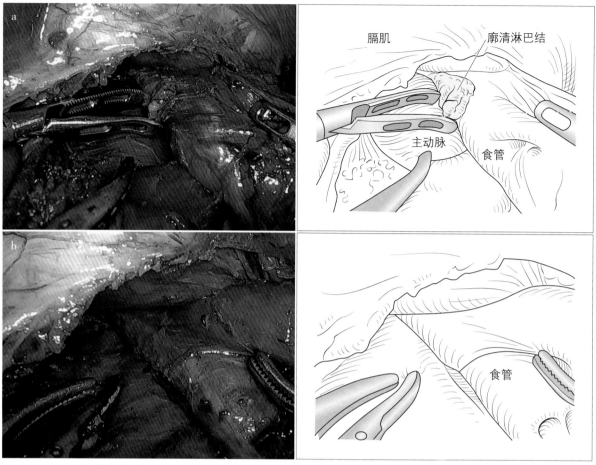

图1-5-8　食管壁附着淋巴结剥离前（a）和剥离后（b）

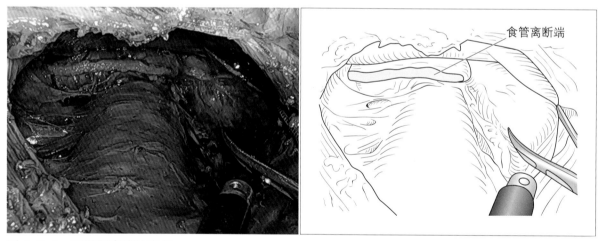

图1-5-9　下纵隔廓清结束后

◆ 文献出处

① Sasako M ， Sano T ， Yamamoto S ， et al: Left thoracoabdominal approach versus abdominal-transhiatal approach for gastric cancer of the cardia or subcardia:a randomised controlled trial.Lancet Oncol，7:644-651，2006.

② Kurokawa Y ， Sasako M ， Sano T ， et al: Ten-year follow-up results of a randomized clinical trial comparing left thoracoabdominal and abdominal transhiatal approaches to total gastrectomy for adenocarcinoma of the oesophagogastric junction or gastric cardia.Br J Surg，102:341-348，2015.

胃癌幽门下淋巴结清扫的局部解剖

兵库医科大学上部消化管外科

隈本力／仓桥康则／仁和浩贵／中西保贵／小泽理惠／奥村公一／石田善敬／篠原尚

南昌大学第一附属医院　　李正荣　译

●要点

- ●了解幽门下区域的解剖学特性。
- ●应切除的系膜脂肪和应保留的系膜内结构（胰腺和血管）之间存在疏松性结缔组织。识别该结缔组织的层面，即所谓的可剥离层 (dissectable layer)。

手术步骤和注意事项

幽门下淋巴结（No.6）的特点：a.该区域部分胃系膜延伸至十二指肠系膜；b.十二指肠系膜前面覆盖着大网膜（胃系膜）和横结肠系膜；c.十二指肠系膜中的胰腺需要保留[1]（图 1-6-1）。另外，如图 1-6-2 所示，No.6 淋巴结可分为胃网膜右动脉（RGEA，No.6a 淋巴结）*、胃网膜右静脉(RGEV, No.6v 淋巴结)以及幽门下动脉(IPA,

No.6i 淋巴结）3 个区域[1, 2]。

基于以上要点，本节将针对 No.6 淋巴结清扫的安全性和可再现性，将手术的 3 个流程进行简化说明。

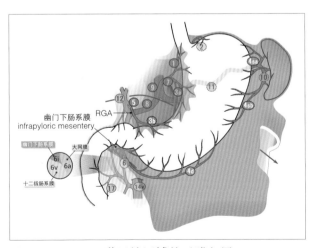

图 1-6-1　No.6 淋巴结区域的系膜归属

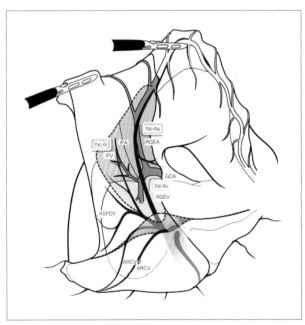

图 1-6-2　No.6 淋巴结的分类

---

*本节英文缩写对照：RGEA：right gastroepiploic artery 胃网膜右动脉／RGEV：right gastroepiploic vein 胃网膜右静脉／IPA：infrapyloric artery 幽门下动脉／ASPDV：anterior superior pancreaticoduodenal vein 胰十二指肠前上静脉／IPV：infrapyloric vein 幽门下静脉／GDA：gastroduodenal artery 胃十二指肠动脉／ARCV：accessory right colic vein 结肠副右静脉。

● 手术步骤

（1）切开大网膜，向结肠肝曲游离，突破网膜囊右界后，进入横结肠系膜间的可剥离层，到达十二指肠降部。

（2）游离横结肠系膜，行十二指肠系膜的肠系膜化。

（3）在胰十二指肠前上静脉（ASPDV）汇合处高位结扎并离断胃网膜右静脉。

（4）清扫 No.6v 淋巴结过程中，如果遇到幽门下静脉（IPV），则一并离断。

（5）在胰腺上缘确认并离断胃网膜右动脉（RGEA），清扫 No.6a 淋巴结。

（6）最后，结扎离断幽门下动脉并清扫 No.6i 淋巴结，同时切除幽门下区域的所有脂肪组织。

需要记住的局部解剖及其操作方法（3 个步骤）

● 十二指肠系膜的肠系膜化

清扫的准备工作相当于游离肠系膜。首先，切开大网膜，向结肠肝曲游离，突破网膜囊右界后，进入大网膜和横结肠系膜之间的可剥离层，直至显露十二指肠降部。将切开的大网膜向腹侧游离，将附着于横结肠的系膜向背侧游离，覆盖于由系膜交织形成的致密纤维结缔组织上（即所谓的融合筋膜，英文为"fusion fascia"），这样就可以显露出十二指肠系膜（图 1-6-3）。游离横结肠系

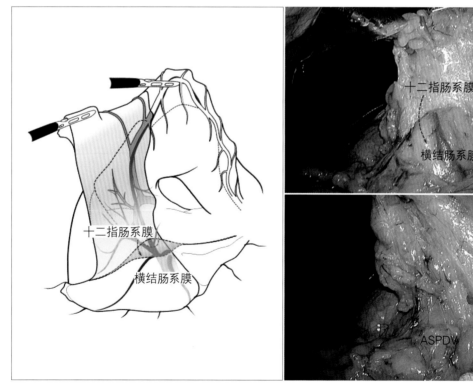

图 1-6-3　游离横结肠系膜后，如红色箭头所示，行十二指肠系膜肠系膜化　视频

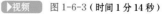视频　图 1-6-3（时间 1 分 14 秒）

膜的要点是面向背侧展开，给予反作用力，显露出十二指肠系膜并暴露胃网膜右静脉。对于内脏脂肪较厚的患者，可通过突破先前的融合筋膜，再次进入可剥离层，从而在十二指肠肠系膜中辨认胃网膜右静脉和胰十二指肠前上静脉。

● 胃网膜右静脉和幽门下动脉的处理

确定清扫的大致区域（内外侧缘和底部），从胰腺开始游离。为便于确认胰腺表面且尽可能避免遇到小静脉，需要从右侧网膜囊的胰腺上缘附近开始操作，从肠系膜脂肪处切入可剥离层。

在确认胰腺的同时，向着胃网膜右静脉根部继续深入该层，确定需要清扫的内侧缘。按照这个步骤可以测出胃网膜右静脉的清扫深度，并安全地将其结扎离断（图1-6-4）。要点是正确进入胰腺前面的可剥离层后，谨慎地追根溯源。此外，胃网膜右静脉只是跨越可剥离层的第一根血管，不要过度处理，必须注意从内侧的胰腺实质汇入胃网膜右静脉的小静脉和存在于外侧的幽门下静脉。为了防止此处的出血和胰腺损伤，需要注意胰腺处显露的静脉应结扎离断，但对于紧密附着于胰腺上的静脉则不要游离过度。

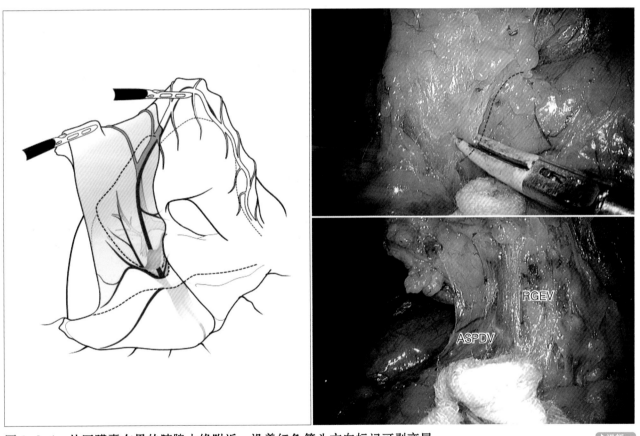

图 1-6-4　从网膜囊右界的胰腺上缘附近，沿着红色箭头方向标记可剥离层　　▶视频

▶视频　图1-6-4（时间1分14秒）

● 胃网膜右动脉和幽门下动脉的处理

这是淋巴结清扫的最后阶段。将 No. 6v 淋巴结向上掀开，确认外侧的十二指肠肠壁，向上方进一步游离，确认被胰腺包埋的胰十二指肠前上静脉（ASPDA）。接着从内侧（胃十二指肠动脉侧）进一步游离，即可自然显露被神经包裹的胃网膜右动脉。还应注意，从胰十二指肠前上动脉分支出来的幽门下动脉通常位于外侧（图 1-6-5）。通过依次处理胃网膜右动脉和幽门下动脉，幽门下淋巴结清扫结束。不过，在结扎离断胃网膜右动脉和幽门下动脉前，应仔细辨认，最好将其充分暴露。

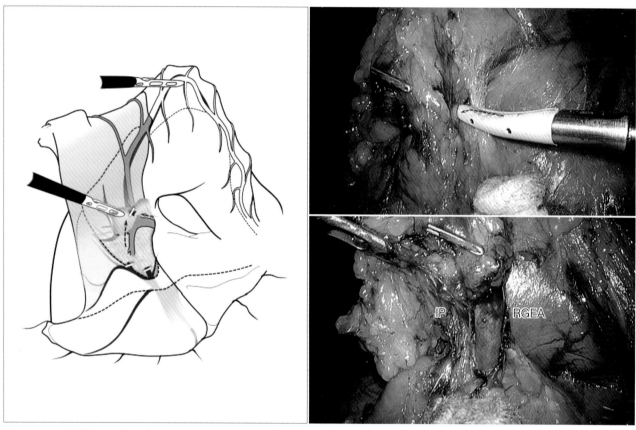

图 1-6-5　沿着红色箭头方向，将 No.6v 淋巴结掀开，然后从内侧（胃十二指肠动脉侧）进行游离　▶视频

◆ 文献出处

① Shinohara H，Kurahashi Y, Kanaya S, et al. Topographic anatomy and laparoscopic technique for dissection of No.6 infrapyloric lymph nodes in gastric cancer surgery. Gastric Cancer，16：615–620, 2013.

② Shinohara H, Haruta S, Ohkura Y, et al：Tracing dissectable layers of mesenteries overcomes embryological restrictions when performing infrapyloric lymphadenectomy in laparoscopic gastric cancer surgery. J Am Coll Surg, 220：81–87, 2015.

▶视频　图 1-6-5（时间 1 分 45 秒）

胃癌胰腺上缘淋巴结（No.8、No.9、No.11）清扫的局部解剖

癌研有明消化中心胃外科

大桥拓马 / 庄司佳晃 / 比企直树

南京医科大学第一附属医院　　杨力　葛晗　译

●要点

- ●理解胰腺上缘清扫的局部解剖，有助于术者和助手相互配合暴露术野，避免因解剖层次错乱而导致清扫不彻底。
- ●需仔细处理细小的脉管，预防出血和淋巴漏，以保证术野清晰，从而确保清扫安全、彻底。
- ●术中使用能量平台器械所产生的热损伤以及助手压迫胰腺等操作，均可能导致术后胰瘘。为避免发生胰瘘或胰腺炎，术中应正确、小心地使用器械，并努力做到在不触碰胰腺的前提下，充分暴露术野。

手术步骤及注意事项

下面，我们将介绍腹腔镜手术中胰腺上缘清扫的步骤。

首先，我们从 No.9、No.11 淋巴结的头侧、背侧开始进行清扫。

（1）打开附着于右侧膈肌脚的腹膜，剥离腹腔动脉腹侧和胃左动脉背侧的脂肪组织。由此可决定 No.9、No.11 淋巴结背侧和头侧的清扫范围。接下来，我们从腹侧开始清扫。

（2）夹持胃左动脉的同时，将胃胰皱襞向上方牵拉，并将附着于胰腺下缘的结肠系膜向尾侧牵拉，在不触碰胰腺的前提下充分暴露术野。

（3）剥离胰腺前被膜，在肝总动脉周围神经丛的外侧分离包含 No.8a 淋巴结的脂肪组织。接着向患者右侧继续剥离，直至与 No.5 淋巴结清扫的解剖层面相连。此处即为胰腺上缘清扫的右侧界。

（4）沿神经外侧的层面将胃左动脉右侧缘朝患者头侧、背侧剥离，由此可与第一步分离的层次相汇合。接下来沿着肝总动脉右侧进行清扫，可与第三步汇合，完成 No.8a 淋巴结的清扫。由此可充分暴露包含淋巴管的结缔组织，该淋巴管与 No.8p、No.16 淋巴结相通，应先夹闭此淋巴管后再行清扫。

（5）完成第 4 步操作后，No.7、No.9 组淋巴结清扫即完成。此时，胃左动脉左侧的神经外侧无血管，分离此处组织，即可夹闭胃左动脉，并离断。

（6）剥离胰腺前被膜并向左侧分离，找到胃后动脉分支处。由此沿位于脾动脉的神经丛外侧，从胰腺上缘延伸至其背侧，直至胃后动脉背侧的 Toldt's 筋膜，分离包含 No.11p 淋巴结的脂肪组织。此时，解剖层次可与第 1 步操作汇合，从而完成包含 No.11p 淋巴结的脂肪组织的清扫，留下与后腹膜相连的结缔组织。处理完此处后，即完成胰腺上缘的清扫。

需要记住的局部解剖及其操作方法

● 右侧膈肌脚内侧的剥离和清扫 No.8a 淋巴结的准备

从 No.9、No.11p 淋巴结的头侧和背侧入路开始清扫。

①剥离右侧膈肌脚内侧组织（图 1-7-1）

切开附着于右侧膈肌脚内侧的腹膜，从患者右侧向左侧游离腹腔干及胃左动脉背侧之间的脂肪组织。如图 1-7-1 所示，术者左手将右侧膈肌脚向患者右侧牵拉，第一助手将需清扫的组织向

患者左侧牵拉，使之保持一定张力，将清扫组织的背侧面呈平面状展开。以上操作为彻底清扫的重要步骤。接着从腹侧和尾侧入路进行清扫。

②胃左动脉及胰腺下缘的牵拉（图 1-7-2）

将胃向头侧、左侧翻转、掀开。使用器官牵开器将胃左动脉用线悬吊，使之与腹壁垂直，由此可将胃胰皱襞向腹侧（上方）牵拉。由此可解放第一助手的双手，使之获得更多操作机会。

术者之前使用的腹腔镜为 30° 的直镜，此时建议使用 45° 的镜子，可多角度地充分暴露胰腺，

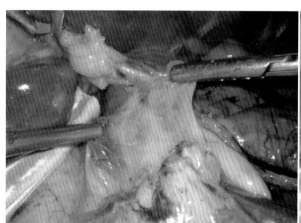
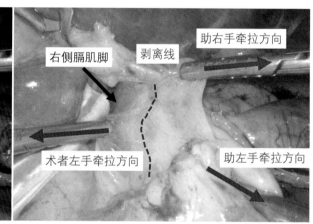

图 1-7-1　剥离右侧膈肌脚内侧组织　　▶视频

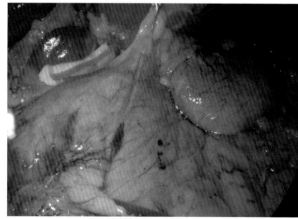
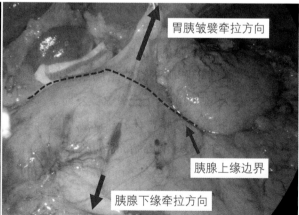

图 1-7-2　牵拉胃左动脉及胰腺下缘　　▶视频

▶视频　图 1-7-1~2（时间 1 分 44 秒）

从而完成清扫，避免不必要地牵拉胰腺。

悬吊的胃左动脉对侧为结肠系膜胰腺下缘附着处，第一助手将此处向尾侧牵拉。尽可能在不触碰胰腺的前提下充分暴露胰腺上缘，避免胰腺压迫导致的胰腺损伤，从而减少术后出现胰腺炎、胰瘘的可能。同时，在暴露视野的过程中，应注意牵拉力度及牵拉方向的改变，避免损伤胰腺下缘结肠系膜、胰腺实质的血管。

离包含 No.8a 淋巴结的脂肪组织。

此处常有汇入淋巴结的小血管及淋巴管，需小心谨慎地分离、离断，以避免出血及淋巴漏。此外，胰腺实质常有不规则的突起，因此，在清扫过程中为避免胰腺损伤，应与胰腺实质保持一定距离。

由于分离的脂肪组织较脆，容易损伤，建议行清扫时，牵拉胃胰皱襞而非脂肪组织。

● 清扫 No.8a 淋巴结

保持适当的张力打开胰腺前筋膜，由此开始清扫。

❶分离 No.8a 淋巴结（图 1-7-3）

明确肝总动脉周围神经丛，从其外侧开始分

❷肝总动脉周围神经丛的牵拉（图 1-7-4）

分离、暴露肝总动脉周围组织，使其周围神经丛达到可牵拉的程度。少量夹持神经并将其向尾侧牵拉，从而暴露头侧的脂肪组织和肝总动脉周围神经丛的边界。

继续沿胰腺上缘向右行 No.8a 淋巴结清扫，

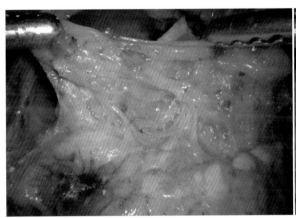
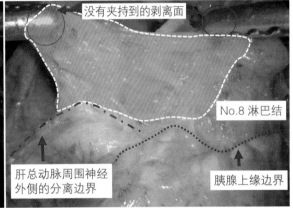

图 1-7-3　分离 No.8a 淋巴结　▶视频

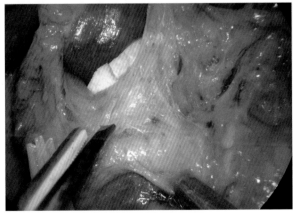
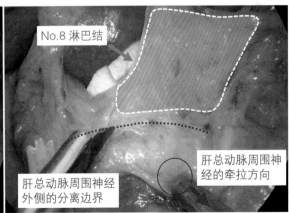

图 1-7-4　牵拉肝总动脉周围神经丛　▶视频

▶视频　图 1-7-3~5（时间 1 分 41 秒）

其清扫层面与之前的 No.5 淋巴结的清扫层相连。该路径即为胰腺上缘清扫的右侧缘。

在清扫过程中显露胃左静脉，并将其离断。术前影像学检查应确认胃左静脉与胃左动脉、肝总动脉及脾动脉的位置关系，由此确认离断胃左静脉的时机。

夹持胃左静脉周围脂肪组织膜，将其周围淋巴结清扫后，夹闭并离断胃左静脉。特别是胃左静脉背侧，事先若清扫不彻底，离断血管后，后续操作易受血管夹影响，最终可能导致清扫不充分。因此，需要先行淋巴结彻底清扫再离断血管。

❸胃左动脉右侧无血管区（图 1-7-5）

沿胃左动脉右侧神经的外侧向头侧、背侧分离组织，先打开右侧膈肌脚内侧附着的组织，再

沿胃左动脉、肝总动脉向患者右侧分离，即可完成 No.8a 淋巴结的清扫。由此可充分暴露包含淋巴管的结缔组织。该淋巴管与 No.8p、No.16 淋巴结相通。为避免淋巴漏，应夹闭此处后离断，从而完成胃左动脉右侧的胰腺上缘清扫。

● No.7、No.9、No.11p 淋巴结的清扫

❶胃左动脉离断前（图 1-7-6）

将患者胃左动脉左侧神经外侧的无血管区组织向头侧、背侧分离。

No.7、No.9 淋巴结清扫已完成。离断胃左动脉周围神经后，用 2 个血管夹于胃左动脉根部夹闭血管并离断。

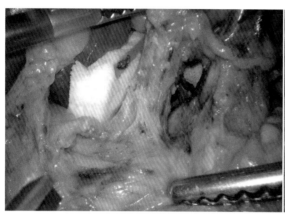

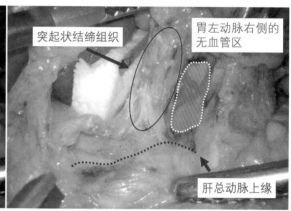

图 1-7-5　胃左动脉右侧的无血管区

▶视频

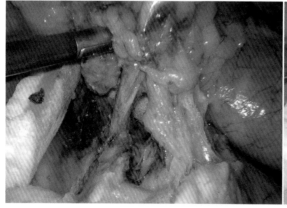

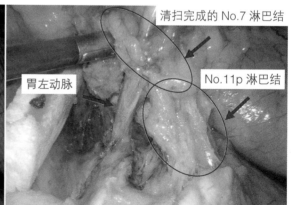

图 1-7-6　胃左动脉离断前

▶视频

▶视频　图 1-7-6~7（时间 1 分 57 秒）

打开胰腺前筋膜并向患者左侧分离组织，直至胃后动脉分支处，此处即为 No.11p 淋巴结清扫的左侧缘。

❷ No.11p 淋巴结的清扫及融合筋膜（图 1-7-7）

沿胰腺上缘、脾动脉神经丛外侧向背侧行清扫，直至胃后动脉背侧的 Toldt's 筋膜。此处并非要直接切割脂肪组织，而是将胰腺上缘的脂肪组织一层层剥开进行分离。

头侧、背侧清扫汇合后，即完成包含 No.11p 淋巴结的脂肪组织的清扫。留下与后腹膜相连的结缔组织。处理完此处后，即完成胰腺上缘的清扫。

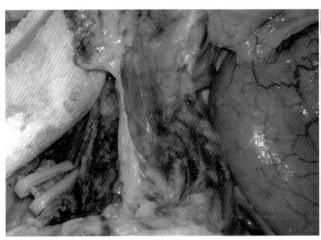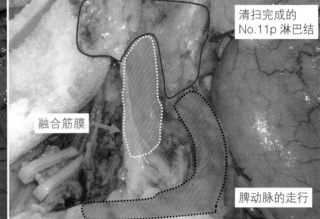

图 1-7-7　No.11p 淋巴结的清扫和融合筋膜

▶视频

保留迷走神经腹腔支胃切除术的局部解剖

群马大学大学院综合外科[①] 其余医科大学综合医疗中心消化·一般外科[②]

绪方杏一[①] / 持木雕人[②] / 调宪[①] / 桑野博行[①]

中国人民解放军联勤保障部队第九○○医院　王瑜　译

●要点

● 在保留迷走神经腹腔支的胃切除术中，于神经附近使用能量平台设备时应控制在最小能量值，使用牵引带悬吊并小心牵引神经，细致地进行分离。

● 保留迷走神经腹腔支的胃切除术主要针对的适应证是早期胃癌（cT1N0），该术式并不适用于需要行胃癌 D2 根治术的患者。

手术步骤和注意事项

保留迷走神经腹腔支的胃切除术的目的是为了保留迷走神经功能。目前，有临床研究报告显示：实施保留迷走神经腹腔支的胃切除术后，出现胆结石、腹泻、体重减轻、胃液反流等并发症的情况较少[①-④]。笔者在基础实验中，对实验对象（狗）行保留迷走神经腹腔支的胃切除术，然后进行葡萄糖耐量试验。结果显示，保留迷走神经腹腔支的病例，术后能保留良好的消化道运动功能和胰岛素分泌功能[⑤]。临床研究发现，腹腔镜下保留迷走神经腹腔支的幽门侧胃切除术 +Billroth-I 消化道重建，可以明显改善十二指肠以下的消化道功能，同时增加进食量。

● 适应证

针对无法行内镜治疗的 cT1N0 分期的早期胃癌，可选择施行腹腔镜下胃切除术联合 D1+ 淋巴结清扫术。在肿瘤学研究中，迷走神经腹腔支的保留与否没有明显的预后差异。但是，对于 cT2（MP，即肿瘤越过黏膜下层，但局限于固有肌层）深度或是 N1 以上的病例，以 D2 淋巴结清扫术为主，保留迷走神经肝支，而不保留腹腔支。

● 手术步骤

本节就早期胃癌腹腔镜下幽门侧胃切除手术（D1+ 淋巴结清扫术）进行介绍。本术式中对于胃大弯侧的廓清（No.4sb、No.4d、No.6 淋巴结）以及 No.5 淋巴结的廓清与在常规的胃癌根治术中相同。切开小网膜囊至贲门时，为了确认并保留迷走神经肝支，在幽门侧附近切开。保留肝总动脉、腹腔干周围的神经丛，对该层面淋巴结进行廓清。在胃左动脉根部附近确定迷走神经腹腔支，从患者右侧观察，将其沿着贲门进行剥离、保留。为了便于操作，笔者借助腹腔镜放大功能从不同角度扩大术野。迷走神经腹腔支通常附着于胃左动脉根部 1~2cm 处（图 1-8-1），与不保留迷走神经腹腔支的手术相比，应该在更靠近根部的位置离断胃左动脉。

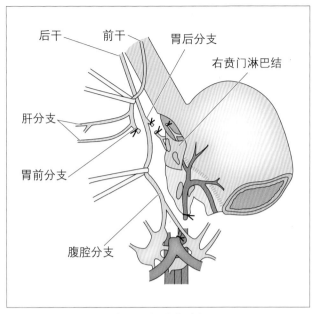

图 1-8-1　胃周围迷走神经的解剖

需要记住的局部解剖及其操作方法

● 确定胃胰皱襞上的腹腔分支

在胰腺上缘处打开浆膜后，在神经外侧层面对肝总动脉、脾动脉周围淋巴结进行剥离清扫，直至胃胰皱襞处。按同样的分离路径，先行

胃左静脉被膜切开分离。胃左动脉的左右两侧存在疏松区域，于此入路，在距离胃左动脉根部约1~2cm 的末梢处，确认迷走神经腹腔支所包绕的部位（图 1-8-2）。使用牵引带牵引神经后，将其沿神经近端方向小心剥离，避免用分离钳直接钳夹神经（图 1-8-3）

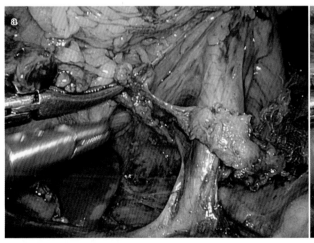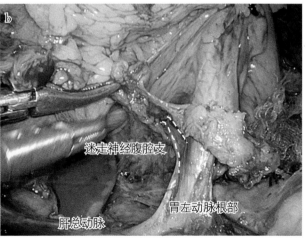

图 1-8-2　显露腹腔分支

▶视频

▶视频　图 1-8-2~5（时间 2 分 34 秒）

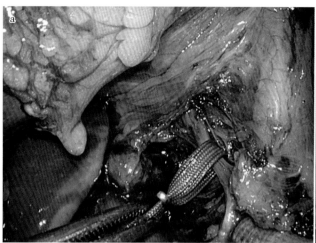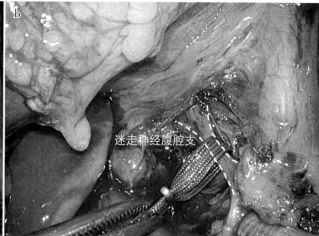

图 1-8-3 用牵引条牵引腹腔分支 ▶视频

● 腹腔支的保留

　　助手右手使用分离钳钳夹胃胰韧带，将其向腹部左侧牵引，术者用牵引带向右侧牵引神经，对周围组织进行剥离（图 1-8-4）。

　　近端胃后分支剥离后，迷走神经腹腔支随之分离。进行该分离和切开操作时，尽量使用剪刀等非能量器械，最好避免使用电刀和超声刀等能量器械，目的是将神经的热损伤减少到最小范围。如使用超声刀，务必注意调整刀头方向，避免能量头贴近神经。另外，使用分离钳时，需要谨慎小心，避免牵引条将神经牵拉过度。将腹腔支彻底剥离至贲门周围后，再离断胃左动脉。由于腹

腔支附着在胃左动脉根部 1~2cm 处，因此应避开腹腔支，在更远端处离断胃左动脉（图 1-8-5）。

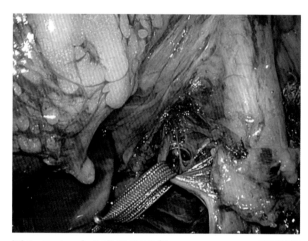

图 1-8-4 小心牵引腹腔支 ▶视频

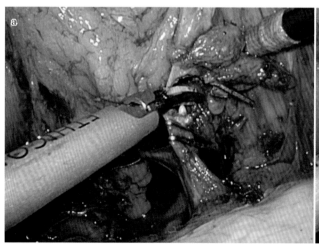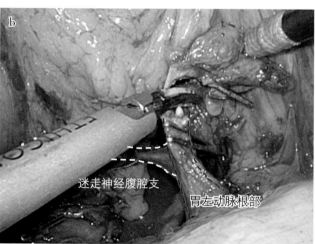

图 1-8-5 切开胃左动脉被膜 ▶视频

◉客观评价保留腹腔分支手术的效果

一项临床研究中，将腹腔镜下幽门侧胃切除术病例随机分为迷走神经腹腔支保留组（$n=18$）和非保留组（$n=20$），术后第 10~14 天，经鼻插入消化道内压力检测探头来评估消化道运动功能。结果显示，腹腔支保留组中，空腹期可见强烈的十二指肠消化间期运动收缩波（interdigestive migrating contractions，IMC）从口侧近端向远端传送。这种空腹期收缩意味着消化道的排空，也被称为看家收缩波（house keeper contraction），大约每隔 90 分钟生成一次；而非保留组空腹时 IMC 不明显，进食后和空腹时收缩也无明显差异。而保留组观察到进食后 2 小时左右出现 IMC，更加接近正常生理状态。研究结果表明，和非保留组比较，腹腔支保留组更好地在术后早期恢复十二指肠以下消化道的运动功能。

◆文献出处

① Kojima K, Yamada H, Inokuchi M, et al：Functional evaluation after vagus-nerve-sparing laparoscopically assisted distal gastrectomy. Surg Endosc, 22：2003-2008, 2008.

② Uyama I, Sakurai Y, Komori Y, et al：Laparoscopic gastrectomy with preservation of the vagus nerve accompanied by lymph node dissection for early gastric carcinoma. J Am Coll Surg, 200：140-145, 2005.

③河村祐一郎，金谷誠一郎，小原和弘，他：腹腔鏡下自律神経温存幽門側胃切除術の臨床評価. 日臨外会誌，70：2620-2627，2009.

④辻秀樹，安藤重満，榊原堅式：迷走神経温存胃癌手術の術後 quality of life に重点をおいた臨床的検討. 日消外会誌, 36：78-84，2003.

⑤ Ando H, Mochiki E, Ohno T, et al：Effect of distal subtotal gastrectomy with preservation of the celiac branch of the vagus nerve to gastrointestinal function:an experimental study in conscious dogs. Ann Surg, 247：976-986, 2008.

胃癌脾门淋巴结清扫的解剖要点

顺天堂大学消化器官·微创外科

石桥雄次／福永哲／颖川博芸／小平佳典／夕部由规谦／加治早苗／神田聪／冈伸一
山东大学齐鲁医院　　于文滨　译

上消化道篇

● 要点

- 在正确的层面内广泛游离 Toldt 胰后筋膜。
- 沿包含淋巴结的脂肪组织膜的解剖间隙分离，可以使清扫过程更容易。
- 熟知脾门部血管解剖以及血管的各种变异。

手术步骤和注意事项

腹腔镜手术治疗胃癌在日本已经迅速普及。同时，进展期胃癌的手术指征也在不断扩大。笔者的科室根据 JCOG0110 中关于胃上部进展期胃癌的研究得出结论，对于癌细胞未侵及大弯侧的胃上部癌病例，行腹腔镜全胃切除术（LTG）＋D2 淋巴结清扫术时应保留脾；对于侵及大弯侧的胃上部癌病例，应行伴有脾切除术的 LTG＋D2 淋巴结清扫术；对于进展期胃癌的 LTG，No.10 和 No.11d 淋巴结清扫术是必不可少的。在进行这些淋巴结清扫时，必须熟悉胰腺尾部至脾门区的解剖结构。在本节中，我们阐述了腹腔镜下胃癌脾门淋巴结清扫术的解剖要点。

● 手术步骤

实施 No.10、No.11 淋巴结清扫时，最重要的是找到胰后解剖间隙并沿此间隙分离。此步骤可帮助术者掌握需要清扫的淋巴结，并使清扫变得容易[1]：a. 从头侧开始将 Toldt 胰后筋膜在正确的层面内广泛分离，以达到理想的膜解剖层次；b. 处理胃左动静脉后，在胰腺上缘切开胰腺前筋膜，充分游离筋膜间隙，然后从脾动脉中央向脾门推进清扫淋巴结。

（1）离断大网膜，清扫幽门下淋巴结，离断十二指肠。

（2）离断胃右动脉，清扫肝总动脉旁淋巴结。

（3）切开小网膜，沿右侧膈肌脚进入并剥离 Toldt 胰后筋膜。

（4）清扫食管裂孔周围的淋巴结，离断腹段食管。自脾上极至胰腺后方，广泛剥离 Toldt 胰后筋膜间隙。

（5）离断胃网膜左动静脉，分离脾后方间隙。

（6）清扫腹腔干周围的淋巴结，离断胃左动静脉。

（7）清扫 No.10、No.11 淋巴结，处理脾门部。

需要记住的局部解剖及其操作方法

● Toldt 胰后筋膜间隙的剥离

　　胰体部和胰尾部被胃后筋膜包裹。胃后筋膜从腹主动脉前方开始，向左到达胃大弯脾门旁，向左侧延伸形成胃脾韧带，并在上方包含脾，在下方形成大网膜。在主动脉和脾门之间，胃后筋膜的背面与后腹膜融合，并在胰体和胰尾部后面形成融合筋膜。该筋膜即 Toldt 胰后筋膜（图 1-9-1a）[2]、[3]。我们将 Toldt 胰后筋膜先行剥离，并以该筋膜为支撑，将包含 No.10、No.11 淋巴结的脂肪组织按筋膜层次分离，在膜解剖层次中将脂肪组织和淋巴结整块切除[1]。因此，正确认识并广泛地剥离 Toldt 胰后筋膜在整个过程中是最重要的。

　　打开并进入小网膜囊，显露和展开右侧膈肌脚（图 1-9-1b）。此时，助手将胃向左侧尾部牵引，使膈肌脚及前面的脂肪组织稍有张力，从而便于识别剥离层。术者在左尾侧方向开始进行膈肌脚的剥离，到达 Toldt 胰后筋膜前面，向患者左侧及头侧和尾侧方向剥离（图 1-9-1c）。如果视野展

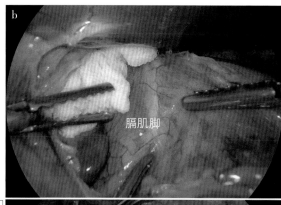

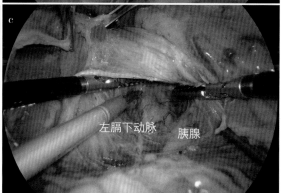

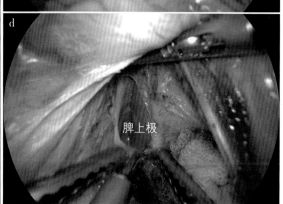

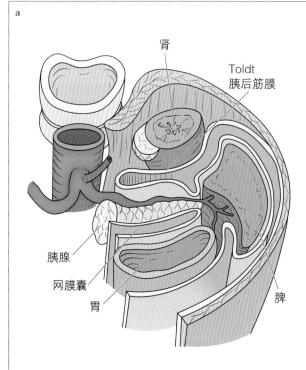

图 1-9-1　剥离 Toldt 胰后筋膜（a 根据文献②和③修改调整）

▶视频

▶视频　图 1-9-1（时间 3 分 00 秒）

开有困难，可以先将腹部食管剥离出来。食管分离后，助手将胃牵引到尾侧，这样更容易展开视野。连续剥离 Toldt 胰后筋膜，在头侧剥离至脾上极（图1-9-1d），在尾侧通过脾动脉与胰腺上缘之间的间隙到达胰腺背侧，对胰背侧尽可能充分地剥离。对 Toldt 胰后筋膜间隙可进行钝性剥离。两手用钳子向左右张开，沿组织间隙剥离。Toldt 胰后筋膜和肾前筋膜的返折部没有延伸到主动脉前面，两者在内侧紧密愈着。因此，在膈肌脚处分离时最好留下肾前筋膜，有意识地在两层筋膜中央剥离，跨过左膈下动脉，再将剥离面分别向尾侧和外侧推进。如果开始分离时露出膈肌脚，就很容易误入左膈下动脉的背侧，因此需要注意。

● No.11d 淋巴结清扫术

由头侧开始，从脾上极至胰腺背侧，充分游离 Toldt 胰后筋膜后，从尾侧进行胃网膜左动静脉的离断，剥离脾后方，从右侧清扫腹腔动脉干周围的淋巴结，离断胃左动静脉后，清扫 No.11d 淋巴结。

将脾动脉周围的神经丛作为解剖标志，切开胰腺前筋膜。如果已经从头侧充分剥离 Toldt 胰后筋膜，通过切开胰腺前筋膜可以将包含淋巴结的脂肪组织按筋膜层次分离（图1-9-2a）。助手抓持左侧胃胰皱襞将其抬高至腹侧，用另一只钳子夹住小纱布，轻柔地将胰腺向尾侧牵开以显露胰腺上缘的离断线。此时，助手用夹住纱布的钳子适当调整胰腺的牵拉方向，使术者的能量器械的朝向与离断线平行。为了不破坏包含淋巴结和脂肪组织的腹膜下筋膜，保留脾动脉周围神经丛，将纤维结缔组织切开，沿脾动脉从中央向末梢推进并进行清扫。

清扫过程中需要注意，从脾动脉发出的胃后动脉、胰大动脉、脾上极动脉的走行（图1-9-2b）。胃后动脉出现的概率是 21.6%~62.3%，其发出部

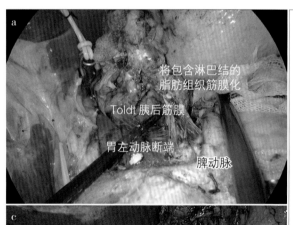

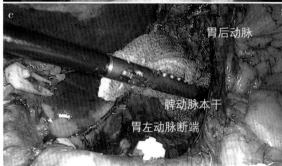

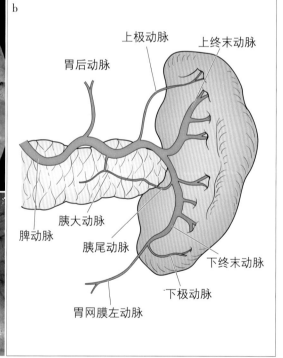

图 1-9-2　No.11d 淋巴结清扫

▶视频

▶视频　图 1-9-2（时间 2 分 27 秒）

位起自脾动脉中间 1/3 和近脾门 1/3 的比例较高，而自脾动脉起始部 1/3 发出的比例较低。有时存在较粗的胃后动脉，需要注意辨识以免误将其识别为脾动脉，必须在确认分支末梢侧存在脾动脉的主干后才可以切断（图 1-9-2c）。需要注意胃脾动脉的存在，其可以与脾上极动脉形成共同起始干。在胃后动脉附近，脾动静脉间的距离扩大。其间存在淋巴结，在清扫该处时，要注意避免损伤胰大动脉。

● 脾门部的血管解剖④

由于脾门部的血管走行变化多端，应当熟悉其解剖结构。如果可能的话，术前应使用三维图像分析工作站"SYNAPSE VINCENT"等确认血管走向。

脾动脉的末端分支被称为脾支，通常分为上终末动脉和下终末动脉两条。该分支分为离开脾门在胰腺前部分支的 Y 型和在脾门部分支的 T型，大部分为 Y 型。T 型的出现概率为 12.5%（图1-9-3a）。在 Y 型中，正确识别并切断从脾动脉分支的胃短动脉，同时提前识别上终末动脉和下终末动脉分支是顺利进行清扫的诀窍（图1-9-3b）。胃短动脉有 3~6 条。从脾动脉主干、上下终末动脉、上下极动脉至胃网膜动脉都可能有其发出的分支，而从下终末动脉分支的较多。另外，在大约 70% 的病例中，发现了胰尾动脉，分别从脾动脉主干末端、终末动脉和胃网膜动脉流入胰腺尾部。

分布于脾上极和下极的动脉，多在脾动脉进入脾内部后分支，但有时在脾前从脾动脉分支，独立行走流入脾。这就是上极动脉和下极动脉。上极动脉从上下终末动脉分叉的中央侧由脾动脉主干分支，发出的分支较为细长且不再分支（图1-9-2b、图 1-9-3c）。上极动脉可能与胃后动脉形成一条共同的主干称为胃脾动脉。胃脾动脉在

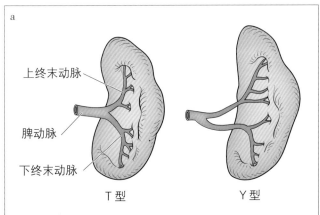

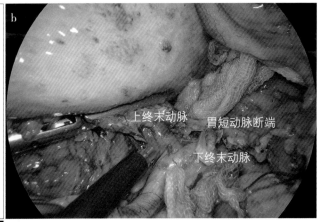

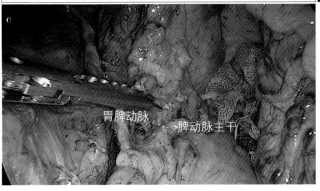

图 1-9-3　脾门部的血管解剖（a 根据文献④修改调整）

▶视频

▶视频　图 1-9-3（时间 1 分 43 秒）

靠近脾动脉第 1 弯曲处发出，与脾动脉主干并排走行，不影响主干的走行方向，在胃后方网膜囊后壁下方斜向左上方走行，与上终末动脉的分支分开流入脾上极后方。在存在上极动脉的病例中，45% 存在胃脾动脉[5]。下极动脉很少从主干分支，多从胃网膜左动脉分支（图 1-9-2b）。

在清扫脾门区淋巴结的过程中，寻找正确的解剖间隙，术者的左手牵拉包含淋巴结的脂肪结缔组织，助手下压胰腺，小心地显露脾血管，同时提供良好的视野。应注意能量平台器械的正确使用，缓慢推进，细心地进行淋巴结清扫。要特别小心因能量装置的汽化引起的静脉损伤。另外，如果在解剖脾门之前用血管夹临时阻断脾动脉则更容易控制出血。

◆**文献出处**

①神田聪，福永哲，冈伸一，他：膜解剖に基づく合理的 No. 11 リンパ節郭清. 手術，71：445–452，2017.

②佐藤達夫：消化器の局所解剖（食道・胃）. 金原出版，1995，pp 174–176.

③ Perlemuter L, Waligora J；佐藤達夫（監訳）：臨床解剖学ノート腹部編（Ⅰ）. 中央洋書出版部，1980，pp 26–37.

④佐藤達夫：消化器の局所解剖（食道・胃）. 金原出版，1995，pp 216–226.

⑤ Trubel W, Rokitansky A, Turkof E, et al：Correlations between posterior gastric artery and superior polar artery in human anatomy. Anat Anz 167：219–223, 1988.

胃癌 NAC 术后 D2 廓清的局部解剖

岐阜大学肿瘤外科

吉田和弘 / 今井健晴 / 山口和也

福建省肿瘤医院　　魏丞　译

● **要点**

● 无论有无术前化疗（neo-adjuvant chemotherapy，NAC），最重要的是了解标准 D2 淋巴结清扫手术所需的解剖标志。

● 为了能做到根治切除，我们必须确认是沿标准的剥离层面操作，还是考虑由于 NAC 引起的纤维化或肿瘤浸润的情况而进行更深层面的剥离。

● NAC 手术后，若肿瘤与周围脏器紧密粘连、浸润，则向后翻动并从四周夹击处理该部位，要注意手术步骤，避免盲目清扫。

手术步骤和注意事项

术前化疗的指征是原发灶局部进展或高度怀疑淋巴结转移，其临床证据尚不明确。对于可以根治切除的大型 III 型或 IV 型的胃癌，在术前 TS-1+CDDP 联合疗法的临床试验（JCOG0501）中，NAC 的有效性还没有被证明。目前，验证术前化疗优越性的临床试验（JCOG1509，NAGISA trial）正在进行中，需等待结果。

标准的胃切除 D2 廓清术的步骤如下。

● 手术步骤

（1）**打开大网膜囊，切断胃脾系膜（切开分离左膈脚前缘）**：将大网膜切除，向脾下极方向推进，切断胃网膜左动静脉根部。行全胃切除手术时，在脾上极沿根部切断胃短动脉，依次沿胃横系膜至左膈脚进行剥离。清扫 No.10 淋巴结时，对胰腺和脾进行翻转。

（2）**幽门下淋巴结清扫（No.6 淋巴结）**：将大网膜切除后向右侧推进，离断胃大网膜右动、静脉和幽门下动、静脉。

（3）**十二指肠离断及幽门上淋巴结清扫（No.5 淋巴结）**：离断十二指肠，处理胃右动、静脉根部。

（4）**小网膜囊的离断（右膈脚前缘的离断）**：打开小网膜囊，连续离断腹段食管右侧至膈肌食管间隙前。将该离断线路作为 No. 7、No.9 淋巴结清扫的头侧标记。

（5）**胰腺上缘右侧淋巴结清扫（No.12a~No.8a 淋巴结）**：明确 No.8a 淋巴结区域和胰腺上缘的边界。确认门静脉侧面，清扫 No.12a 淋巴结。

（6）**胰腺上缘左侧的淋巴清扫术（No.11p~No.11d 淋巴结）**：明确 No.11p 淋巴结区和胰腺上缘之间的界限（在全胃切除术中还包括 No.11d 淋巴结和胰腺上缘之间的界限）。清扫 No. 11p 淋巴结至脾动脉中间的区域。

（7）**腹腔干动脉至胃左动脉周围淋巴清扫（No.9~No.7 淋巴结）**：胃左动脉右侧的清扫范围为右腹腔神经丛、肝总动脉、肝固有动脉包围的区域；胃左动脉左侧的清扫范围为左腹腔神经丛、脾动脉包围的区域。从根部切断胃左动脉。

（8）**No.1、No.3 淋巴结清扫与胃切除**：沿着胃壁离断包含 No. 1、No.3 淋巴结在内的脂肪组织，由大弯向小弯方向进行胃切除。行全胃切除时，在处理完腹部食管周围后切除食管。

● 胃癌 NAC 后 D2 廓清的注意事项

无论是哪个部位，NAC 后的淋巴结清扫都有一个共同的要点，即清扫必须安全且彻底。NAC 使肿瘤和转移淋巴结缩小时，周围组织因纤维化而变硬，有时呈水肿状并且很脆弱，容易出血。从本节的照片和视频中也可以看出，组织是粘连的，非常难以剥离，容易出血。另外，在 NAC 无

效时，也有肿瘤进一步发展的情况出现。不执行 NAC 而采用常规预防性淋巴结清扫时，血管周围的神经丛会有很多残留。对于 NAC 病例，在常规清扫层面清扫时有出血或者清扫不充分的可能，需要在更深一层，也就是包括神经丛的层面进行清扫。另外，在发现淋巴结与周围脏器有紧密粘连的情况下，需要先进行周围的剥离和清扫，从周围夹击清扫。本节介绍了胃癌 NAC 后 D2 淋巴结清扫中必要的局部解剖方法，尤其是以胰腺周围的淋巴结清扫为中心，并说明注意事项。

需要记住的局部解剖及其操作方法

● 幽门下淋巴结（No. 6 淋巴结）的清扫（图 1-10-1）

清扫的第一个解剖标志是胃网膜右动、静脉。剥开胰头正面与幽门环后壁的生理粘连，在胃大

网膜右动静脉束的右侧进行清扫，显露胰腺头部正面，即可显露胃网膜右静脉根部。确认胰十二指肠上前静脉汇合处，在末梢处分离结扎。清扫的下一个解剖标志是胃网膜右动脉。在胰腺前部确定胃十二指肠动脉，确认胃网膜右动脉分支，

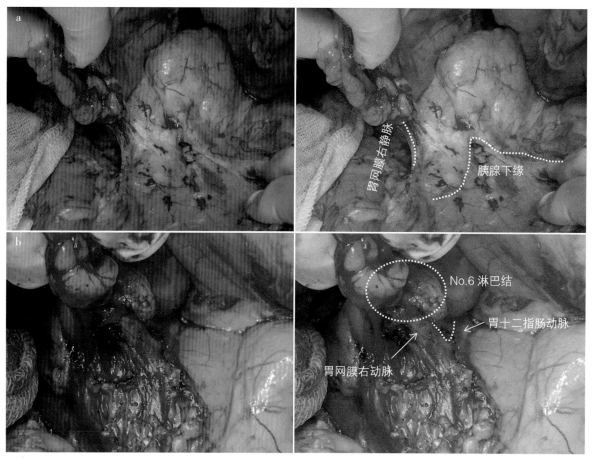

图 1-10-1　幽门下淋巴结（No. 6）的清扫

在根部结扎切断。用超声刀断扎之后露出的幽门下动脉。受 NAC 的影响，血管周围的组织坚硬，其周围呈水肿状且脆弱，很容易出血，且剥离层的边界也不明确，因此使用分离钳进行剥离操作很重要。如果发现肿瘤生长以胃后壁为主，NAC 后与胰前表面高度粘连，则需要事先一边切除网膜囊一边向幽门下淋巴结方向前进。

● 幽门上淋巴结（No. 5）的清扫（图 1-10-2）

切除十二指肠，剥离部分胰腺上缘，确认作为解剖标志的肝总动脉。进一步剥离胃十二指肠动脉和肝固有动脉的前表面，清除 No.5 淋巴结后，

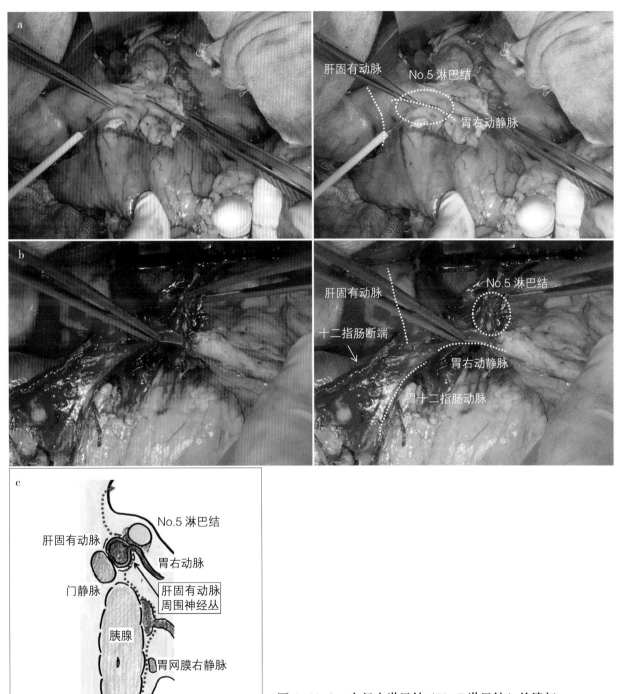

图 1-10-2　幽门上淋巴结（No.5 淋巴结）的清扫

c：红色虚线箭头表示疑似粘连或浸润时，肝固有动脉周围神经丛切除层的清扫路线。

即可确认胃右动静脉根部。通常在保留层清扫环绕肝固有动脉的神经丛，但如果因 NAC 的影响导致血管周围的组织变得坚硬，或怀疑 No.5 淋巴结浸润，则在比通常更深的神经丛切除层进行清扫。

● 胰腺上缘淋巴结（No.12a~No.8a，No.11p~No.11d）的清扫（图1-10-3）

明确胰腺上缘与 No.8a 淋巴结引流区域边界。胃左静脉走行在腹腔干、肝总动脉及脾动脉分支部的腹侧，或肝总动脉的背侧，将其结扎离断。No.8a 淋巴结由于引流区血管明显，是容易出血

的地方，因此要充分离断止血。从肝固有动脉向背侧进行剥离，显露 No.12a 淋巴结清扫的解剖标志——门静脉左缘。由于 NAC 的影响，很多组织难以剥离。使用分离弯钳慎重地剥离，确认门静脉。清扫上缘的边界紧贴肝脏一侧，从门静脉剥离淋巴脂肪组织，完成 No.12a 淋巴结的清扫。受 NAC 的影响，肝固有动脉周围组织坚硬紧密，或怀疑 No.12a 淋巴结受肿瘤浸润时，应在比通常更深的肝固有动脉周围的神经丛切除层进行清扫。

接着将含有 No.8a 淋巴结的脂肪组织从肝总动脉中掀起，逐层剥离。同样，受 NAC 的影响，在肝总动脉周围的组织有硬结或怀疑 No.8a 区域的

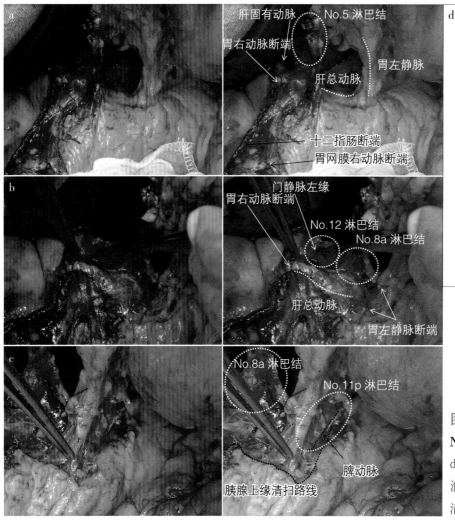

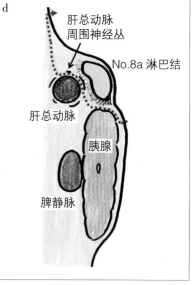

图1-10-3 胰腺上缘淋巴结（No.12a~No.8a，No.11p~No.11d）的清扫

d. 红色虚线箭头表示怀疑粘连或浸润时肝总动脉周围神经丛切除层的清扫路线。

▶视频

▶视频 图1-10-3（时间1分45秒）

淋巴结受浸润的情况下，在肝总动脉周围的神经丛切除层进行清扫。

继 No.8a 淋巴结清扫之后，明确胰腺上缘与 No.11p 淋巴结区域的边界。以脾动脉的中间点为标志，作为清扫的左缘。在胃全切除时，将 No.11d 淋巴结区域的清扫推进到胰腺尾部。通过清扫 No.11p 淋巴结，脾动脉自然暴露。在 NAC 病例中，怀疑淋巴结受浸润时，清扫深度比通常更深，清扫对象要包括脾动脉周围的神经丛。No.11p、No.11d 淋巴结高度浸润并累及胰腺时，也可选择胰尾、脾切除等。

● 腹腔干至胃左动脉周围淋巴结（No.9~No.7）的清扫（图 1-10-4）

继胰腺上缘淋巴结清扫后，从胃左动脉根部

朝腹段食管方向，向头部方向清扫推进。预先剥离的两侧膈肌脚前缘的剥离线为清扫上缘的标志。在进行此清扫时，通常从腹腔干动脉两侧的腹腔神经丛表层可以向头侧轻易地连续推进到两侧膈肌脚的剥离层。腹腔干左侧组织松散，操作时通常可轻松到达腹部食管背侧。但在 NAC 病例中，该部位也呈水肿状，不易剥离且容易出血，需要注意。特别是 NAC 前有 bulky 淋巴结，通过 NAC 将其缩小时，腹腔干周围的组织有时非常坚硬，有时要比通常更深，需要在部分切除的腹腔神经丛的层面进行剥离。用镊子小心地进行组织剥离，在根部结扎离断胃左动脉。通过以上清扫操作，廓清了胃左动脉右侧被右腹腔神经丛、肝总动脉、肝固有动脉包围的区域和胃左动脉左侧被左腹腔神经丛、脾动脉包围的区域。

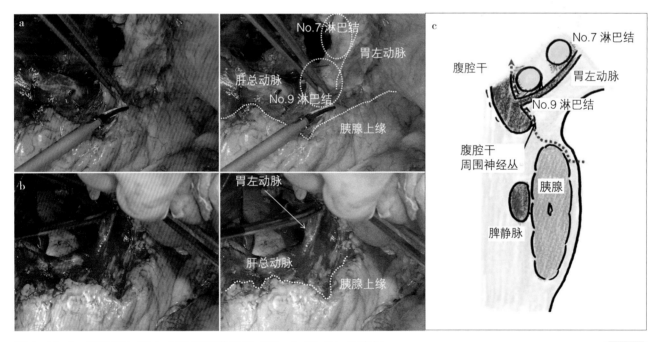

图 1-10-4 腹腔干与胃左动脉周围淋巴结（No.9~No.7）的清扫 ▶视频

c: 红色虚线箭头表示怀疑粘连或浸润时，腹腔干周围神经丛部分切除层的清扫路线。

▶视频 图 1-10-4（时间 1 分 34 秒）

● No.1、No.3 组淋巴结的清扫（幽门侧胃切除术）（图 1-10-5）

将口侧的小弯淋巴结从胃壁剥离。从胃的前壁接近，断扎流入胃壁的血管，进行廓清。被廓

清的 No.1、No.3 淋巴结包含在术者左手握持的脂肪组织中。将迷走神经的前支和后支在腹部食管的水平离断。即使是 NAC 病例，也可以通过沿着胃壁的常规剥离路线操作，将脂肪组织中包含转移淋巴结的形式进行廓清。如果胃壁有牢固浸润的转移淋巴结，有时可考虑行全胃切除。

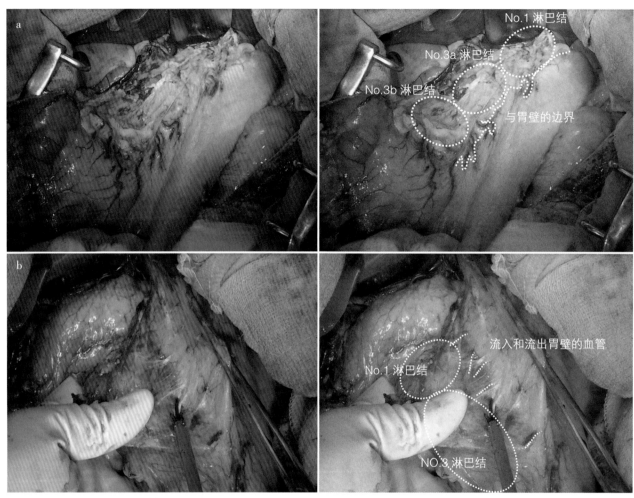

图 1-10-5　No.1、No.3 淋巴结清扫（幽门侧胃切除术）

胃癌新辅助化疗后清扫 No.16 淋巴结的局部解剖

广岛纪念病院消化中心① 广岛纪念病院外科②

二宫基树① / 丰田和宏② / 原铁洋② / 坂下吉弘② / 宫本胜也②

青岛大学附属医院　牛兆建　译

●要点

● 此手术为胃癌手术中难度最高的手术，术者应熟知其解剖结构，术中应仔细游离血管周围间隙，避免大出血。

● 在标志性血管的解剖中，特别是对腰静脉、腰升静脉周围以及其交通支的剥离更要仔细谨慎。

● 将淋巴结划分为 4 个清扫区域并分别廓清，采用血管悬吊的方法并整块廓清各区域的淋巴结是本操作的要点。

手术步骤和注意事项

No.16 淋巴结位于下腔静脉及腹主动脉周围分支血管密集的区域，在此区域清扫淋巴结，稍有不慎即可引起大出血。特别是接受新辅助化疗后，周围脂肪组织粘连，剥离难度增加，术中更应该谨慎操作，因此本手术对术者的体力及精力都要求较高。

● 手术步骤

（1）清除下腔静脉、左肾静脉及腹主动脉前方的脂肪组织，充分暴露术区轮廓。

（2）沿腹主动脉右侧缘向后方剥离至腰大肌层面，暴露腰动脉。

（3）沿下腔静脉左侧缘向后方剥离，暴露第 3 及第 2 腰静脉。

（4）沿下腔静脉及腹主动脉之间，向头侧廓清下腔静脉和腹主动脉之间的 No.16b1 腹主动脉下腔静脉间组（interaorticocaval，以下简称 "int."）组淋巴结。

（5）确认右肾动脉，将其悬吊，清扫 No.16b1 int. 淋巴结的头侧。

（6）将右肾动脉向左肾静脉头侧牵拉，连续清扫 No.16b1 int. 淋巴结和 No.16a2 int. 淋巴结的尾侧。

（7）保留右侧腹腔神经节，在其外侧清扫 No.16a2 int. 淋巴结。

（8）明确 Gerota 筋膜内侧缘，即 No.16b1 腹主动脉外侧组（lateroaortic，以下简称 "lat."）清扫的外侧缘。

（9）从腹主动脉左侧开始向外侧、头侧方向游离，明确左肾动脉，向末梢游离。

（10）确认腰升静脉及其交通支。

（11）从肾静脉头侧确认左肾上腺静脉分支。

（12）在左侧肾上腺与腹主动脉左缘之间清扫 No.16a2 lat. 淋巴结。

（13）将右肾动脉向左肾静脉方向牵拉，清扫 No.16b1 lat. 淋巴结。

需要记住的局部解剖及其操作方法

No.16 淋巴结清扫区域根据腹主动脉及下腔静脉的解剖位置，分为前侧、后侧、外侧、腹主动脉和下腔静脉间等 7 个解剖区域[①]，下腔静脉外侧不做清扫。术中实际根据腹主动脉及下腔静脉前面中央、a2、b1 划分为 No.16a2 淋巴结、No.b1 int. 淋巴结、No.16a2 淋巴结、No.b1 lat.；淋巴结这 4 个区域进行廓清。多数医疗机构一般不将主动脉后纳入清扫范围[②]，但笔者习惯将主动脉周围连接紧密的淋巴结一并清扫[③]。以下围绕各区域标志性的血管或组织，对 No.16 淋巴结廓清术进行解说。

淋巴结清扫前，先充分游离结肠肝曲，在胰腺后腹膜正下方，朝左侧充分游离十二指肠至肠系膜下静脉附近，注意不要打开后方的后腹膜[②、④]。

● No.16b1 int. 淋巴结廓清的标志性血管（图 1-11-1）

离断下腔静脉及左肾静脉前方的膜状结缔组织，明确血管走行，结扎并离断左肾静脉前方纵行的淋巴组织及条索状组织结构。

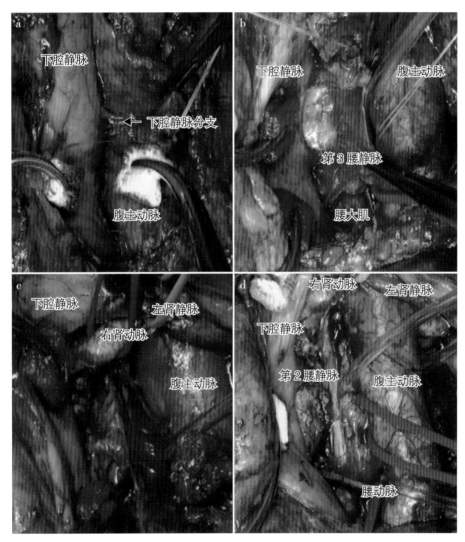

图 1-11-1 No.16b1 int. 淋巴结廓清的标志性血管 ▶视频

▶视频 图 1-11-1（时间 1 分 58 秒）

肾静脉前方脂肪组织较薄，在其尾侧打开主动脉前方间隙，向尾侧继续分离、暴露腹主动脉前方。离断左右侧纤细的生殖动脉。将正中稍偏左侧走行的肠系膜下动脉根部作为尾侧缘，沿腹主动脉右缘向后方剥离至前纵韧带及腰大肌层面。结扎离断淋巴管及周围的条索状组织。稍向头侧游离即可见到腹主动脉后方的腰动脉。清扫其周围组织，注意避免损伤腰动脉。

沿下腔静脉左缘向后方游离，可见 No.16b1 int. 淋巴结周围脂肪组织内分布的数根小静脉，分别予以结扎离断。继续向后方游离，尾侧靠近第 3 腰静脉，头侧可见较粗的向前纵韧带的后方走行的第 2 腰静脉。因其向多个方向发出细小分支，故深部分离时需小心操作。根据实际情况，必要时可将分支血管从根部离断。

新辅助化疗越有效的病例，其周围局部粘连越严重。如果腰静脉、下腔静脉周围粘连严重，可以适当缩小清扫范围。

此外，向头侧进行清扫时，可见紧贴左肾静脉的后方及下方有右肾动脉走行。将右肾动脉悬吊后向尾侧展开，清扫其周围组织。

此外，肾动脉后方有时可见第 1 腰静脉，操作时通常可以从下腔静脉后方向右避开，因此不需要将其离断。

● No.16a2 int. 淋巴结廓清的标志性血管（图 1-11-2）

游离下腔静脉左侧缘，向后方清扫至膈肌脚，沿着该间隙向内侧游离可能到达右腹腔神经节后方，导致误切。应从前方仔细观察，离断大、小迷走神经，但应尽量保留腹腔神经节。

清扫 No.16a2 int. 淋巴结尾侧时，向左肾静脉的上方牵拉悬吊的右肾动脉，可保证其清扫范围与 No. 16b1 int. 淋巴结的清扫范围相连续。

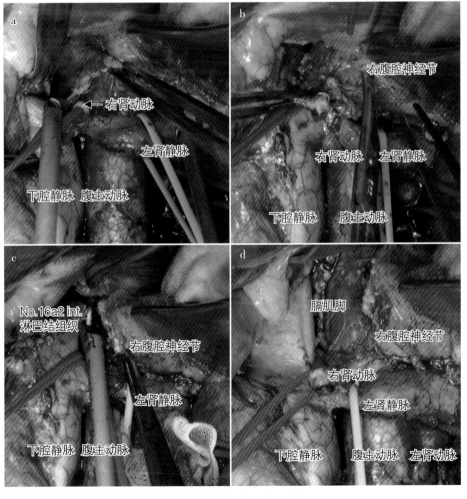

图 1-11-2　No.16a2 int. 淋巴结廓清的标志性血管

● No.16b1 lat. 廓清的标志性血管 （图1-11-3）

左生殖静脉的稍内侧可见 Gerota 筋膜包裹的脂肪层，及与 No.161 lat. 淋巴结的间隙，向后方分离可见腰大肌[2-4]。切开 Gerota 筋膜前叶，暴露生殖静脉后，可到达筋膜后叶后方。此时，离断从生殖静脉发出的引流 No.161 lat. 淋巴结的数支血管分支。该操作可在清扫时避免损伤 Gerota 筋膜包裹的输尿管。

从腹主动脉左侧开始清扫 No.161 lat. 淋巴结，后方至前纵韧带及腰大肌，然后向外侧及头侧进行集中清扫。注意保留紧贴前纵韧带走行的白色腰交感神经干。

确认左肾动脉的分叉处并向远端进行游离，可在左生殖静脉稍内侧看到肾静脉发出的与腰升静脉的交通支[2-4]。由于该血管较粗，向后方直线走行，且向多个方向发出分支，因此一旦损伤将很难止血。通常将其向外侧暴露，离断较细的数支血管，根据术中实际情况，也可在其根部离断。此步骤中，先清扫周围的组织，保证视野良好后再处理以上血管是操作关键。

在清扫 No.161 lat. 淋巴结时，应向尾侧牵拉悬吊左肾动脉，尽可能向头侧进行清扫。

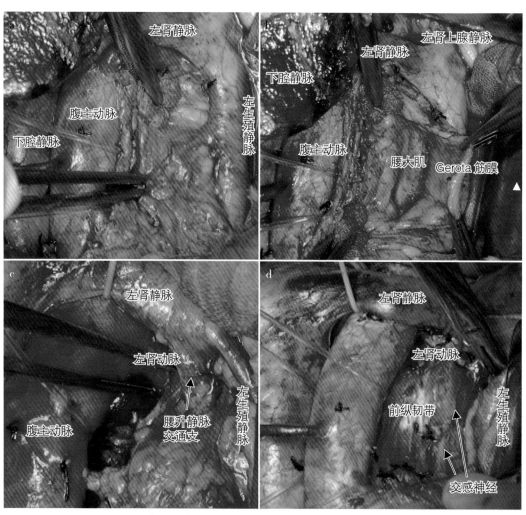

图 1-11-3　No.16b1 lat. 淋巴结廓清的标志性血管　　▶视频

▶视频　图 1-11-3（时间 1 分 56 秒）

此外，该视野也可暴露左肾上腺静脉，并清扫 No.16a2 lat. 淋巴结尾侧。针对视野较差的情况，后文将介绍具体的清扫方法。

● No.16a2 lat. 淋巴结廓清的标志性血管（图 1-11-4）

沿横结肠系膜后叶向头侧游离，在肠系膜下静脉左侧切开胰腺后方筋膜，可暴露出清扫 No.16b1 lat. 淋巴结时游离的左生殖静脉及左肾静脉。左生殖静脉的稍右侧可看到从左肾静脉向头侧发出的左肾上腺静脉。

清扫范围仅是左肾上腺静脉和腹主动脉夹角之间的狭小范围。若游离结肠脾曲，将肾脏转位，则可以扩大手术视野，从而清扫得更彻底。

从左侧胰腺上缘探查，可确认 No.9、No.11p 淋巴结清扫后，腹腔干、脾动脉根部后方和左肾静脉之间的区域是否清扫彻底。

将左肾上腺静脉和左肾上腺右侧作为 No.16a2 lat. 淋巴结清扫的左侧缘，向内侧和头侧方向进行清扫。肾上腺的动静脉血供丰富，清扫该区域时可离断部分血管。除非有浸润性转移，否则没有必要切除肾上腺。

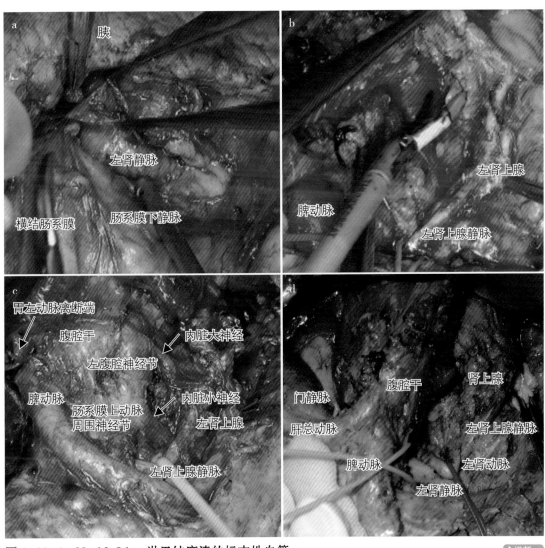

图 1-11-4　No.16a2 lat. 淋巴结廓清的标志性血管　▶视频

▶视频　图 1-11-4（时间 1 分 51 秒）

　　腹主动脉外侧密集分布着左腹腔神经节和肠系膜动脉神经节，是腹腔神经丛的主要组成部分。离断与左腹腔神经节相连的内脏大神经及与肠系膜动脉神经节相连的内脏小神经[1]，保留这些神经节。其外侧即为 No.16a2 lat. 淋巴结清扫的右侧缘，向左侧、后方清扫至膈肌脚。

　　向左肾静脉头侧牵拉悬吊的左肾动脉，清扫周围组织，使其清扫范围与 No.16b1 lat. 淋巴结相连。

◆文献出处

①佐藤達夫：リンパ系局所解剖カラーアトラス. 南江堂，1997，pp 51–65.

②深川剛生，片井均，佐野武，他：胃癌に対する手術 大動脈周囲郭清術. 消外，31：793–801，2008.

③二宮基樹，佐々木寛，高倉範尚，他：射精機能温存を目的とした男性進行胃癌症例に対する腰内臓神経温存大動脈周囲リンパ節郭清術. 手術，58：537–543，2004.

④笹子三津留，木下平，丸山圭一：胃癌における大動脈周囲リンパ節郭清の手技. 手術，47：663–670，1993.

下消化道篇

腹腔镜外科局部解剖图谱：
解剖路径与手术操作

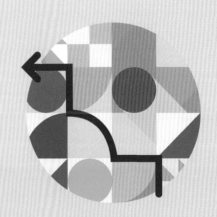

下消化道篇

右结肠切除术局部解剖要点

——以胃结肠静脉干变异为重点

琦玉医科大学国际医疗中心消化外科

山口茂树 / 平野康充 / 石井利昌 / 近藤宏佳 / 原圣佳 /
铃木麻末 / 冈田拓久 / 石川慎太郎 / 王利明 / 小原尚
首都医科大学附属北京朝阳医院　　李敏哲　沈荐　译

● 要点

● 右结肠癌 D3 根治术在术中需要清扫至血管根部，明确该区域动静脉的解剖及其毗邻关系，可以避免术中的副损伤。

● 副右结肠静脉与胃网膜右静脉、胰十二指肠前上静脉汇合形成胃结肠静脉主干。由于这些静脉分支形态复杂，因此有必要根据具体病例对症处理。

手术步骤和注意事项

右结肠切除术有多种方法。在传统开腹手术中，有 4 种手术入路，即头侧、尾侧、内侧及外侧入路。在腹腔镜手术中，有 2 种内侧入路方法，即肠系膜切口和全系膜切除（游离后腹膜之后），以及 1 种头侧入路方法，即自头侧行进至静脉根部的入路。本章节中，我们虽然介绍的是腹腔镜手术中采用肠系膜切口内侧入路的 D3 切除术，但其从尾侧游离并离断血管根部的步骤与在采用全腹膜切除（游离后腹膜）内侧入路的手术中是相同的。

● 手术步骤

（1）让助手抬起回结肠动静脉，然后从肠系膜的尾侧进入肠系膜背侧，并从腹膜后和十二指肠开始剥离。

（2）在回结肠动静脉的根部开始显露肠系膜上静脉（SMV）并开始清扫，离断回结肠动静脉，如此时能明确辨明右结肠动静脉则将其从根部离断，此处暂停清扫。

（3）将右侧的结肠系膜与十二指肠、胰头充分剥离。如此处可清晰地看到汇入胃结肠静脉干（GCT）的副右结肠静脉的分支，应提前将这些分支离断以避免术中损伤出血。

（4）自小肠系膜根部起，在肠管外侧依次沿盲肠、升结肠、结肠肝曲外侧切开腹膜，直至完全游离右侧结肠。

（5）确认结肠系膜的切除范围，从肠系膜尾侧起重新开始清扫。显露外科干（surgical trunk）并清扫淋巴结，若此时仍保留有右结肠动静脉，则将其离断。

（6）多数情况下，中结肠动脉右支位于肠系膜上静脉腹侧，在明确切除范围后，可将其离断。

（7）显露外科干并进行清扫，依次离断从胃结肠静脉干分出的副右结肠静脉和中结肠静脉右支。通常情况下，保留胃网膜右静脉（RGEV），然后离断其周围的大网膜和结肠系膜组织。

（8）体外手术切除标本并进行肠管吻合术。

解剖变异（图2-1-1）

胃结肠静脉干是胃网膜右静脉和副右结肠静脉共用的主干，且约有70%部分由它们会合形成。此外，在多数病例中，胰十二指肠上前静脉（ASPDV）也流入胃结肠静脉干，从而形成变异更为复杂的分支形态。胰十二指肠上前静脉（ASPDV）因走行于胰腺表面并进入胰腺，故通常很少直接将其切除，但胃网膜右静脉沿横结肠系膜表面走行，附近有大网膜组织，如考虑该区域有局部转移的风险，则可将其离断并切除。胃结肠静脉干的分支又被称为副右结肠静脉。需要注意，这种分支可能有多个，且中结肠静脉主干有可能直接汇入GCT。此外，上述静脉的伴行动脉亦有很多变异，尤其是与副右结肠静脉伴行的动脉，除了右结肠动脉，还常见中结肠动脉右支与之伴行的情况。

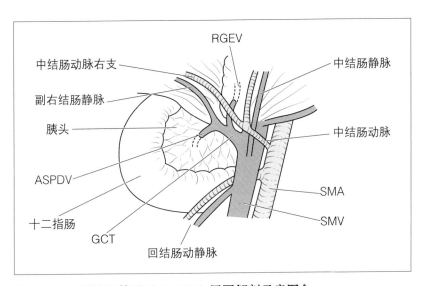

图2-1-1　胃结肠静脉干（GCT）周围解剖示意图 *

需要记住的局部解剖及其操作方法

● 右结肠动脉的离断（图2-1-2）

离断回结肠血管后，暴露SMV正面，随后进行外科干的清扫。据统计，来自SMA / SMV的右结肠动脉和静脉独立分支的概率相当低，动脉约占40%，静脉更少，约占25%。两者都缺如的情况也不少，但因右结肠静脉可被副右结肠静脉引流，故其缺如的频率更高。动脉的离断应在明确动脉指向升结肠乃至肝曲的走行方向后再进行，但是有必要考虑右结肠动脉缺失的可能性，以防将中结肠动脉误认为右结肠动脉。如不能确定动脉的走行，可先从右侧结肠的外侧入手，确定结

---

　* 本节英文缩写对照：SMV：superior mesenteric vein 肠系膜上静脉 / GCT：gastrocolic trunk 胃结肠静脉干 / RGEV：right gastroepiploic vein 胃网膜右静脉 / SMA：superior mesenteric artery 肠系膜上动脉 / ASPDV：anterior superior pancreaticoduodenal vein 胰十二指肠上前静脉

肠系膜的切除范围后再离断动脉血管。图 2-1-2 显示了从 SMV 腹侧离断右结肠动脉的过程，但在

相同的视野中，离断中结肠动脉右支（如图 2-1-1 所示）的情况也很多。

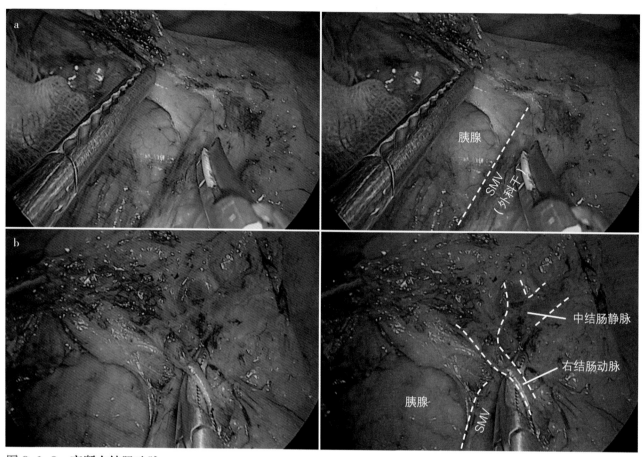

图 2-1-2　离断右结肠动脉

● 右结肠动脉的离断（走行在 SMV 背侧时）（图 2-1-3）

偶尔会出现右结肠动脉走行于 SMV 背侧的病例，而中结肠动脉在 SMV 背侧走行的病例则极少见。尽管如此，在行动脉离断术前，还是应彻底确认动脉的走行，否则，如前所述，在先进行中央区域淋巴结清扫时，有时会难以区分右结肠动脉和中结肠动脉。如术中无法确定动脉的走行，可先拓展右侧结肠系膜。如图 2-1-3 所示，有时会出现中结肠静脉在 GCT 尾部汇入的情况，但在术中此阶段很难辨识。如果其有碍淋巴结的清扫，则要将其离断。术前通过 3D-CT 确认血管结构将对此步骤有较大的帮助。

● 从胰头处剥离结肠系膜并确认 ASPDV（图 2-1-4）

将结肠系膜与十二指肠、胰头相剥离。如未发现明显的转移征象，剥离时要注意辨别并保留胰腺前筋膜，这样，就可以使其与从十二指肠正面延续到后腹膜的筋膜一起剥离时免受损伤。剥离时应注意系膜的背侧，确定升结肠静脉的走行。随着结肠系膜剥离的不断深入，该静脉会向胰头处靠近，因此必须小心操作，并检查从胰腺前面伸出的 ASPDV 有无分支。为避免剥离动作造成术中损伤，要先将副右结肠静脉在与 ASPDV 的汇流处靠近术者的一侧离断。有时右上结肠静脉可有多支，但此时很难将其与 RGEV 区分开。如果难以辨别，可在进行结肠外侧剥离之后再做判断。

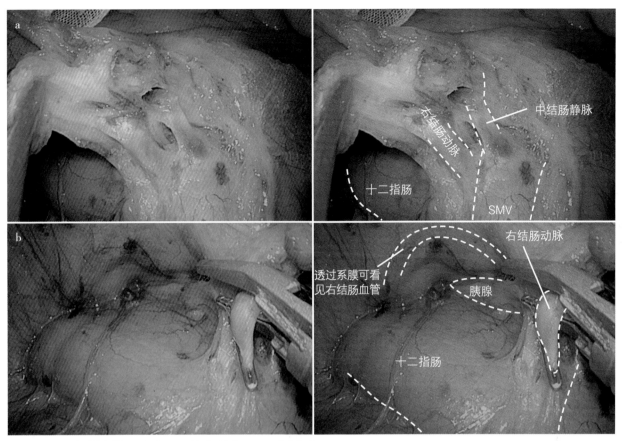

图 2-1-3　离断右结肠动脉（当其走行在 SMV 背侧时）

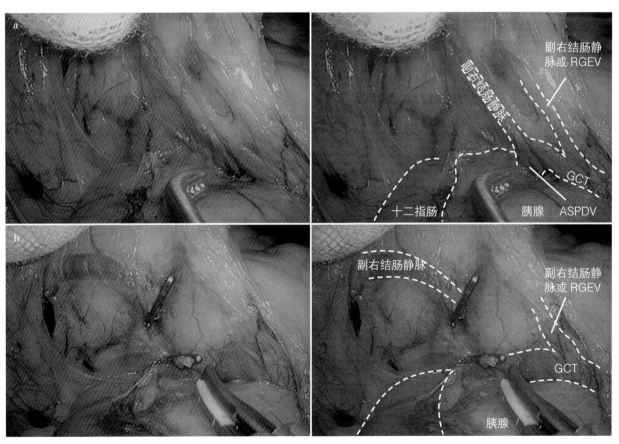

图 2-1-4　从胰头处剥离结肠系膜并确认 ASPDV

● 离断副右结肠静脉并将结肠系膜从 RGEV 的周围组织剥离（图 2-1-5）

确定右结肠离断后的结肠系膜的切除范围，检查 GCT 并离断结肠右支的副结肠静脉（如其仍然存在）。离断所有结肠分支后，从血管根部离断结肠系膜。另一方面，由于 RGEV 周围的脂肪组织朝大网膜迁移并残留在血管根部周围，因此请分清边缘后剥离结肠系膜。在图 2-1-5 中，确认第 2 条的副右结肠静脉位置后，将其离断，然后将其从大网膜脂肪的边缘处剥离。

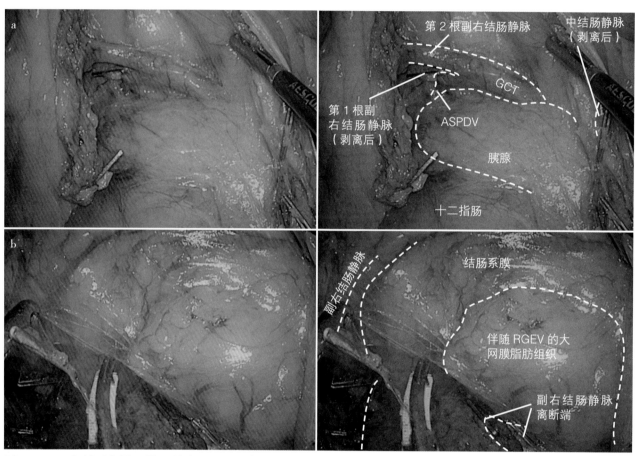

图 2-1-5　离断副右结肠静脉并将结肠系膜从 RGEV 的周围组织剥离

横结肠癌腹腔镜手术的局部解剖

——以淋巴结清扫范围为中心

北里大学医学部下消化道外科[1] 上尾中央总合医院外科[2]

佐藤武郎[1] / 中村隆俊[1] / 山梨高广[1] / 三浦启寿[1]

筒井敦子[2] / 岛津将[1] / 古城宪[1] / 渡边昌彦[1]

福建省肿瘤医院　　　刘胜 译

● 要点

- ●横结肠系膜：右侧开始于十二指肠降部内侧、胰头部；左侧沿着胰体部下缘附着。
- ●动脉系统：中结肠动脉的中枢附近，多形成共干，约15%为右支和左支各自独立。
- ●静脉系统：中结肠静脉在胰下缘1~2 cm的胰尾侧汇入肠系膜下静脉或胃结肠静脉干。

手术步骤

在横结肠的肝曲至中央的病变中，中结肠静脉和胃结肠静脉干的清除是很重要的。在左侧出现病变的情况下，有时也需要对肠系膜下动脉根部进行清扫。

● 对右侧到中央部的横结肠癌的 D3 廓清（图2-2-1）

（1）助手提起回结肠动静脉，从肠道侧向外侧牵引，把根部侧牵引到腹侧。

（2）术者提起尾侧腹膜，使用电刀切开。

（3）从结肠系膜后膜和融合筋膜的背侧进行剥离。

（4）维持在这一层面继续剥离，识别十二指肠降部和胰头部，防止误损伤。

（5）充分剥离后，向回结肠动、静脉的根部靠近。

（6）对结肠进行部分切除（即横结肠）时，不离断回结肠动静脉，切开肠系膜上静脉前面的腹膜，显露出回结肠动静脉。扩大右半结肠切除时，将该血管切断，在肠系膜上静脉前面的头侧进行剥离。

（7）右结肠动脉由肠系膜上动脉直接分支时，在肠系膜上静脉左缘切断同一动脉。

（8）中结肠动脉在汇入肠系膜上静脉的胃结肠静脉干左侧和胰腺下缘由肠系膜上动脉发出。中结肠动脉右左支独立的情况下，分别对它们进行处理。形成共干的情况下，从根部进行处理。

（9）确认从右侧汇入的胃结肠静脉干。在血管前面进行剥离，确认副右结肠静脉、胃网膜右静脉和前上方胰十二指肠静脉的分支后，切断副右结肠静脉。

（10）将小肠置于头侧，切开小肠系膜。助手提起阑尾根部和小肠系膜。术者继续向内侧剥离到十二指肠，与之前剥离、廓清的层面相贯通。

（11）从外侧剥离到结肠肝曲。

（12）头高位，将横结肠牵引到尾侧。在横结肠中央部附近切开大网膜进入网膜囊。继续向外侧剥离，切断横结肠系膜，与从尾侧、内侧分离的层面贯通。

（13）延长脐部切口，开腹，进行吻合。

● 对从中部到左侧的横行结肠癌 D3 的廓清（图 2-2-1）

（1）按照乙状结肠癌的手术规范，在融合筋膜背侧保留输尿管、性腺动静脉，剥离至胰下缘。尾侧剥离到骶骨岬。

（2）接着进行肠系膜下动脉周围的清扫。多数情况下，清扫时可保留肠系膜上动脉，在左结肠动脉根部离断。

（3）将肠系膜下静脉的尾侧与动脉在同一水平离断。

（4）离断结肠系膜的无血管区，将肠系膜下静脉的头侧在汇入脾静脉的部位离断。

（5）外侧的剥离从 SD junction 开始，与内侧剥离贯通，游离至结肠脾曲处。

（6）头高位，助手把胃置于头侧，将横结肠向尾侧牵引，术者切开大网膜进入网膜囊，向左侧离断大网膜，脾曲处切开脾结肠韧带后与尾侧的剥离层面贯通。

（7）以胰下缘为标志，将横结肠系膜前叶离断后与尾侧、内侧的剥离层面贯通。

（8）以十二指肠和胰腺作为标志，于横结肠系膜中辨别中结肠动脉。副中结肠动脉存在的情况下，在胰上缘的水平上将其离断。

（9）清扫中结肠动脉根部，离断左支。

（10）延长脐部切口，在体外进行吻合操作。

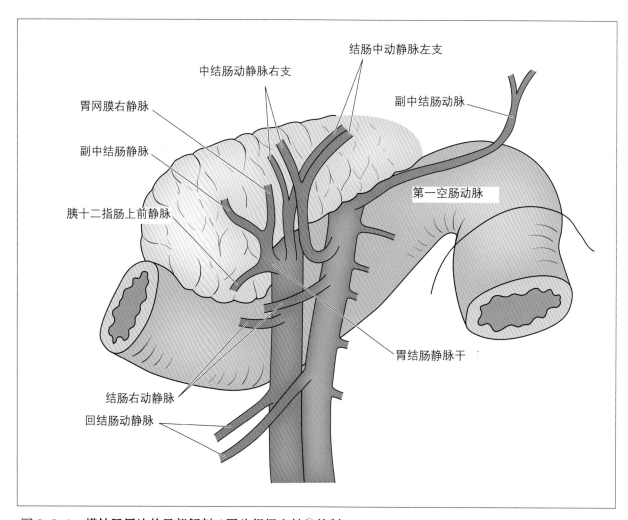

图 2-2-1　横结肠周边的局部解剖（图片根据文献①绘制）

解剖变异

右侧横结肠癌的支配血管几乎都为中结肠动脉，其分支形态多样。

● 动脉系统

回结肠动脉的结构是稳定的，该血管缺失的情况十分罕见。然而，该血管的分布存在从肠系膜上静脉前面或后面通过两种情况（图2-2-2）。

右结肠动脉有从肠系膜上动脉分支，也有从回结肠动脉和中结肠动脉右支分支的病例，缺失的病例也不少见。

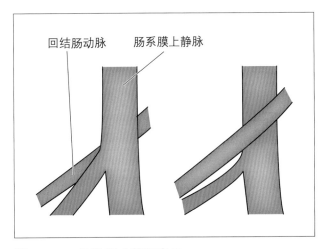

图2-2-2　回结肠动静脉变异

中结肠动脉大多有共干（约70%）。约15%左右的病例，其左右支直接从肠系膜上动脉分出。朝向肝曲部的血管为肝曲动脉，指向横结肠的动脉称为横结肠动脉[③]。

30%~35%的病例中，中结肠动脉左支和左结肠动脉之间存在流入脾曲部的副中结肠动脉[④]。该血管由比中结肠动脉更中枢的肠系膜上动脉分出。存在左结肠动脉的升支时，副中结肠动脉往往缺如。但在缺少升支的病例中，副中结肠动脉则较为发达，承担脾曲部附近的血流供应。

横结肠周围的血管有很多变异。术前掌握这些血管的情况是保证手术安全的重要基础。对于能够使用造影剂的病例，在术前最好进行3D-CT血管造影（图2-2-3a~c）。

● 静脉系统

回结肠静脉是与动脉一样稳定的结构，缺乏的情况是十分罕见的。多数病例中存在胃结肠静脉干，副中结肠静脉和胃网膜右静脉形成共干流入静脉干，也存在胰十二指肠前上静脉汇入静脉干（图2-2-4）的情况。右结肠静脉汇入肠系膜上静脉的病例约占总病例的20%，汇入胃结肠静脉

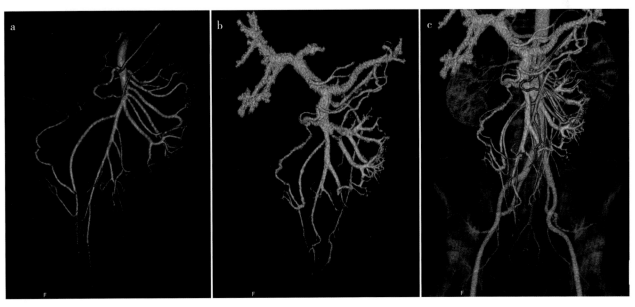

图2-2-3　横结肠周边血管3D-CT血管造影显像

干的约占 70%[⑤]。

中结肠静脉大多在中结肠动脉的头侧走行，在胰腺下缘 1~2 cm 的尾侧汇入肠系膜上静脉。也

有不汇入肠系膜上静脉而汇入胃结肠静脉干的病例。

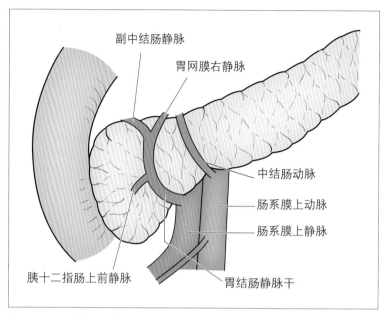

图 2-2-4　胃结肠静脉干周围血管的走行

需要记住的局部解剖及其操作方法（图 2-2-5~6）

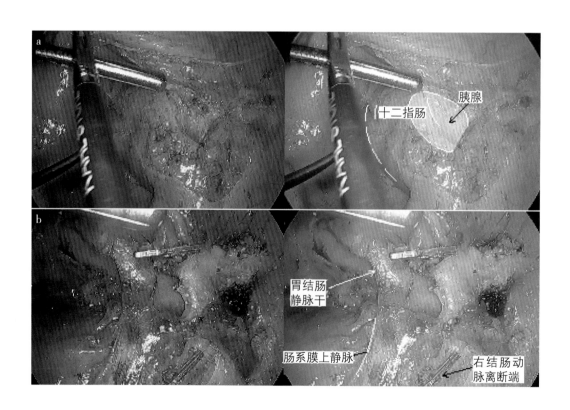

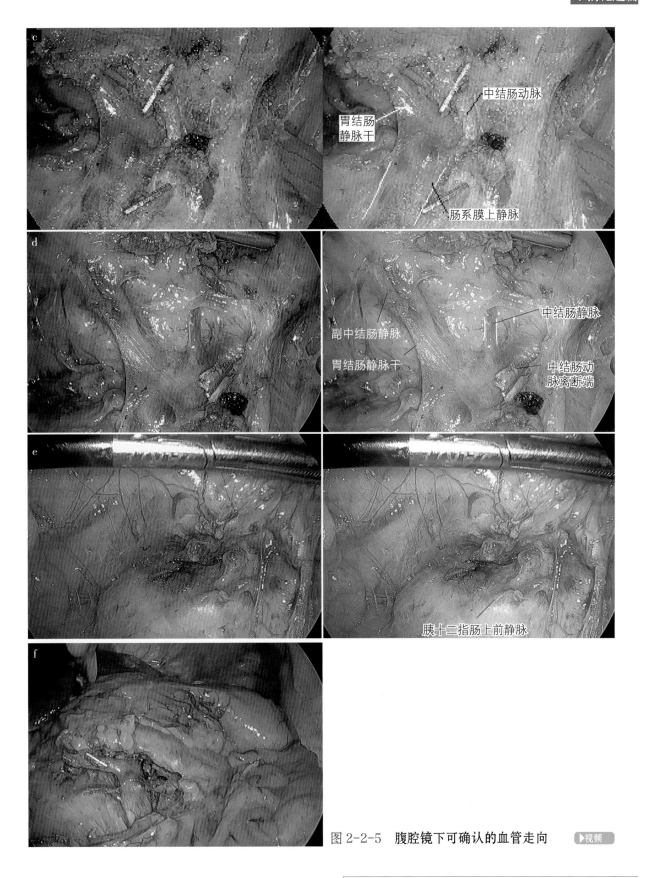

图 2-2-5 腹腔镜下可确认的血管走向　▶视频

▶视频　图 2-2-5（时间 4 分 59 秒）

● 回结肠动静脉周围

由于回结肠动静脉在几乎所有的病例中都能观察到，因此可成为最可靠的标志。血管的离断操作一般由清扫范围决定，但因中结肠动静脉变化较多，直接处理有时会比较困难。因此，可先处理回结肠动静脉，而后在广阔的视野内，一边清扫肠系膜上静脉的正面，一边接近中结肠动静脉。这样更容易识别和掌握局部解剖情况，使手术更加安全。

回结肠动脉从肠系膜上静脉前面通过时，在肠系膜上静脉左缘离断回结肠动脉。从后面通过时，在肠系膜上静脉右侧切断。以回结肠静脉为标志，清扫肠系膜上静脉的前面。处理静脉时，因牵引使肠系膜上静脉发生移位，在上夹子的时候应放松牵引。

● 右结肠动脉周围

当右结肠动脉直接从肠系膜上动脉分支时，在对肠系膜上静脉前面进行清扫的同时对右结肠动脉进行处理。也有结肠动脉通过肠系膜上静脉正面或背面的病例，可按处理回结肠动脉相同的方法进行处理（图 2-2-5b）。

● 中结肠动脉周围

需要廓清血管根部时，显露出共干后再进行操作（图 2-2-5f）。根据病变部位的不同，根部清扫后离断右支、左支。但是，中结肠动脉根部可深入胰腺背侧或位于肠系膜上静脉分支的背侧，应予重视，清扫时避免损伤器官和血管。另外，由于静脉系统也很复杂，因此要确认胃结肠静脉干，细心地清扫静脉前面。过度的牵引可引起副右结肠静脉损伤，导致大出血，小心操作很重要。此外，由于中结肠静脉走行于中结肠动脉的头侧，因此处理中结肠静脉时需从横结肠的头侧确认，避免误识血管。

● 副中结肠动脉

副中结肠动脉在中结肠动脉的中枢部位从肠系膜上动脉发出，在肠系膜上静脉和肠系膜下静脉之间，从肠系膜上动脉向腹侧上行，可在胰腺下缘将其离断（图 2-2-6）。

● 肠系膜下动脉周围

在左侧结肠癌手术中，根据肠系膜下动脉周围的清扫要领，肠系膜下动脉由腹主动脉发出。将肠系膜下动脉周围仔细剥离到左结肠动脉的分支部，进行清扫。左结肠动静脉的背侧有输尿管、性腺血管，应注意保护。离断左结肠动脉后，在（尾侧的）同一平面离断肠系膜下静脉。

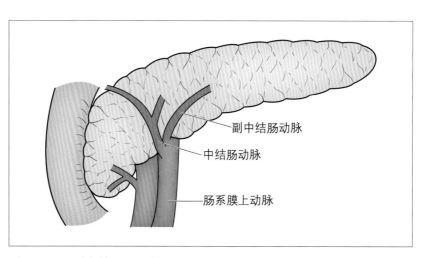

图 2-2-6　副中结肠动脉的走行

◆文献出处

①西澤雄介，伊藤雅昭，小林昭広，他：腹腔鏡下手術　横行結腸切除術．臨外 65（増）：312-318，2010.

② Yamaguchi S1, Kuroyanagi H, Milsom JW, et al：Venous anatomy of the right colon：precise structure of the major veins and gastrocolic trunk in 58 cadavers. Dis Colon Rectum 45：1337-1340, 2002.

③福永正氣，永仮邦彦，大内昌和，他：腹腔鏡下横行結腸切除術．消外 41（臨増）：633-641，2018.

④斎藤修治，富岡寛行，橋本洋右，他：横行結腸癌術前検査としての 3D-CT 血管造影の有用性．日本大腸肛門病会誌 63：88-90，2010.

⑤内藤正規，佐藤武郎，渡邊昌彦，他：【大腸癌に対する腹腔鏡 D3 手術—私の手順】切除術　横行結腸．手術 68：665-668，2014.

左半结肠切除术局部解剖及操作要点

——包括若兰动脉弓的变异

防卫医科大学校外部学讲座

梶原由规／神藤英二／冈本耕一／上野秀树

江西省肿瘤医院　　易波　译

●要点

● 术前通过 3D-CT 血管造影术等，确认左半结肠动脉的走向以及有无若兰动脉弓（Riolan arcade）是很重要的。

● 通过内侧入路将降结肠系膜从后腹膜大范围剥离，这是安全地进行左结肠手术的诀窍。

手术步骤和注意事项

支配降结肠的血管系统变异较多，而结合 D3 清扫的左半结肠根治性切除术则是结肠癌手术中难度较高的术式。该手术的关键是避免损伤从横结肠到乙状结肠的结肠系膜，并基于完整肠系膜切除术（complete mesocolic excision，CME）的概念，维持手术平面[1]。奥田等人提倡的从肠系膜下静脉（IMV）中枢侧内侧开始剥离的方法[2]，无论在腹腔镜手术还是开腹手术中，都能使降结肠系膜的剥离变得容易可行。本节结合术中几个关键点，尤其是针对从中枢侧的 IMV 游离入路开始进行结肠系膜的剥离、左半结肠动脉（LCA）的离断以及结肠系膜的分离等重要步骤进行解说。

● 手术步骤

（1）在胰下缘附近、IMV 的内侧，切开后腹膜，在根部附近离断 IMV。

（2）抓持 IMV 离断端向腹侧牵引，沿后腹膜下筋膜和降结肠系膜之间的层面向尾侧剥离，接着进行 IMA 根部的清扫。

（3）沿着肠系膜下动脉（IMA）向末梢进行

清扫，确认 LCA 的分支，并在根部离断 LCA。根据肿瘤的位置确定是否要将乙状结肠动脉从根部离断。

（4）从后腹膜下筋膜处广泛剥离降结肠系膜。头侧从胰下缘剥离到脾曲，外侧剥离至降结肠背侧，尾侧剥离至乙状结肠背侧。

（5）切开乙状结肠外侧的腹膜，与内侧剥离操作形成的结肠系膜背侧空间贯通，并继续向脾曲方向游离，使乙状结肠至下行结肠的部分从后腹膜、侧腹壁完全游离。

（6）从上腹部正中附近切开胃结肠系膜，将网膜囊离断到脾曲部。

（7）在胰下缘水平上离断左侧的横行结肠系膜，完成左侧结肠的游离。受肿瘤占位或存在若兰动脉弓的影响，当中结肠动脉（MCA）的左支和副中结肠动脉（AccMCA）成为肿瘤的支配血管时，要对二者根部进行清扫。

（8）处理肠系膜以及切除肠管，摘除包含原发肿瘤的肠管，重建结肠。

解剖的变异

● LCA 分支变异

从 IMA 到 LCA 的分支，如图 2-3-1，大致可分为 4 种类型[3]-[5]。从 IMA 到 LCA 单独分支的独立分支型最多，出现在约半数的病例中。在这种类型中，从 IMA 根部向末梢进行清扫时，LCA 需在血管根部离断。另外，LCA 和乙状结肠动脉形成共干的共通管型病例占 3 成以上。原发灶位于近脾曲的降结肠时，考虑到远端肠管血供，将

LCA 与乙状结肠动脉共干周围的淋巴结进一步清扫至末梢，在 LCA 的分叉部处理血管。另外，在占全体病例 2 成左右的同时分叉型中，LCA 和乙状结肠动脉从 IMA 同时分叉。在此类病例中，需要慎重地暴露分叉部。偶尔会出现 LCA 缺损的情况，此时应将乙状结肠动脉从根部离断。术前通过 3D-CT 血管造影术等确定 LCA 的分叉类型，从而能够快速、精准地实施手术。

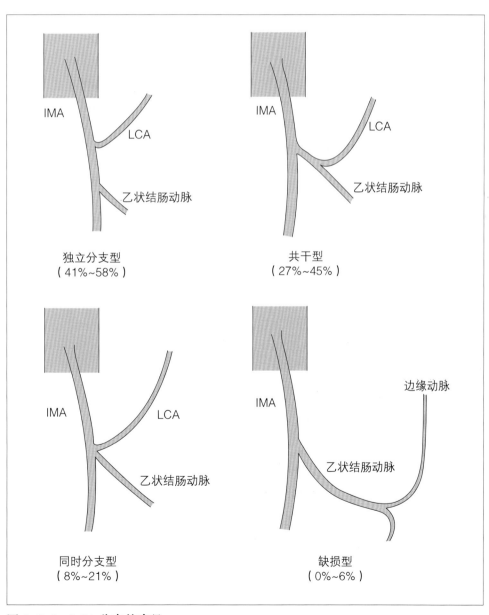

独立分支型
（41%~58%）

共干型
（27%~45%）

同时分支型
（8%~21%）

缺损型
（0%~6%）

图 2-3-1　LCA 分支的变异

● 若兰动脉弓的变异

若兰动脉弓的名称可以追溯到18世纪，记载于瑞士解剖学家 Albert von Haller（1708—1777）的解剖学书中。据说该称呼最早是为了纪念17世纪著名的法国解剖学家——Jean Riolan（1580—1657），而将其命名为"Arcus Riolani"。关于这个血管弓，医学界未有统一的定义，且名称不一，如"Moskowitz artery""Gonzales meandering artery""Treves

artery""Heller anastomic maxima"[6, 7]等。同时，有报告称，将不通过边缘动脉的肠系膜上动脉（SMA）系统和 IMA 系统定义为旁路血管时，其出现频率为3.2%~17.8%[7, 8]，并根据 Pikkieff 的方法（如图2-3-2）对血管走向进行分类[9]。不论何种情况，主淋巴结都有可能存在于 SMA 区域。特别是在具有 I 型和 II 型的若兰动脉弓的病例中，为了彻底清扫 MCA 区域的淋巴结，即使原发灶存在于远端的降结肠，也要考虑进行左半结肠切除术。

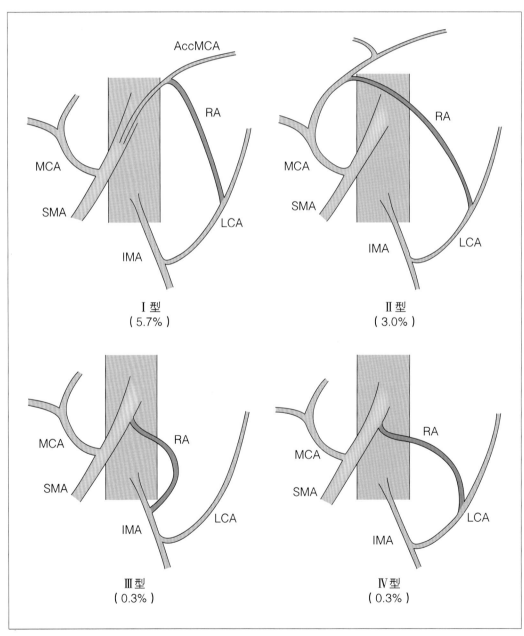

图2-3-2 若兰动脉弓的变异

RA：若兰动脉弓。

需要记住的局部解剖及其操作方法

● IMV 中枢侧分离（图 2-3-3a、b）

行腹腔镜手术时，将患者置于头低位、右侧低位，通过将大网膜以及横结肠向头侧移动，将小肠向右侧移动，暴露出十二指肠水平部至空肠起始部以及从横结肠至降结肠的肠系膜正面。通常，即使是高度肥胖的病例，也可以透过系膜看见中枢侧的 IMV，在其内侧切开腹膜，应将 IMV 在胰下缘的水平上分开，露出血管。一般认为 IMV 流入脾静脉，但是在半数左右的病例中，IMV 直接流入肠系膜上静脉（SMV）。

此时，在 IMV 沿着胰下缘朝向 SMV 走行的部分显露 IMV，在汇入点附近将其离断。

接着，助手将离断的 IMV 断端牵引至腹侧，术者将 IMV 内侧的腹膜朝向 IMA 根部切开。用这样的方法开始从 IMV 中枢侧的离断操作，通过明确胰下缘的水平，可以在后面的系膜剥离操作中避免误侵入胰背侧。另外，IMV 中枢侧的降结肠系膜比较薄，即使是肥胖病例，从此入路也可以较容易地进行结肠系膜和后腹膜下筋膜之间的剥离。并且，由于在该部位的操作是从左腰内脏神经的外侧开始的，因此可以安全地保留自主神经。

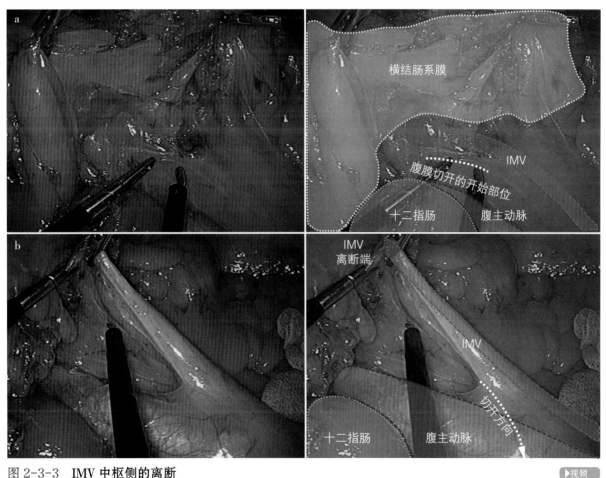

图 2-3-3　IMV 中枢侧的离断

▶视频

▶视频　图 2-3-3（时间 0 分 50 秒）

● LCA根部的离断（图2-3-4a、b）

继从IMV中枢内侧向尾侧切开腹膜之后，从IMA根部开始由头侧向尾侧切开IMA右侧的腹膜。此时，与乙状结肠切除操作相同，助手将IMA末梢向尾侧、腹侧牵引以展开视野。术者将腹膜切开至骶骨岬角附近水平之后，显露IMA根部，在保留IMA的同时，向尾侧进行下肠系膜根淋巴结（No.253）区域的清扫。在IMA周围的清扫中，

从IMA的右腹侧切开系膜可轻松地进行全周剥离。术前实施3D-CT血管造影术等检查，可以事先掌握LCA由IMA分支的位置和与乙状结肠动脉的位置关系，这对于安全地实施手术是很重要的。图2-3-4病例中的LCA在相对末梢侧分支，是与乙状结肠动脉同时分支的类型。LCA与乙状结肠动脉形成共干时，将剥离进行到共干的末梢，可以保证残端肠管血供，有时也可在该水平上处理LCA。离断LCA后，辨认在其附近走行的IMV，将IMV末梢侧离断，结束中枢侧的清扫。

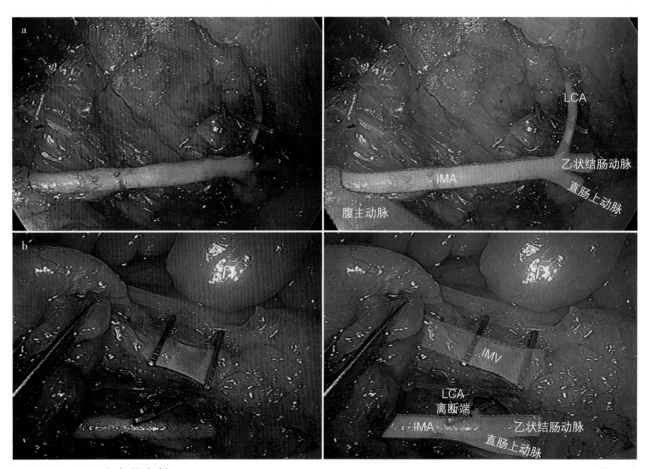

图2-3-4　LCA根部的离断

▶视频

● 从后腹膜开始剥离左结肠系膜（图2-3-5a、b）

助手抓持IMV中枢侧离断端以及LCA离断端附近的系膜，水平抬高降结肠系膜，展开术野。降结肠系膜和后腹膜下筋膜之间只有比较疏松的结缔组织，术者将其进一步剥离后，可在白色线

条处识别出肠系膜和后腹膜下筋膜的结合部。操作中保持正确的层面，即使是采用钝性的剥离操作，也可以在几乎不出血的情况下游离降结肠系

▶视频　图2-3-4（时间1分06秒）

膜。在腹腔镜手术中，术者左手持钳子夹持折叠后的纱布（腹腔镜手术用）等，将预定剥离部位附近的区域向腹侧抬起，可在不损伤系膜的情况下进行反向牵引，从而轻松地进行剥离操作。肾前筋膜腹侧的肠系膜和后腹膜的融合是最疏松的。首先向脾曲进行剥离，在头侧显露胰腺下缘。外侧剥离至降结肠背侧，接着顺势向尾侧扩大剥离至乙状结肠背侧。通过先进行头侧的剥离，可以避免进入错误的剥离层，从而安全地保存左输尿管和左性腺血管。另外，通过对后腹膜下筋膜腹侧进行广泛的剥离，只需从结肠外侧切开腹膜，就可以对整个降结肠进行操作。

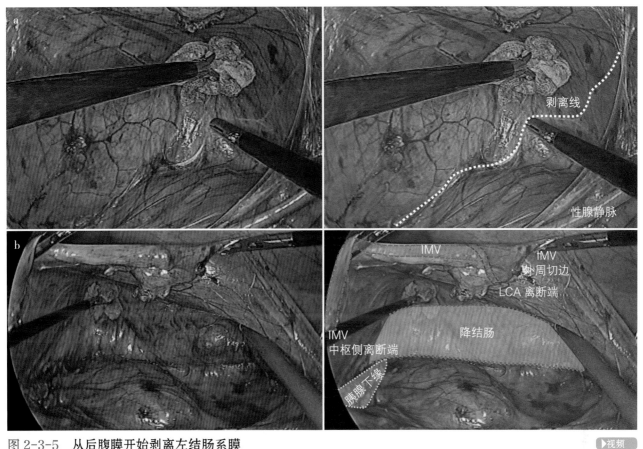

图 2-3-5　从后腹膜开始剥离左结肠系膜

▶视频

▶视频　图 2-3-5（时间 0 分 59 秒）

◆文献出处

① West N，Hohenberger W，Weber K，et al:Complete mesocolic excision with central vascular ligation produces an oncologically superior specimen compared with standard surgery for carcinoma of the colon. J Clin Oncol，28:272–278，2010.

②奥田準二，田中慶太朗，山本誠士，他：【イラストでみる大腸癌腹腔鏡手術のポイント】腹腔鏡下左結腸切除術．臨外 71：149–153，2016.

③ Griffiths J D: Surgical anatomy of the blood supply of the distal colon. Ann R Coll Surg Engl 19:24 1– 256，1956.

④ Yada H，Sawai K，Taniguchi H，et al: Analysis of vascular anatomy and lymph node metastases warrants radical segmental bowel resection forcolon cancer.World J Surg，21:109–115，1997.

⑤ Ke J，Cai J，Wen X，et al: Anatomic variatoins of inferior mesenteric artery and left colonic artery evaluated by 3–dimensional CT angiography: Insights into rectal cancer surgery–A retrospective observational study. Int J Surg，41:106–111，2017.

⑥ Van Gulik T M，Schoots I: Anastomosis of Riolan revisited: the meandering mesenteric artery.Arch Surg，140:1225–1229，2005.

⑦ Toh J W T，Matthews R，Kim S H:Arc of Riolan–Preserving Splenic Flexure Takedown During Anterior Resection: Potentially Critical to Prevent Acute Anastomtic Ischemia. Dis Colon Rectum，61:411–414，2018.

⑧加藤誠，沢井清司，高橋俊雄，他：血管造影 125 例からみた上・下腸間膜動脈の分岐走行異常——大腸癌取扱い規約における所属リンパ節の再検討．日本大腸肛門病会誌 43：277–285，1990.

⑨ Al–Asari S F，Lim D，Min B S，et al: The relation between inferior mesenteric vein ligation and collateral vessels to splenic flexure: anatomical landmarks，technical precautions and clinical significance. Yonsei Med J，54:1484–1490，2013.

机器人辅助下直肠侧方淋巴结清扫的局部解剖

横浜市立大学大学院医学研究科消化器肿瘤外科学[1]

横浜市立大学附属市民综合医疗中心消化器官病中心

石部敦士[1] / 枞山将士[1] / 渡边纯 / 铃木绅佑[1] / 诹访雄亮[1] / 小泽真由美[1] / 诹访宏和 / 大田贡由 / 远藤格[1]

山东第一医科大学第一附属医院　　张光永　译

下消化道篇

●要点

● 理解直肠侧方淋巴清扫的解剖标志，把握清扫的范围

● 基于输尿管腹下神经筋膜、膀胱腹下筋膜的膜解剖操作，可以在保留功能的同时，做到不过度清扫。

手术步骤和注意事项

腹腔镜下直肠侧方淋巴结清扫的操作空间狭小，清扫区域内解剖结构复杂（有许多需要保留的血管、神经，血管变异也较多），且腹腔镜中显示的二维图像在空间定位和解剖结构辨识方面相对不足，视野不稳定，加上手术器械的局限性及助手和扶镜手的不稳定性，导致手术难度很大。而机器人辅助下的直肠侧方淋巴清扫术有清晰的3D图像、稳定的动作、灵活的操作器械，使得手术更精细化，也相对降低了手术难度。

本节不仅介绍了机器人辅助下直肠癌侧方淋巴结清扫的局部解剖方法，还特别针对清扫范围的边界——输尿管腹下神经筋膜和膀胱腹下筋膜进行了说明。机器人辅助下直肠癌侧方淋巴结清扫的步骤如下所示。

● 手术步骤

（1）以输尿管腹下神经筋膜为内侧界，沿膀胱腹下筋膜的内侧表面进行剥离。由于输尿管腹下神经筋膜覆盖输尿管、腹下神经、骨盆神经丛，所以在确定清扫内侧界的同时，应注意保护以上神经。

（2）沿髂外动脉内侧缘进入闭孔，剥离髂腰肌筋膜、闭孔内肌筋膜及肛提肌筋膜，确定清扫的外侧界。

（3）从脐动脉索开始，沿膀胱腹下筋膜外侧和闭孔区域的脂肪组织（No.283淋巴结）之间剥离，将清扫的闭孔区域淋巴结和髂内动脉区域淋巴结（No.263淋巴结）分开。

（4）以筋膜为导向，将No.263、No.283淋巴结分开进行全切清扫。

需要记住的局部解剖及其操作方法

● 输尿管腹下神经筋膜和膀胱腹下筋膜之间的剥离（图2-4-1）

肾筋膜向下延伸为输尿管筋膜，输尿管筋膜向下覆盖输尿管、腹下神经及骨盆神经丛，形成输尿管腹下神经筋膜。通过剥离输尿管腹下神经筋膜和膀胱腹下筋膜的内侧面可以将需要保留的输尿管、神经和需要清扫的髂内动脉很好地分开。游离范围从头侧的髂总动脉分叉高度开始，尾侧

到骨盆神经丛，背侧到髂内静脉，腹侧以脐动脉索作为解剖标志进行剥离。清扫No.263淋巴结时，沿髂骨剥离其脂肪组织。剥离输尿管腹下神经筋膜和膀胱腹下筋膜时，尽可能将其剥离到尾侧，其间注意将骨盆神经丛分离到内侧，预防在清扫No.263淋巴结时损伤神经。将脐动脉索、膀胱向腹侧充分展开，可以使髂内动脉的脏支适度紧张，这样可以使层次清晰更好游离。机器人辅助下的手术，视野更稳定清晰，多关节机械臂亦能以更好的角度进行操作，使得手术剥离更安全稳定。

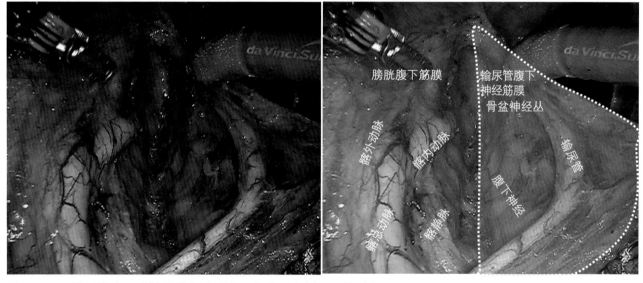

图2-4-1　输尿管腹下神经筋膜和膀胱腹下筋膜（内侧面）的剥离　　　　　▶视频

● 侧方淋巴结最外侧的清扫（图2-4-2）

No.283淋巴结清扫的范围，外侧是髂外静脉、髂腰肌筋膜、闭孔内肌筋膜，内侧是从脐动脉索开始延伸的膀胱腹下筋膜的外侧面，头侧是髂总动脉分叉处，尾侧是肛提肌筋膜，背侧以骶尾神经丛为解剖标志。首先，在脐动脉索和髂外血管之间打开腹膜（图2-4-2a），显露并沿髂外血管内侧进入闭孔。此时，对于男性患者要注意保护

其输精管，对女性患者要注意其子宫圆韧带。将腹膜打开到腹部，可以获得较广泛的视野。从髂外静脉内侧缘显露出腰大肌，沿闭孔内肌筋膜剥离其内侧的淋巴脂肪组织，一直剥离至肛提肌筋膜（图2-4-2b）。

▶视频　图2-4-1（时间1分02秒）

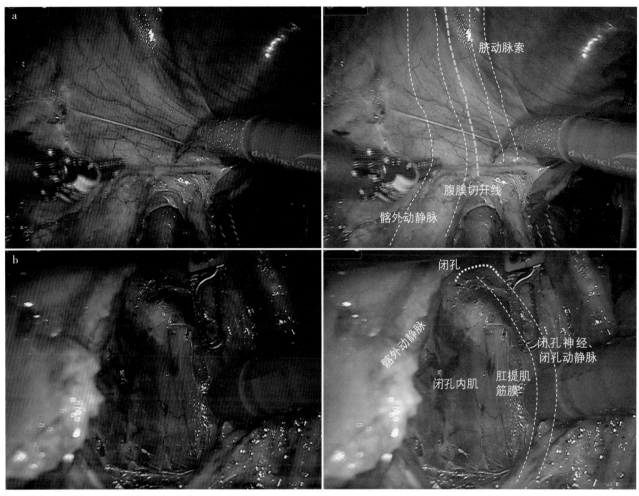

脐动脉索

腹膜切开线

髂外动静脉

闭孔

髂外动静脉

闭孔神经、
闭孔动静脉

闭孔内肌　肛提肌
　　　　　筋膜

图 2-4-2　侧方淋巴结最外侧的清扫

▶视频

● 膀胱腹下筋膜外侧和闭孔区域（No.283 淋巴结）的淋巴结清扫（图 2-4-3）

No.283 淋巴结内侧的边界是膀胱腹下筋膜的外侧面。膀胱腹下筋膜为覆盖于髂内动脉脏支表面的筋膜结构，其上缘为脐动脉索，向下展开延续。将髂内动脉分支的脐动脉索的外侧缘游离，即可进入正确的解剖层。膀胱腹下筋膜和 No.283 淋巴

结脂肪组织之间有疏离层，沿着该层向尾侧和背侧游离（图 2-4-3a）。对于 No.283 淋巴结深部的清扫，从阴部管（Alcock 管）开始的尾侧清扫显得更重要。膀胱腹下筋膜在 No.283 淋巴结最深部，附着在肛提肌筋膜附近，沿膀胱腹下筋膜向深部廓清直至可确认该附着处，就能将 No.283 淋巴结清扫彻底。通过以上操作，可以明确膀胱腹下筋膜包裹的髂内动脉区域淋巴结和闭孔区淋巴结的范围（图 2-4-3b）。

▶视频　图 2-4-2（时间 1 分 00 秒）

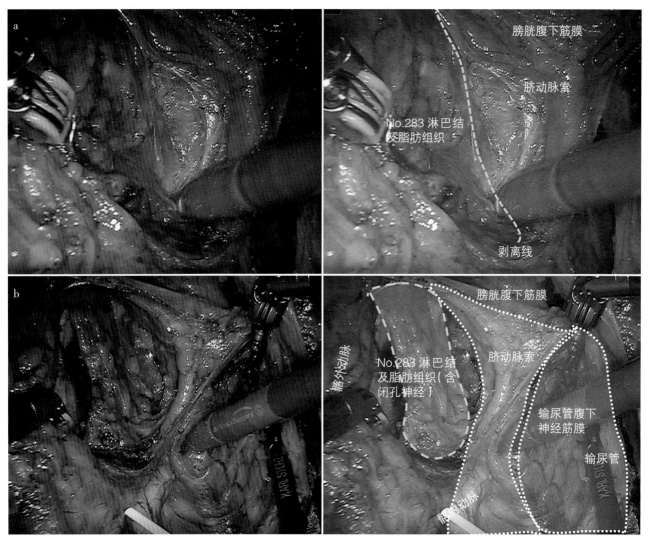

图 2-4-3　膀胱腹下筋膜外侧面及 No.283 淋巴结的剥离　▶视频

● No.283、No.263 淋巴结的清扫

随着输尿管腹下神经筋膜和膀胱腹下筋膜的剥离，将 No.263 淋巴结和 No.283 淋巴结分区域进行全切清扫（图 2-4-4~5）。

① No.283 淋巴结的清扫（图 2-4-4）

No.283 淋巴结外侧有从髂总淋巴结向腹股沟区淋巴结连通的淋巴管。为了预防淋巴漏，使用超声刀切割闭合。沿闭孔内肌游离，注意辨别闭孔神经、闭孔动静脉。闭孔动静脉基本上都需要离断。头侧从髂总动脉分叉处游离，此处淋巴管应用超声刀切割闭合。同时，由于闭孔神经在髂血管分叉的背侧走行，应注意辨识，不要损伤。

由于闭孔神经贯穿 No.283 淋巴结，为了保护闭孔神经，应从脂肪组织切开清扫而不是切开淋巴结组织。为了防止热损伤，应用剪刀分离，而不能使用能量器械。最后在骶骨神经丛正面剥离脂肪组织的背侧。闭孔动静脉多从髂内动静脉根部分出或汇入，应于髂内血管根部将其分离，然后切断，结束 No.283 淋巴结的清扫（图 2-4-4b）。

▶视频　图 2-4-3（时间 1 分 09 秒）

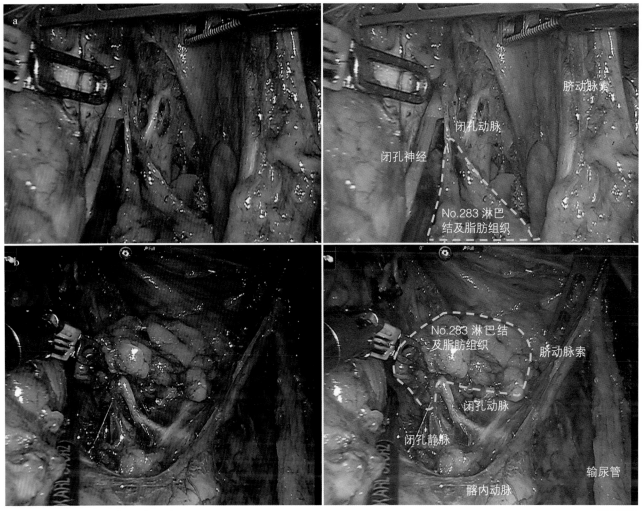

图 2-4-4　No.283 淋巴结的清扫

▶视频

❷ No.263 淋巴结的清扫

清扫 No.263 淋巴结时，注意保留脐动脉索、膀胱上动脉，显露髂内动静脉主干，然后清扫周围脂肪组织（图 2-4-5a）。将膀胱向腹部展开，使髂内血管的脏支（脐动脉及膀胱上、下动静脉）呈一定张力而充分显露，以方便清扫。为了使 No.263D 淋巴结达到全切清扫的标准，从根部将膀胱下动脉自髂内动脉切断。尾侧清扫到阴部内动静脉进入梨状肌下孔（阴部管，即 Alcock 管）的地方为止。膀胱下动静脉的分支涉及多个方面，将其根部切断后，在末端用超声刀切割闭合即可（图 2-4-5b）。由此结束 No.263 淋巴结的清扫。

▶视频　图 2-4-4（时间 1 分 47 秒）

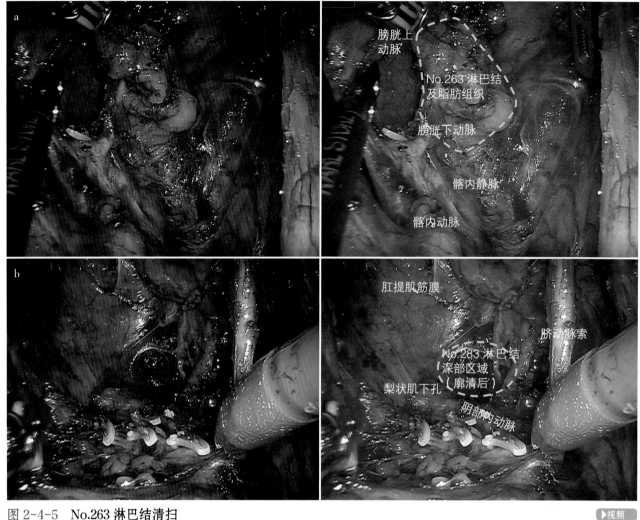

图 2-4-5 No.263 淋巴结清扫

▶视频

▶视频 图 2-4-5（时间 3 分 18 秒）

小结

机器人辅助的直肠癌侧方淋巴结清扫手术不同于腹腔镜手术，术者的左右手和手术视野形成一个三角形的面，通过稳定的 3D 画面和灵活的机械腕，即使在很狭窄的盆腔内，也能自如操作。为了不损伤血管和神经，在适当的角度使用钳子可实现钝性剥离或离断，这一点在操作中十分有用。

◆ 文献出处

①佐藤達夫：骨盤外科解剖序論．Jpn J Endourol，25：2-10，2012.

TaTME 安全手术的局部解剖
——何为解剖标记

京都大学消化道外科[1]兵库医科大学上部消化道外科[2]

冈田伦明[1] / 板谷喜朗[1] / 稻本将[1] / 肥田侯矢[1] / 河田健二[1] / 篠原尚[2] / 坂井义治[1]

福建医科大学附属第二医院　　叶凯　译

●要点

● 术中分离需注意盆内脏神经到神经血管束（NVB）之间的神经走行。

● 正确把握肛管横纹肌与平滑肌的结构，特别是男性直肠尿道肌周围的解剖结构，对预防尿道损伤十分重要。

手术步骤和注意事项

在经肛门全直肠系膜切除术（TaTME）中，高清腹腔镜能更清晰地分辨肛管周围及盆底的解剖结构，也比以往要求术者具有更详细的解剖知识。另外，从腹腔侧视野观察到的解剖标记，与从肛侧视野观察到的有所不同，因此必须按本术式的解剖标记进行手术。本节将从肛侧视野的神经走行及肛管横纹肌和平滑肌的解剖结构等方面，来解说男性经括约肌间切除术（ISR）的手术技巧。

● 手术步骤

（1）准备工作：因通道和切除部位比较近，手术空间狭窄，烟雾容易聚集。同时使用可排烟的智能气腹机以及可与其连接吸引的高频手术刀等，可保持内压稳定，从而保证良好清晰的手术视野。

（2）腹腔镜操作前准备：直肠离断线离肛缘较远时，可先在肛管内置入 GelPOINT®平台，在腹腔镜下先缝合包闭合直肠，然后再开始离断。直肠离断线离肛缘较近时，用 Lone Star 手术牵开器及牵引线扩展显露肛门，直视下依次切开黏膜、内括约肌、纵肌，显露肛门外括约肌。然后将直肠残端前后方向间断缝合关闭，置入 GelPOINT®

平台或 GelPOINT®Mini 平台。

（3）肛管上缘的离断：由下至上离断红褐色横纹肌纤维，完整显露外括约肌、耻骨直肠肌至肛管上缘处。首先在后外侧切开直肠与耻骨直肠肌分界，找到由直肠系膜周围的疏松结缔组织构成的"疏松层"。然后向后方延长切口，沿 6 点钟方向切开、离断裂孔韧带（hiatal ligament）。

（4）直肠后壁到侧面的分离：在直肠后壁沿骶骨的曲线，将疏松层向头侧分离。然后返回肛侧，在 5 点钟、7 点钟方向确认盆内脏神经（S4，S3）的走行，沿神经内侧向侧面及前方剥离疏松层。

（5）直肠前壁的分离：在肛管上缘的前外侧沿直肠和耻骨直肠肌的交界线切开，12 点钟方向会留下白色平滑肌纤维（直肠尿道肌），从直肠纵肌向尿道后方延续。锐性切开直肠尿道肌，直达前列腺后壁是最理想的切开路径，但是要注意勿切到尿道或是直肠。需注意在前列腺外侧辨认神经血管束（neurovascular bundle，NVB）的走行，前方直肠平滑肌与前列腺后壁层面较为疏松，只要细心、谨慎即可相对容易地将它们分离。可分离至腹膜返折处，一定要注意保存双侧 NVB 和精囊。

需要记住的局部解剖及其操作方法

● 从直肠后壁到侧方的剥离（图 2-5-1~2）①

在从直肠后壁到侧方的剥离中，辨认盆内脏神经（S4, S3）的根部对于保持正确的分离层面、保护神经非常重要。侧方分离容易损伤骨盆神经丛外侧，需要注意避免该损伤。

背侧的分离超过肛管后，就会显露直肠系膜周围的疏松结缔组织层——"疏松层"。首先，在背侧正中一边离断疏松层一边沿骶骨正面向头侧剥离。从肛侧剥离时容易进入腹下神经的背侧，因此，一旦超过肿瘤的上缘，则利用靠近直肠系膜的分离层来保护腹下神经。接着回到肛侧，于5点钟、7点钟方向确认盆内脏神经（S4, S3）的走

行。控制牵引的力度可让神经拉伸如帐篷状，可轻松确认神经。保护神经的同时继续分离，尽可能向前方分离，就可以使之后的 NVB 和直肠系膜的分离变得容易。

需要注意，侧方到前方的肛提肌上虽然同样能看到疏松层，但如果继续朝头侧剥离，就会进入骨盆神经丛或前列腺外侧，接着就会到达肛提肌腱弓。此外，由背侧向侧方分离过渡时，有可能损伤盆内脏神经，因此，行侧方剥离前，要事先确认盆内脏神经的走行。

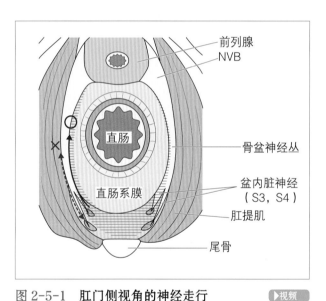

图 2-5-1　肛门侧视角的神经走行　▶视频

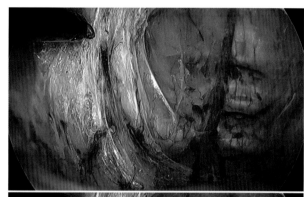

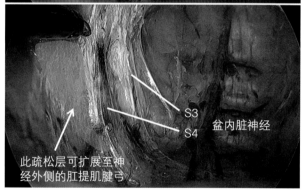

图 2-5-2　盆内脏神经根部图　▶视频

● 直肠尿道肌的离断方法（ISR）（图 2-5-3~4）

肛管内的分离操作结束后，在腹侧正中前壁，将看到与直肠无明确分界线的白色平滑肌纤维（直肠尿道肌）。如何离断此平滑肌以及是否进入前列腺后壁是手术的要点。

首先，笔者就直肠尿道肌周围的解剖结构进行说明。在肛管的上缘，耻骨直肠肌呈次全周性（1点至11点钟方向）围绕直肠。有报告称，耻骨直

▶视频　图 2-5-1~2（时间1分43秒）

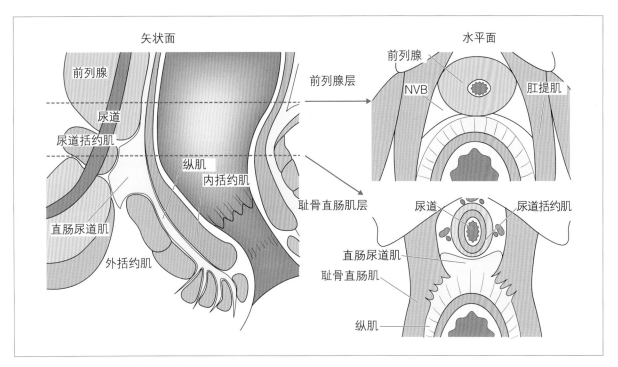

图 2-5-3　直肠尿道肌周围的解剖　　▶视频

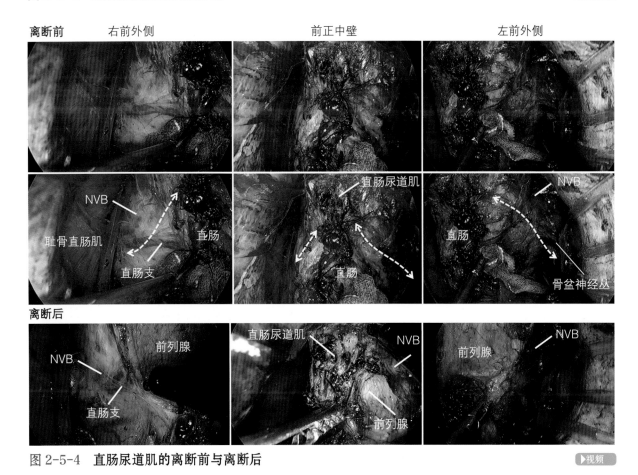

图 2-5-4　直肠尿道肌的离断前与离断后　　▶视频

▶视频　图 2-5-3~4（时间 2 分 24 秒）

肠肌（横纹肌）和直肠纵肌（平滑肌）在1点至11点的方向交错特别明显[2,3]。在12点钟方向，从直肠纵肌开始以连续的平滑肌向尿道后方延展，与直肠没有边界。立体地看，该平滑肌在直肠到尿道后方、耻骨直肠肌之间，从外括约肌的上缘向前列腺的下缘延展[4]。

离断方法：在肛管上缘依靠高频手术刀的通电刺激引起横纹肌收缩，辨认1点至11点钟方向的横纹肌与平滑肌明显交错的边界，沿着该边界离断，使12点钟方向的直肠尿道肌变窄。锐性离断此平滑肌纤维直至前列腺后壁为最佳，但如前文所述，要注意掌握该平滑肌面积，以免切入尿道或直肠。在12点钟方向，并非只离断平滑肌，还应在前列腺外侧，从骨盆神经丛开始辨认NVB的走行，保持手术分离层面的同时，谨慎分离直至前列腺后壁。离断困难时，与从腹侧开始分离的团队人员协作确认分离层面，以便更安全地进行手术。确认前列腺的后壁的正确层面后，维持该平面，保护NVB与精囊。

◆文献出处

① Kawada K, Hasegawa S, Hida K, et al：Advantages of the transanal approach for intersphincteric resection-a video vignette. Colorectal Dis，18：820, 2016.

② Kraima A C, West N, Treanor D, et al：The anatomy of the perineal body in relation to abdominoperineal excision for low rectal cancer. Colorectal Dis，18：688–695, 2016.

③ Tsukada Y, Ito M, Watanabe K, et al：Topographic anatomy of the anal sphincter complex and levator ani muscle as it relates to intersphinctericresection for very low rectal disease. Dis Colon Rectum，59：426–333, 2016.

④ Oh C, Kark A E：Anatomy of the perineal body. Dis Colon Rectum，16：444–454, 1973.

全盆腔内脏切除术中的解剖步骤

帝京大学综合医疗中心外科

小杉千弘 / 幸田圭史 / 清水宏明 / 山崎将人 / 首藤洁彦 / 森干人
成岛一夫 / 细川勇 / 藤野真史 / 高桥理彦 / 宫泽幸正
福建省肿瘤医院　　肖军　译

● 要点

● 在全盆腔内脏切除术中，了解和掌握其解剖标志，根据解剖标志把握好手术方法十分重要。
● 了解和掌握解剖标志附近的重要血管，采用避免术中出血的操作手法也十分重要。

手术步骤和注意事项

全盆腔内脏切除术（total pelvic exenteration，TPE）针对的是伴有邻近器官浸润的局部晚期直肠癌和骨盆内局部复发的直肠癌病例。骨盆内空间狭窄，各种功能的器官彼此紧密相邻，还交织着许多神经和血管。因此，TPE 可以说是一种高难度的外科手术方法。骨盆内的解剖学知识将在本篇介绍的手术方法的实施过程中发挥重要的作用。

本节针对 TPE 所需的局部解剖方法，特别是针对邻近的器官和神经、血管等部位进行了解说。

● 手术步骤

（1）游离乙状结肠，并向上行淋巴结清扫术。将输尿管、性腺动静脉予以保留，并保持它们包裹在输尿管腹下神经筋膜和膀胱腹下筋膜中的状态。随着直肠后空间的扩大，将双侧输尿管根据回肠导管所需的长度离断。然后，进行主动脉旁

淋巴结清扫和髂总动脉周围的淋巴结清扫。

（2）从膀胱顶端的尾侧分开并展开耻骨后间隙（Retzius 腔，又称膀胱前间隙）。结扎并离断输精管或子宫圆韧带，将前列腺从腹侧与膀胱颈分开，结扎并离断与阴茎背深静脉相连的前列腺静脉丛。

（3）将耻骨后间隙处的剥离操作向侧面推进，展开闭孔，暴露髂外动脉、髂外静脉、肠腰肌、闭孔内肌，并确认髂内动静脉。在髂内动脉中，处理由臀上动脉分支的末梢血管；在髂内静脉中，结扎并离断每个分支。暴露骶骨和坐骨神经并同时行侧方淋巴结清扫术。

（4）在会阴区的皮肤上切开一个切口，行直肠经会阴切除术。女性病例可保留外阴部，男性病例则要在尿道括约肌的尾侧行尿道切除术。

需要记住的局部解剖及其操作方法

● 输尿管腹下神经筋膜和膀胱腹下筋膜背侧的剥离方法

输尿管腹下神经筋膜在骨盆内包含腹下神经

和骨盆神经丛，而膀胱腹下筋膜则包含性腺动脉和静脉。在普通的直肠切除术中，保留输尿管腹下筋膜可防止术后性功能障碍和排尿功能障碍，而在 TPE 术中，由于要一并切除和廓清主动脉旁

淋巴结和盆腔外侧淋巴结[①]，因此须在输尿管腹下神经的背侧进行剥离操作，在切除腹下神经层面进行成批切除，使输尿管暂且得以保留（图2-6-1）。另外，建立回肠导管时，要保持输尿管的血流，同时，为了使回肠吻合时不紧绷，必须将输尿管

保留足够的长度。

在主动脉周围的清扫中，要充分暴露腹主动脉、下腔静脉、髂总动静脉，廓清左肾静脉以下的主动脉周围淋巴结、主动脉分叉处淋巴结和髂总淋巴结（图2-6-2）。在根部结扎离断肠系膜

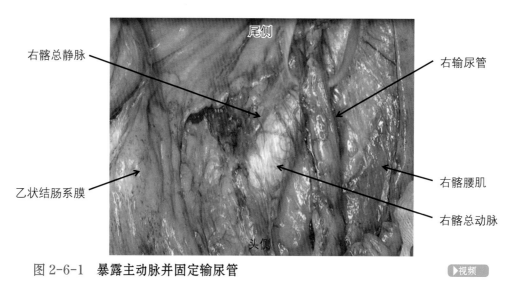

图2-6-1　暴露主动脉并固定输尿管　▶视频

在输尿管腹下神经筋膜层面暴露主动脉，将输尿管连同其周围的供养血管用牵引带固定。

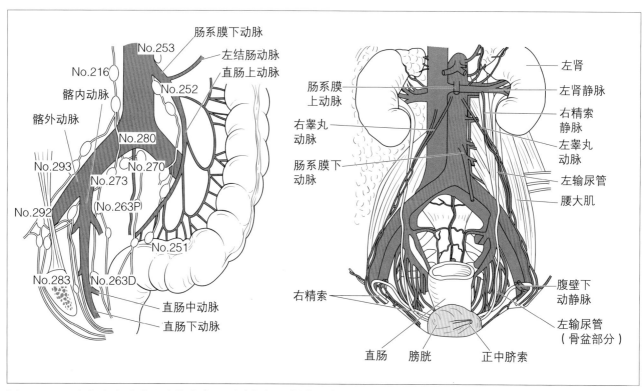

图2-6-2　腹主动脉及髂动脉的走向（图片根据文献②绘制）　▶视频

下动脉解剖并向上行淋巴结清扫术（图2-6-3）。直肠后腔的分离操作要延伸到肛提肌附着部的上边缘，在此情况下，有必要在切除腹下神经的层面中进行分离。因此它比直肠全系膜切除术（TME）要更深一层，需要在切除输尿管腹下神经筋膜的层面进行分离。在该分离层中进行主动

脉分叉处淋巴结清扫术和正中骶淋巴结清扫术时，确认骶正中动脉和骶正中静脉的位置。它们与髂总动静脉、骶静脉丛相连。在避免损伤骶正中动脉和骶正中静脉的情况下暴露骨膜是预防出血的关键（图2-6-4~5）。

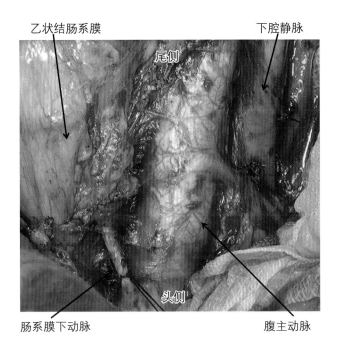

图 2-6-3　**主动脉旁淋巴结的廓清** ▶视频
廓清腹主动脉和下腔静脉周围的淋巴结，识别肠系膜下动脉并将其从根部结扎离断。

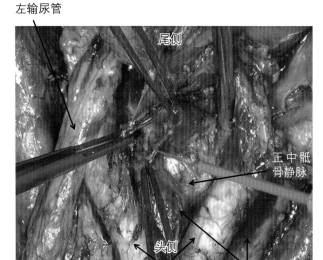

图 2-6-4　**廓清正中骶淋巴结**
在髂总动脉和髂总静脉分支处，必须十分注意避免损伤骶正中静脉。

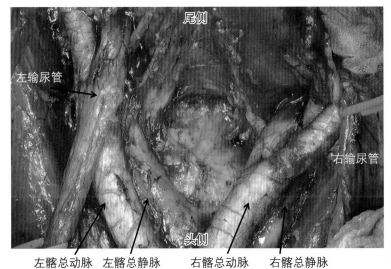

图 2-6-5　**直肠后视图**
需要在切除输尿管腹下神经的层面进行清扫。

▶视频　图2-6-4~5（时间1分05秒）

通过剥离贯穿骨盆腔的双侧输尿管，再从内外髂骨动脉、髂骨静脉分支处进行膀胱侧的输尿管离断，可以保留足够长的输尿管。

离断输尿管时，在输尿管残端的中央插入导尿管并测量尿液量，这在术中很重要。保留输尿管周围的供血血管是避免尿路吻合术中血流不足的重要操作。

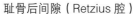

耻骨后间隙（Retzius 腔）

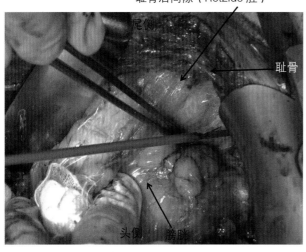

图 2-6-6 暴露耻骨后间隙
从膀胱的顶部开始，沿耻骨背侧的间隙分离，暴露耻骨后间隙（又称 Retzius 腔或膀胱前间隙）。

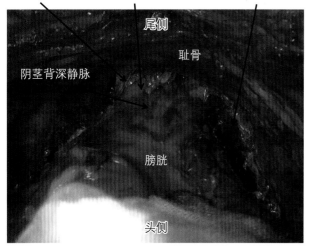

耻骨前列腺韧带　前列腺　骨盆内筋膜离断线

图 2-6-7 分离前列腺前部与膀胱　▶视频
前列腺前有一条阴茎背深静脉，操作时必须注意预防它的损伤。骨盆内筋膜位于前列腺的侧面。

● 膀胱前腔和前列腺静脉丛的手术步骤

从膀胱的顶部（朝向脚侧）开始，将耻骨后间隙与腹膜外间隙分离，结扎并离断输精管或子宫圆韧带以到达膀胱颈（图 2-6-6）。在膀胱颈的部位可以看到延伸到前列腺侧方的骨盆内筋膜。在膀胱颈正中可以看到阴茎背深静脉（图 2-6-7~8）。阴茎背深静脉一直延伸到前列腺静脉丛，由于该部位的损伤可能会导致大量出血，因此需要谨慎处理。为此，以下步骤尤为重要：在膀胱颈部将阴茎背深静脉的浅表分支结扎离断，找到从前列腺前面延伸至其侧面的耻骨前列腺韧带并将其离断，用集束血管钳收敛盆腔内筋膜和前列腺静脉丛后重复穿刺结扎，最后到达尿道括约肌处③。随后离断尿道，它是之后在会阴处操作时确定直肠前壁离断线的重要解剖标志。

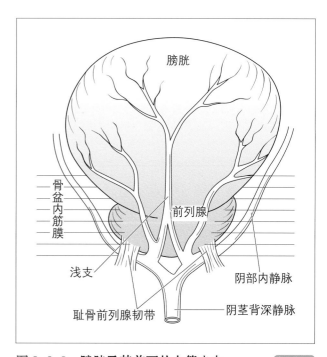

图 2-6-8 膀胱及其前面的血管走向　▶视频
通过切开骨盆内筋膜和耻骨前列腺韧带，可以处理阴茎背深静脉。

▶视频　图 2-6-7~8（时间 1 分 44 秒）

● 骨盆内脏动静脉的手术步骤

膀胱前间隙的分离操作结束后，继续向侧腔推进，并廓清髂内、外动脉和静脉周围的淋巴结。暴露髂外动静脉，并确定侧面淋巴结清扫的外边缘。另外，从髂外动脉和静脉行至背侧时，肠腰肌至内侧闭合肌就是侧面淋巴结清扫外侧边缘的解剖标志。由于存在许多微小血管，内侧闭合肌暴露时很容易发生出血情况，因此，即使是微小的血管也要充分做好止血措施。这一点很重要。

外侧的清扫结束后就可以看清底部了，但由于底部由骶骨神经丛和坐骨神经构成，如果发生神经损伤，将导致下肢术后疼痛，因此请在操作时注意不要损伤神经表面。

对于尾侧血管的处理方式是：打开闭孔，并确认闭孔动静脉以及闭孔神经（图2-6-9）。保留闭孔神经，将闭孔动静脉的中枢部分在髂内动静脉分支处结扎离断，在闭孔处将其末梢结扎离断。完成闭孔动静脉的操作后就可以确定侧腔尾侧的清扫范围了。

沿髂内动脉确定侧腔内淋巴结朝头一侧的清扫区域（图2-6-10）。一般情况下是从髂内动脉和髂外动脉的分叉处开始清扫，然后保留从髂内动脉背侧分支的臀上动脉，接着在末梢处将髂内动脉结扎离断，但也可以采用分别结扎离断髂内动脉分支血管的方式来处理髂内动脉。髂内动脉的分支形态错综复杂[④]，甚至有臀下动脉从臀上动脉分支的极少数病例。在这种情况下，要将臀下动脉结扎离断。

在保留髂内动脉的病例中，必须离断从髂内动脉分支的其他动脉血管，即依次结扎离断脐动脉、闭孔动脉、膀胱上动脉、膀胱下动脉和直肠中动脉（图2-6-11~12）。在女性病例中，子宫动脉也须结扎离断。

结扎并离断髂内静脉的分支血管，如闭孔静脉、膀胱静脉和直肠中静脉等。但结扎可能导致静脉压上升从而引起出血，因此，在结扎离断位于侧方解剖区域底部的坐骨神经前方的阴部内静脉时，要小心结扎离断贯穿骶神经丛的静脉分支。这是防止手术出血的重要操作。

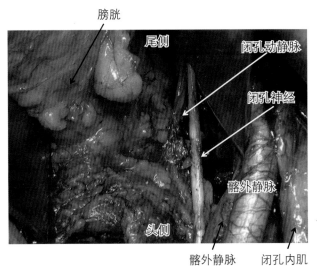

图2-6-9 暴露闭孔神经、闭孔动静脉 ▶视频
为廓清No.283淋巴结，需从闭孔内肌开始将内侧的脂肪组织廓清，并注意避免伤及闭孔神经。

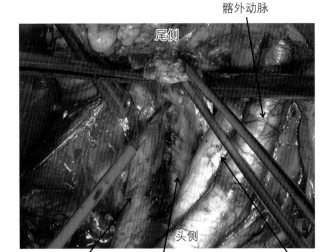

图2-6-10 暴露髂内动静脉 ▶视频
从髂总动静脉分叉处清扫髂内动静脉。

▶视频 图2-6-9~12（时间2分26秒）

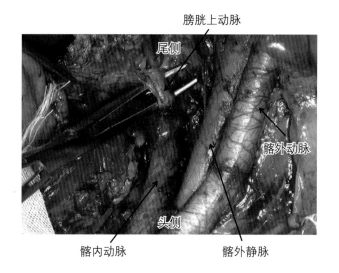

图 2-6-11　处理膀胱上动脉 ▶视频
结扎切除髂内动静脉分支的血管。

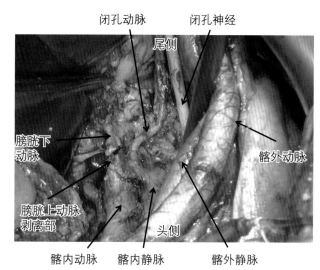

图 2-6-12　髂内动脉分支图 ▶视频
由于臀上动脉、闭孔动脉、膀胱上动脉、膀胱下动脉和直肠中动脉从髂内动脉分支，因此必须注意避免因血管损伤出血。

● 会阴部的手术步骤

　　会阴部手术开始时，骨盆和臀部肌肉即为解剖标志。在确认耻骨联合、坐骨结节、臀大肌和尾骨的同时对它们进行切除（图 2-6-13）。

　　在肛门周围的皮肤上切开切口时，通过触诊确认尾骨和坐骨结节的位置，并确定切开线。从

直肠的后壁到侧壁，离断坐骨直肠窝的脂肪组织，以完全去除肛门外括约肌。此操作必须采用触诊的方式边确认尾骨和坐骨结节的位置边进行。另外，在直肠前壁区域操作时，提前让助手从腹侧用手指提示尿道的离断部，即之前在膀胱前壁至前列腺前壁处操作时尿道的离断切口处。一边确认尿道的离断部一边进行剥离操作是避免损伤尿道海绵体的有效手法。

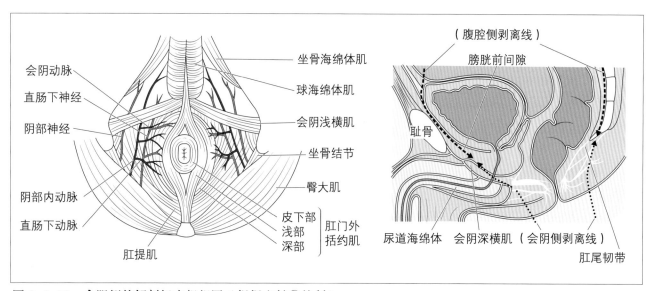

图 2-6-13　会阴侧的解剖标志组织图（根据文献②绘制）

进一步切开直肠侧壁上的坐骨直肠窝脂肪组织就可以暴露直肠下动脉。一般在直肠的 4~8 点钟方向就可以观察到直肠下动脉。通常用电刀进行离断即可,但若出现难以止血的情况,则结扎离断。此外,会阴动脉在 2~10 点钟方向,通常也可以用电刀将其离断。

在直肠后壁侧,通过切开肛尾韧带,就可以将空间连接至位于腹腔侧的后直肠腔。然后暴露臀大肌表面,在保留臀大肌的同时进一步切开肛提肌,这样就完成了直肠侧壁的解剖。

◆ **文献出处**

① Koda K, Shuto K, Matsuo K, et al:Layer-oriented total pelvic exenteration for locally advanced primary colorectal cancer. Int J Colorectal Dis,31:59-66, 2016.

②山田一隆,緒方俊二,佐伯泰愼,他:骨盤内臓器全摘術に必要な局所解剖. 外科,74:1347-1351, 2012.

③赤須孝之:術中出血の予防と止血の要点 骨盤内臓全摘術. 外科,69:1699-1705, 2007.

④清松知充,石原聡一郎,川合一茂,他:【腹腔鏡による骨盤内拡大手術】血管・神経合併切除を伴う骨盤内手術. 手術,70:1051-1063, 2016.

下消化道篇

大肠癌主动脉周围淋巴结廓清的解剖

国立癌研究中心中央医院大肠外科

金光幸秀／志田大／塚本俊辅／森谷弘乃介／坂本良平

首都医科大学附属北京朝阳医院　　李敏哲　沈荐　译

● 要点

● 理解肾静脉以下主动脉周围淋巴结廓清所必需的解剖，避免在错误的层面进行廓清。

● 依据肠系膜上动脉系统（盲肠至结肠脾曲）、肠系膜下动脉系统（结肠脾曲至肛门管）淋巴结到主动脉周围淋巴结的不同路径进行廓清。

手术步骤和注意事项

在大肠癌手术的扩大廓清术中，对主动脉周围淋巴结廓清的临床评价还没有确定标准，但是在一部分病例中，主动脉周围淋巴结的切除和廓清被认为有助于预后[1]。而且，随着化学疗法的进步，作为综合治疗的一环，对其有适应证的病例有可能增加。因此，为了实施适当的手术，术者需要有详细的解剖学知识。

本节将主动脉周围淋巴结廓清的步骤按原发部位分为肠系膜上动脉系统（盲肠至脾曲）和肠系膜下动脉系统（脾曲至肛门管）来解说。

● 手术步骤

❶ 右半结肠癌的主动脉周围淋巴结廓清

（1）切除右半结肠后，将十二指肠和胰头一起掀起，确认右肾静脉，暴露下腔静脉和主动脉血管壁。

（2）在髂总静脉和肾静脉之间的下腔静脉右侧、前面，主动脉与静脉间，于主动脉前面进行廓清。主动脉左侧、肠系膜上动脉根部及其附近

的主动脉周围淋巴结不予廓清。

❷ 左半结肠至直肠癌的主动脉周围淋巴结廓清

（1）由后腹膜将降结肠及乙状结肠掀起，在肾筋膜前叶左侧缘切开，显露左侧腰大肌筋膜前面，确定廓清的上缘和左侧缘。

（2）于右髂内动脉上缘将乙状结肠系膜右侧起始部的腹膜切开至十二指肠水平部下缘，在其内侧切开肾筋膜前叶，显露右侧腰大肌筋膜前面及内侧缘，作为廓清的右侧缘。

（3）廓清的头侧缘是左肾静脉至十二指肠水平部下缘。使用能量平台设备仔细地对淋巴、脂肪组织进行结扎、离断（防止术后淋巴漏），从左肾静脉至十二指肠水平部下缘再到左、右髂总血管上缘的下腔静脉周围、主动脉腔静脉间、腹主动脉前面的淋巴结从右向左进行廓清。

在进行主动脉周围淋巴结廓清时，要小心谨慎，充分地显露出上述解剖学标志，在正确的层面进行剥离，可做到整体廓清。

需要记住的局部解剖及其操作方法

● **掀起十二指肠至胰头，显露右肾静脉、下腔静脉及主动脉血管壁（右侧结肠癌）（图2-7-1）**

右半结肠淋巴系统回流分为两个路径[②]：a. 横穿肠系膜上动脉（SMA）前方，与小肠系膜前面的淋巴系统汇合并在SMA前面向上斜行，通过肠系膜下静脉（IMV）的下缘到达动脉根部左侧缘，之后连接主动脉周围淋巴结；b. 在肠系膜上静脉（SMV）右侧缘上行的同时，向后迂回，连接小肠系膜后面的淋巴结[②]。在癌细胞转移的实际病例中，从外科干向背侧扩散至主动脉腔静脉间的转移路线（即路径b）更多。

将胰头及十二指肠向左侧游离，一起掀起十二指肠和胰头（Kocher切口）。将小肠系膜向上方推挤，显露右肾静脉，从肾静脉下缘进入主动脉腔静脉周围，然后显露下腔静脉和主动脉血管壁。此操作除需注意右输尿管的走行外，危险较少。

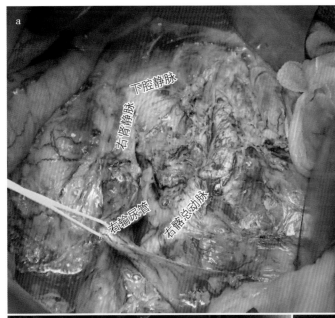

图2-7-1 右半结肠癌病例中的主动脉周围淋巴结廓清

IMA：inferior mesenteric artery，肠系膜下动脉。

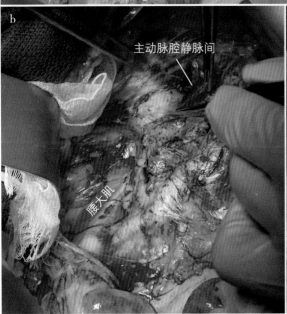

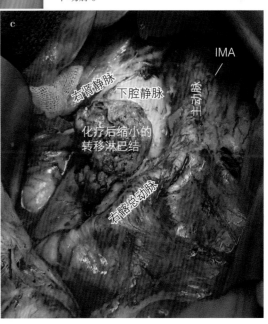

髂总静脉和肾静脉之间的下腔静脉右侧、前面以及主动脉腔静脉间，主动脉前面（保留 IMA）的淋巴结廓清（右半结肠癌）（图 2-7-2）

从 SMA 到腹主动脉系统的淋巴结廓清在解剖学上是不可能的。廓清的对象大多是盲肠癌和升

结肠癌中发现后腹膜扩散的病例，即出现经腹膜后淋巴管，向下腔静脉淋巴结转移的情况[③]。在这种病例中，有淋巴结转移的病例也可以长期生存。显露髂总静脉和肾静脉之间的下腔静脉右侧、前面以及主动脉腔静脉间和主动脉前面，在右髂总动静脉及主动脉下腔静脉间廓清淋巴结，同时要注意腰静脉。主动脉左侧、SMA 根部及其附近的主动脉周围淋巴结，因为不能系统地清除，而且

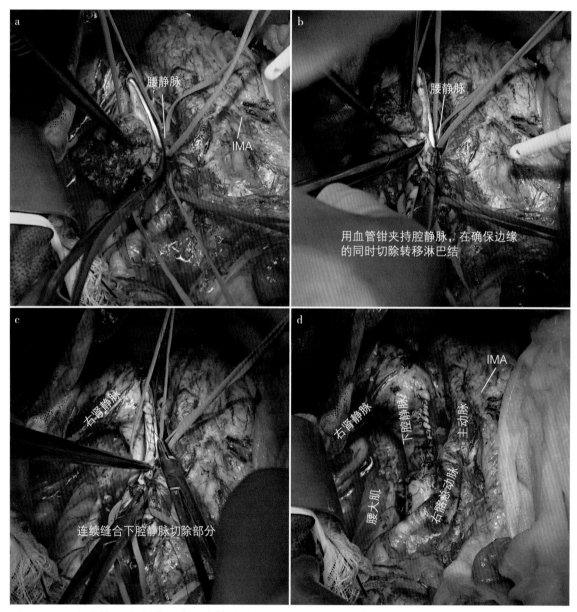

图 2-7-2　右半结肠癌合并切除下腔静脉病例中的主动脉周围淋巴结廓清　　▶视频

▶视频　图 2-7-2（时间 1 分 23 秒）

手法也很繁杂，所以不进行廓清。

图 2-7-2 所示病例为升结肠癌同时伴有下腔静脉周围淋巴结转移的病例。该病例最初被认为不能行手术切除，由于化疗效果好，转移淋巴结明显缩小，从而转化为手术治疗。手术中仔细地将下腔静脉、右髂总动脉和廓清范围内的所有腰静脉标记，通过合并切除下腔静脉，可以安全地进行根治性切除。

● 切开肾筋膜前叶，廓清外侧缘（左半结肠至直肠癌）（图 2-7-3）

先确定左侧的廓清外缘。从乙状结肠系膜根部切开降结肠外侧的腹膜（Monk's white line），在 Toldt's 融合筋膜和肾筋膜前叶之间剥离，将乙

状结肠从后腹膜充分掀起。在此将睾丸（卵巢）动静脉与左输尿管一起向左推挤，在其内侧切开肾筋膜前叶，显露左侧腰大肌正面和内缘。确认从腹主动脉直接到输尿管的几根分支，用能量平台设备结扎后离断。从左髂总动脉水平到左肾静脉下缘进行这样的操作，确定廓清的上缘和左缘。此时，要注意迷走肾动脉（aberrant renal artery）和腰升静脉的存在。

之后，确定右侧的廓清外缘。将乙状结肠系膜右侧起始部的腹膜从右髂总动脉上缘切开至十二指肠水平部下缘。接下来的操作方法和左侧对应：将右侧输尿管和右侧睾丸（卵巢）动静脉向右侧推挤，在其内侧切开肾筋膜前叶；在止血的同时，离断从腹主动脉到右输尿管的分支，显

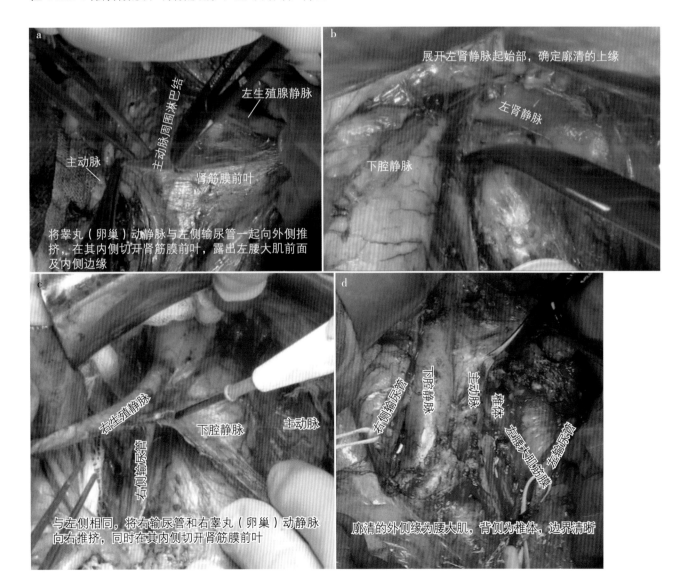

图 2-7-3　左半结肠至直肠癌的主动脉周围淋巴结廓清

露右腰大肌正面及其内侧边缘作为廓清的右侧缘。廓清的外侧边缘是腰大肌，背侧是椎体，界限清晰。

● 下腔静脉周围、主动脉下腔静脉间及主动脉正面的剥离（左半结肠癌至直肠癌）（图2-7-4）

廓清的头侧缘是左肾静脉至十二指肠水平部下缘，用能量平台设备小心地结扎淋巴脂肪组织并将其离断。后腹膜已在主动脉右侧切开，IMA也被离断。在IMA根部层面，因十二指肠水平部已显露，故可进入十二指肠深面。如果在下腔静脉前面向下延续，可将右侧输尿管在右前方连同周围组织一起剥离。显露下腔静脉血管壁，剥除

廓清下腔静脉周围的结缔组织。这一带几乎没有小血管。如果挤压下腔静脉，则很容易看到背部，注意不要损伤腰动静脉和右交感神经干。向尾侧一直进行到髂总静脉。在下腔静脉前面、靠近右髂总静脉处有1~2支细小的静脉分支，需要注意避免撕裂。

之后，转移至主动脉左侧廓清淋巴结。显露主动脉外膜，在此层面内对腹主动脉周围进行廓清。第4腰椎附近有腰动静脉，应避免损伤。和下腔静脉一样，主动脉也有直接分出的数个分支。这些可以用电刀的处理。如果成功到达主动脉外膜，就会发现该主动脉左侧的结缔组织与主动脉之间存在剥离层。

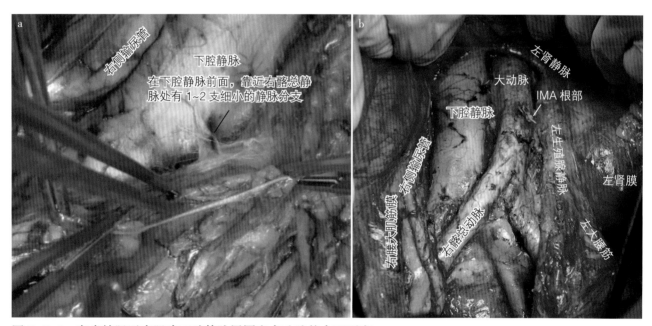

图2-7-4 左半结肠至直肠癌下腔静脉周围和主动脉的全面剥离

◆ 文献出处

① Choi P W, Kim H C, Kim A Y, et al: Extensive lymphadenectomy in colorectal cancer with isolated para-aortic lymph node metastasis below the level of renal vessels. J Surg Oncol, 101：66-71, 2010.

② 金光幸秀，塚本俊辅，佐藤健次：【消化器癌手术に必要な拡大视による局所微细解剖アトラス】Colon and Rectal. リンパ流を考慮した右侧結腸癌リンパ節郭清範囲. 手術,71：475-484，2017.

③ Slanetz C A：Anatomy of the large intestinal lymphatics, The lymphatics in Cancer, Saunders. Philadelphia, 1972, pp 489-516.

腹腔镜结肠脾曲游离的解剖

岩手医科大学外科

大塚幸喜

福建医科大学附属协和医院　　蒋伟忠　译

● 要点

- 脾下极、胰腺下缘、Gerota 筋膜是脾曲游离过程中的重要解剖标志。
- 确认脾下极的方法是以胰腺下缘为解剖标志，从横结肠侧进入网膜囊内。
- 不论是从横结肠侧还是降结肠侧进入，Gerota 筋膜都是重要的解剖标志。
- 为了确保能够清楚看到脾曲，有时可以改变患者的体位。

腹腔镜下解剖结肠脾曲的步骤及注意点

结肠脾曲周围有胰腺、脾等重要器官，若受到损伤，则很容易引起并发症。所以术者和助手应十分注意牵拉部位和牵拉方向。另外，有时会因为患者本身的疾病导致手术部位难以看清，所以此处对于扶镜手来说也是难度很高的部位。

在大肠癌手术中，若有必要对结肠脾曲部分进行操作，则分为两种情况：一种是因横结肠癌或降结肠癌需要大范围清扫淋巴结时；另一种是因直肠癌或乙状结肠癌需要进行肠管吻合术时。本节将对前者，特别是近脾曲横结肠癌术中脾曲部位的操作方法进行说明。

● 手术步骤及注意点

（1）由于需要清扫中结肠血管周围的淋巴结，在脐下缘戳入腹腔镜穿刺器，扶镜手立于患者双腿之间，将镜头朝向头侧，查看中结肠血管根部从而向内进行操作。让患者保持右半侧卧位、略微头高位。

（2）内部操作是将小肠从尾侧移开，从左向右夹住横结肠系膜至中结肠血管根部[1]-[4]。

（3）需要注意位于中结肠动脉头侧（从内部操作的视野来看是背侧）的中结肠静脉，要顺着清扫淋巴结的方向来处理血管。

（4）血管处理结束后，从前侧开始进行操作。助手持左钳子将大网膜、横结肠展开至尾侧，术者在不损伤胃大网膜血管的情况下将网膜囊游离至脾下极。

（5）沿着网膜囊内的胰尾下缘离断横结肠系膜，确认并维持正确的外科层面，即 Gerota 筋膜，是本次手术的重点。

（6）让患者保持头低位的体位，从 SD junction 朝着脾曲方向对降结肠进行游离。此时也要确认 Gerota 筋膜，使之与横结肠侧的剥离层贯通，对脾曲进行充分游离。

（7）从脐部的开腹切口将肠管完全取出至腹腔外，实行功能性端端吻合术（functional end to end anastomosis）。

离断脾曲的解剖标志及方法

● 离断胃结肠系膜

（1）处理好内侧的血管后，于中结肠血管根部置入腹腔镜纱布，从头侧开始操作。将大网膜、横结肠暴露至尾侧，离断胃结肠系膜（图2-8-1）。在能够清楚确认脾轮廓及位置的情况下，以脾下极为标志离断胃结肠系膜（图2-8-2）。在内脏脂肪厚且粘连程度高以致无法清楚确认脾轮廓及位置的情况下，切勿强行分离，请按本节之后提到的"离断横结肠系膜"之（1）的方法进行操作。

（2）将胃后壁向头侧翻起，就可以在胰下缘处确认网膜囊里胰腺的位置，以及确认之前从内侧置入的腹腔镜纱布隆起的位置（图2-8-3）。

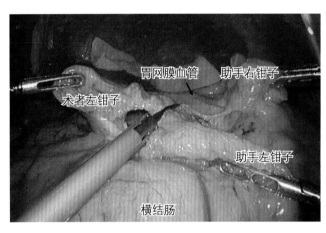

图 2-8-1　离断胃结肠系膜 ▶视频

助手持左钳子，将网膜、横结肠向下牵引。术者持左钳子、助手持右钳子，二者配合将胃结肠系膜展开，显露 Toldt's 间隙。在不损伤胃网膜血管的情况下离断位于横结肠中央稍左处的胃结肠系膜，暴露网膜囊。

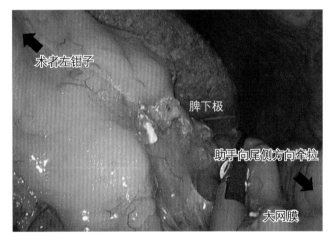

图 2-8-2　离断胃结肠系膜至脾下极 ▶视频

即使是大网膜与脾下极没有高度粘连的病例，助手也要十分注意将其向大网膜尾侧方向牵拉的操作，以免造成脾损伤。

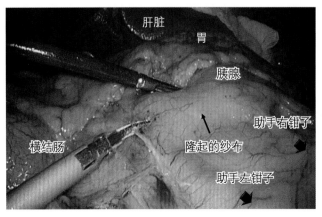

图 2-8-3　确认胰腺下缘 ▶视频

内脏脂肪厚但还能确认胰腺轮廓的案例有很多，另外，从内侧置入的腹腔镜纱布的隆起位置也能于胰腺下缘的横结肠系膜处得到确认。

▶视频　图 2-8-1~3（时间3分54秒）

● 离断横结肠系膜

（1）沿着胰下缘将横结肠系膜离断至脾曲处（图2-8-4），抵达表面光滑的 Gerota 筋膜（图2-8-5）。从 Gerota 筋膜切除脾曲的结肠会使横结肠整体向尾侧移动，有助于术者逐渐看清脾的情况（图2-8-6）。若患者内脏脂肪厚、脾下极处大网膜高度粘连而导致脾下极难以看清，勿一次性切除胃结肠系膜，请参照本步骤进行更安全的操作（图2-8-7a~d）。

（2）若能清楚辨认从胰下极向横结肠脾曲分支出的副中结肠动脉，以及肠系膜下静脉的分支血管，则可切除胰下缘处的同级别各支血管（图2-8-8a、b）。

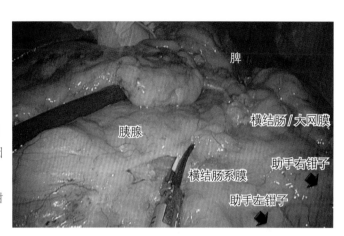

图 2-8-4　离断横结肠系膜　▶视频

沿着胰下缘离断一层横结肠系膜的腹膜并向脾曲前进。因有些病例存在脾实质从胰下缘向尾侧不规则延伸的情况，所以操作时要十分注意以免造成胰腺损伤。助手持左右钳子牵拉横结肠至尾侧的操作是十分关键的。

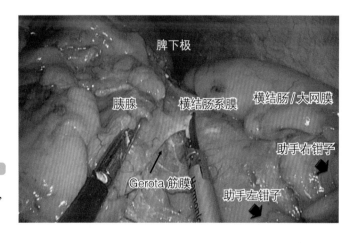

图 2-8-5　确认从横结肠至 Gerota 筋膜处的情况　▶视频

以脾下极为目标，沿着胰下缘切除一片横结肠系膜的腹膜，从而能够于背侧确认表面光滑的 Gerota 筋膜。

图 2-8-6　从横结肠至脾曲的游离操作　▶视频

以横结肠为起点，在 Gerota 筋膜上对结肠脾曲进行游离。此举有利于之后从降结肠开始的操作，使操作过程保持良好的视野，从而能够高效地游离脾曲部位。

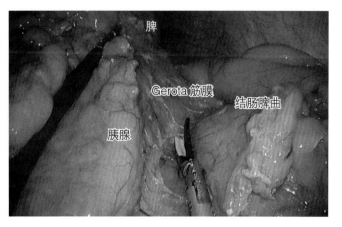

▶视频　图 2-8-4~7（时间 3 分 43 秒）

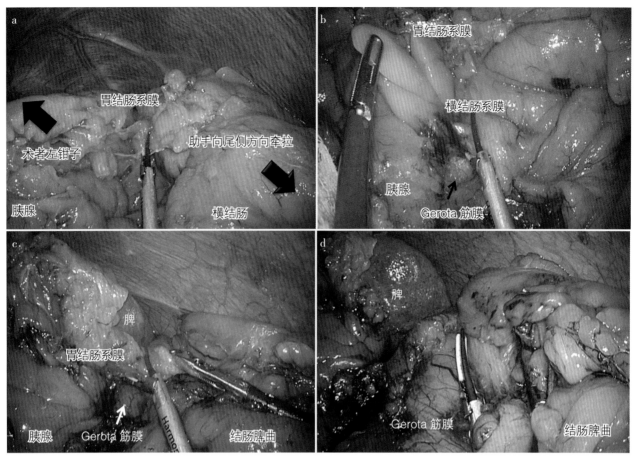

图 2-8-7 脾下极无法确认的情况 ▶视频

a：若因胃结肠系膜过厚而无法看清脾，则只能游离到暴露网膜囊这一步。在不能看清脾的情况下，强行牵拉或离断都有可能引起损伤。

b：按照图 2-8-3、图 2-8-4 的步骤沿着胰下缘离断横结肠系膜，确认 Gerota 筋膜的情况。

c：离断横结肠系膜会使横结肠整体向尾侧移动，从而使脾下极变得清晰可辨。此外，由于 Gerota 筋膜上留有一定空间，因此可以安全地切除胃结肠系膜。

d：如图 2-8-6 所示，以横结肠为起点，在 Gerota 筋膜上对结肠脾曲进行游离。

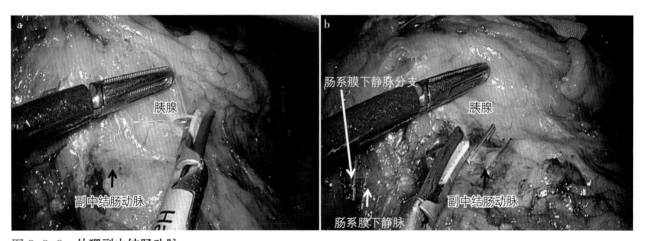

图 2-8-8 处理副中结肠动脉

a、b：于胰下缘切除副中结肠动脉或肠系膜下静脉至脾曲的静脉分支。在未处理血管的情况下，从开腹切口完全取出肠管是十分困难的。

● 降结肠的游离

（1）让患者保持右半侧卧位、头低位的体位。对降结肠的操作是将乙状结肠牵拉至头侧（图2-8-9a），由于是以从尾侧向内窥探SD junction的方式来离断腹膜的，所以十分高效（图2-8-9b）。离断降结肠附着部的腹膜（图2-8-9c），确认

Gerota筋膜（图2-8-9d）。

（2）脾曲周围的操作完成后，让患者保持略微头高位的体位，将大网膜、横结肠牵拉至尾侧，从而确认脾下极（图2-8-10a）。以Gerota筋膜为标志对结肠脾曲进行游离，连接以横结肠为起始的切除部分，对Gerota筋膜进行充分操作（图2-8-10b）。

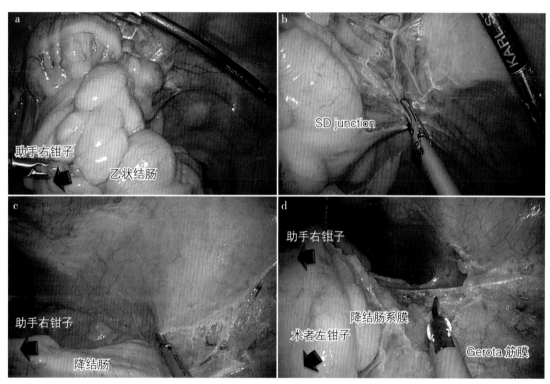

图2-8-9　SD junction至降结肠的操作

a、b：助手持右钳子牵拉乙状结肠至头侧，以向内窥探的方式从尾侧对SD junction进行操作。

c、d：朝着脾曲方向离断一层降结肠周围的腹膜。助手持右钳子、术者持左钳子将降结肠牵拉至内侧，使得降结肠系膜和Gerota筋膜的界限变得清晰明了。

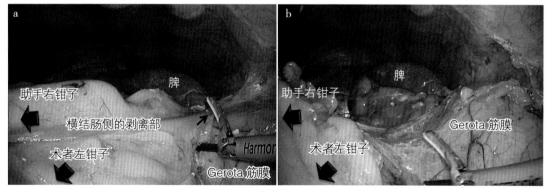

图2-8-10　以降结肠为起点的结肠脾曲操作

a：让患者保持头高位的体位，将横结肠及大网膜都牵拉至尾侧，从而确认横结肠侧的游离部位。以此部位为标志，连接从降结肠处开始的剥离线路。此时，腹腔镜能量设备可通过左下腹穿刺孔发挥作用。

b：为了使得所有横结肠及网膜能够被牵拉至尾侧，要对Gerota筋膜进行充分的游离。

小结

在脾曲操作中，脾下极是很重要的解剖标志，同时，它也是个很危险的部位。若该处受到损伤则易引发大出血，故手术时应十分小心。本节所示操作一大优点在于：先从横结肠入手进行操作，再以胰腺下缘为标记确认 Gerota 筋膜，从而能够让手术安全地进行到脾下极处。

◆**文献出处**

①大塚幸喜，木村聡元，松尾鉄平，他：結腸癌—横結腸切除術. 臨外，72：91–95，2017.

②大塚幸喜，板橋哲也，加藤久仁之，他：進行降結腸癌に対する腹腔鏡下結腸左半切除—脾結腸曲授動のコツ—. 手術，66：1001–1006，2012.

③大塚幸喜，木村聡元，箱崎将規，他：拡大視効果を用いた中結腸動静脈周囲リンパ節廓清. 手術，71：497–503，2017.

④大塚幸喜，木村聡元，箱崎将規，他：進行横結腸癌に対する腹腔鏡手術手技. 外科，78：237–243，2016.

新辅助化放疗（NACRT）后全直肠系膜切除术（TME）的解剖

癌研有明医院大肠外科

秋吉高志

河南省肿瘤医院　　谢建国　译

●要点

- ●了解直肠固有筋膜、腹下神经前筋膜、骨盆壁层筋膜以及自主神经的位置关系。
- ●在直肠的侧方至前方，沿直肠固有筋膜进行剥离是基础的做法，但在直肠的后腔部位，在腹下神经前筋膜的后侧进行剥离也是可能的。

注意事项

全直肠系膜切除术（TME）是一种外科手术方式，可在不损伤直肠固有筋膜的情况下切除直肠，同时保留直肠周围的自主神经，例如腹下神经、盆内脏神经和神经血管束等。为了正确执行此操作，必须对局部解剖有准确的了解，最重要的一点是要始终注意直肠固有筋膜和腹下神经前筋膜[1]（或腹下神经、神经血管束）。在进行剥离的同时应该始终提醒自己：现在自己所剥离的部分是直肠固有筋膜和腹下神经前筋膜（神经）的空隙部位吗，或更进一步说，空隙部位是位于直肠固有筋膜的正上方吗，还是稍微靠近神经部位呢？在进行剥离的同时术者应该始终考虑这个问题。通常，剥离层可认为是疏松结缔组织（气泡层），

但是在 NACRT 之后，因疏松结缔组织的组织纤维化和渗出增多，有些病例的分离层很难正确被识别；或是受纤维化影响，有许多病例无法进行适当的钝器剥离。针对这类复杂的病例，为了避免分层错误，只能事先将这些典型病例的画面深深地印入脑海。必须对剥离层施加力度使其处于紧张状态，否则对剥离层的识别就会更加困难。这对于助手和术者展开手术区必然产生重要影响。本节中，我们使用 NACRT 后有症状的案例（为了便于理解解剖过程，本节使用纤维化和水肿不严重的病例）来解说 TME 所需的局部解剖及其识别、操作方法。

需要记住的局部解剖及其操作方法

● 直肠固有筋膜和右侧腹下神经的识别（图2-9-1）

手术从切开骶岬附近的腹膜开始，这时，从上腹下神经丛 / 右侧腹下神经的腹侧进入，识别直肠固有筋膜。腹膜最初切开的位置若过于偏向背侧，则容易误入神经的背侧；若过于偏向腹侧，

则可能损伤肠系膜。助手要将直肠上动脉附近的腹膜和乙状结肠至直肠乙状结肠部的右侧腹膜稳妥地拉至腹侧。术者要瞄准骶岬周围直肠上动脉背侧的若干凹陷部位（要考虑因腹侧的牵引而引起的偏移），重点掌握在准确的位置切开腹膜。如果能确认已进入上腹下神经丛的腹侧，接下来将分离层扩展到肛门侧。在这个视野下，将右下

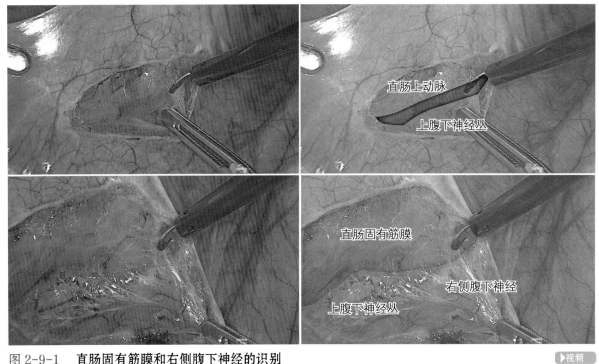

图 2-9-1　直肠固有筋膜和右侧腹下神经的识别

▶视频

腹神经适度地放到背侧。直肠固有筋膜被直肠系膜脂肪（黄色）所覆盖，并赋予黄色肠系膜脂肪独特的光泽和光滑度。在手术的最初阶段，显露直肠固有筋膜是非常重要的，它是 TME 最重要的解剖标志。

● 直肠固有筋膜和腹下神经前筋膜的剥离（图 2-9-2~4）

在完成肠系膜下动脉的处理、乙状结肠系膜和后腹膜的剥离以及乙状结肠系膜外侧的剥离后，助手应该抓住直肠上动脉或附近的腹膜并将其向

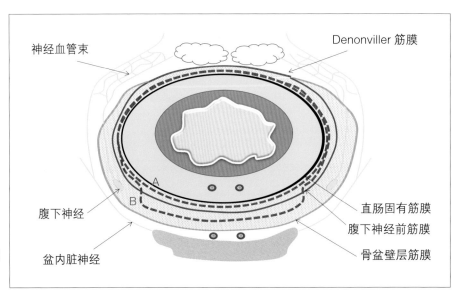

图 2-9-2　直肠周围系膜结构模式图

▶视频　图 2-9-1（时间 1 分 01 秒）

腹侧抬高，展开直肠后腔。若从头侧沿着直肠固有筋膜进行剥离，则可在腹下神经前筋膜覆盖的状态下，确认左右腹下神经。由于腹下神经前筋膜与直肠固有筋膜紧密接触，在左右腹下神经分叉处，腹下神经前筋膜看起来就像墙壁一样，遮挡了前方术野。进行 TME 手术时，必须选择是在腹下神经前筋膜的腹侧进行剥离（A 层），还是有意切开腹下神经前筋膜并在其背侧进行剥离（B 层）（图 2-9-2）。因腹下神经前筋膜和直肠固有筋膜愈合性强的情况较多，若在 A 层进行剥离，

须注意避免损伤直肠固有筋膜。图 2-9-3 是切开腹下神经前筋膜后，正要进入 B 层的画面。进入 B 层后，将可见在肛门侧面，腹下神经前筋膜附着在直肠侧面。进入 B 层后，就已经是在深层进行剥离了。在注意腰椎弯曲度的同时，将剥离的平面放在靠近直肠的位置，能尽量避免损伤腰椎中心血管（图 2-9-4）。此外，在该视野下，若过度剥离至侧方，则有损伤盆内脏神经的风险，因此不要过分扩大剥离范围。

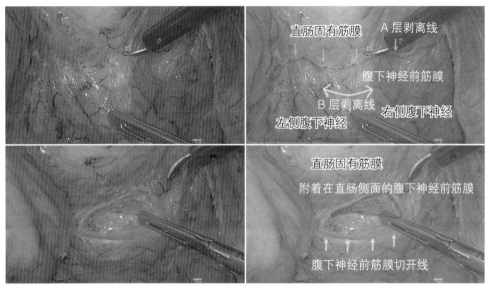

图 2-9-3　切开腹下神经前筋膜　▶视频

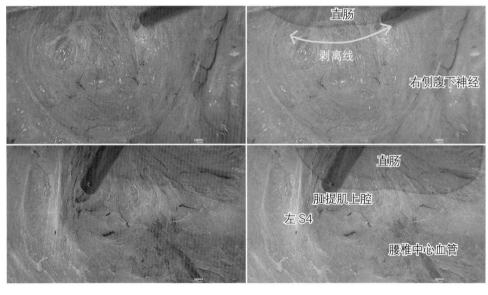

图 2-9-4　直肠后腔的剥离　▶视频

▶视频　图 2-9-3~4（时间 1 分 15 秒）

● 直肠侧方至前方的剥离（图2-9-5）

在侧方剥离中，要小心保存腹下神经和神经血管束（neuro-vascular bundle，NVB），因此剥离层必然是在 A 层（腹下神经前筋膜与直肠固有筋膜之间的空隙）。剥离的重点是要沿着光滑的直肠固有筋膜表面进行。在 B 层剥离直肠后腔时，需要在腹下神经内侧剥离腹下神经前筋膜（更换一层），此时腹下神经被拉向直肠，要注意避免损伤。操作的要点是：请助手将直肠从骨盆中稳妥地拉出，术者如果意识到图 2-9-5 虚线所示的圆形部位为直肠所在位置，就可以很容易识别出直肠固有筋膜的表面。为呈现该视野，最好先完

成一定程度的直肠后腔剥离，然后再进行侧方剥离。前方的剥离基本上在 Denonviller 筋膜的背侧（即沿直肠固有筋膜）进行，这样更容易保留神经。若直肠子宫陷凹处腹膜的切开方式不佳，则将面临与最初剥离骶岬附近时一样的情况，增加修复的麻烦，因此，选对直肠子宫陷凹处腹膜的切开位置非常关键。为避免切入浆膜包裹的直肠系膜脂肪，要注意因侧方剥离而露出的直肠固有筋膜表面，在能以最短距离进入正确剥离层（直肠固有筋膜表面）的位置进行切开操作。若要在 Denonviller 筋膜的前面进行剥离，可从直肠子宫陷凹的最深处稍微靠近腹侧的位置切开，露出精囊，就能自然进入 Denonviller 筋膜腹侧。

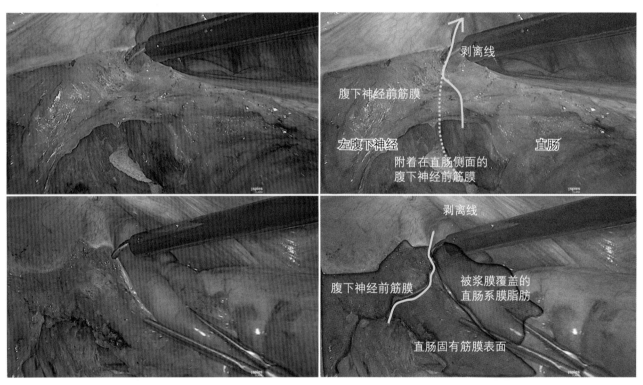

图 2-9-5　直肠侧方的剥离　　　　　　　　　　　　　　▶视频

▶视频　图 2-9-5（时间 1 分 01 秒）

● 神经血管束和直肠的剥离（图 2-9-6）

神经血管束和直肠的剥离与之前的腹下神经和直肠的剥离基本相同，但神经血管束和直肠的连接性比腹下神经和直肠的连接性要强得多。由于有伸向直肠的神经支或较粗的血管（直肠中动脉）横穿剥离层，因此必须有目的地离断这些神经支。如果将横穿的神经分支或血管误认为是神经血管束的主体，则会误切入系膜。因此，剥离直肠和神经血管束时，将基准放在神经血管束的走行上而非直肠上会比较容易理解。沿着神经血管束的走行，慢慢地钝性分离横穿的神经支或血管。此外，由于在骨盆底部，直肠和肛提肌、神经血管束立体交错，因此，首先要充分剥离、显露背侧肛提肌，以便更容易识别神经血管束的走向，这一点十分重要。

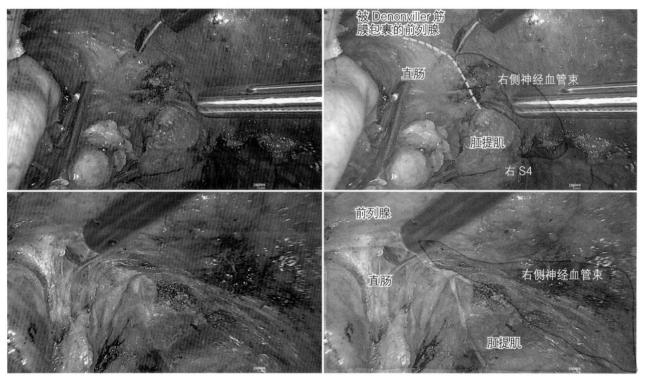

图 2-9-6　神经血管束和直肠的剥离（右侧）

▶视频

● 裂孔韧带的离断（图 2-9-7）

在直肠后方，连接肛提肌的，被称为裂孔韧带（hiatal ligament）的平滑肌纤维附着在直肠上。

离断裂孔韧带时，若在直肠附近进行操作，可能会损伤直肠，应沿着肛提肌（肛门外括约肌）的表面进行。离断裂孔韧带后，肛管内侧的剥离成为可能（内括约肌和外括约肌之间的分离）。

▶视频　图 2-9-6（时间 0 分 55 秒）

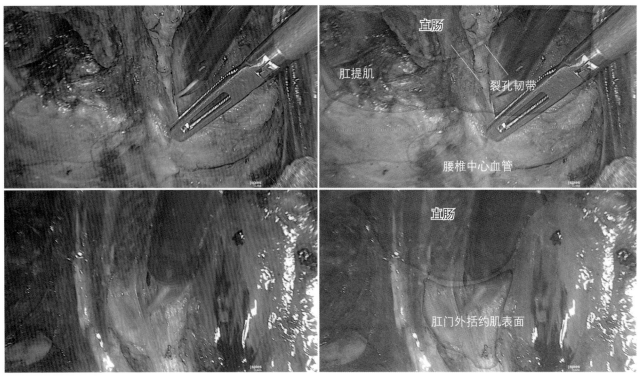

图 2-9-7　裂孔韧带的离断

◆文献出处

① Kinugasa Y, Murakami G, Suzuki D, et al：Histological identification of fascial structures posterolateral to the rectum. Br J Surg，94：620-626,2007.

国立癌症研究中心东医院大肠外科

加藤博树 / 塚田祐一郎 / 伊藤雅昭 / 池田公治 / 西泽祐吏 / 佐佐木刚志
厦门大学附属第一医院　　苏国强　译

下消化道篇

盆腔内筋膜的解剖

概述

　　骨盆内的筋膜结构十分复杂，尽管此前对其已有大量研究，但至今仍未完全明了。解剖术语也未统一，同时，即便是临床上同样处理骨盆脏器的大肠外科、泌尿科及妇科医生，在解剖方面的认识也存在差异。本节将围绕盆腔内筋膜（endopelvic fascia），对骨盆内的筋膜结构进行介绍。

盆腔内的筋膜结构

●盆腔筋膜：盆腔壁层筋膜与盆腔脏层筋膜

　　盆腔内的脏器被骨盆筋膜（pelvic fascia）所覆盖。盆腔筋膜由盆腔壁层筋膜（parietal pelvic fascia）与盆腔脏层筋膜（visceral pelvic fascia）构成。

　　盆腔壁层筋膜是覆盖骨盆侧壁肌肉、骨盆底肌肉和骶骨正面的筋膜，具体指的是闭孔内肌筋膜、肛提肌筋膜、梨状肌筋膜、尾骨肌筋膜、骶骨前筋膜（图 2-10-1）[1,2]。

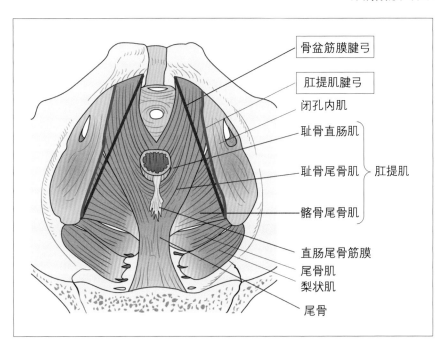

骨盆筋膜腱弓
肛提肌腱弓
闭孔内肌
耻骨直肠肌
耻骨尾骨肌　肛提肌
髂骨尾骨肌
直肠尾骨筋膜
尾骨肌
梨状肌
尾骨

图 2-10-1　形成骨盆侧壁、骨盆底的肌肉群及骨盆筋膜腱弓、肛提肌腱弓

形成骨盆侧壁及骨盆底的肌肉群包括闭孔内肌、肛提肌、梨状肌、尾骨。盆腔壁层筋膜是覆盖这些肌肉及骶骨正面的筋膜（包括闭孔内肌筋膜、肛提肌筋膜、梨状肌筋膜、尾骨肌筋膜、骶骨前筋膜）。

骨盆筋膜腱弓用红色线表示，肛提肌腱弓用蓝色线表示。（图片根据文献②修改调整）

盆腔脏层筋膜则是覆盖骨盆脏器及通向各脏器的神经与血管的膜。直肠周围的盆腔脏层筋膜分为覆盖神经与输尿管的输尿管腹下神经筋膜与覆盖髂内血管的膀胱腹下筋膜。输尿管腹下神经筋膜与腹下神经前筋膜通常被认为是相同的筋膜[3][4]（图 2-10-2）。

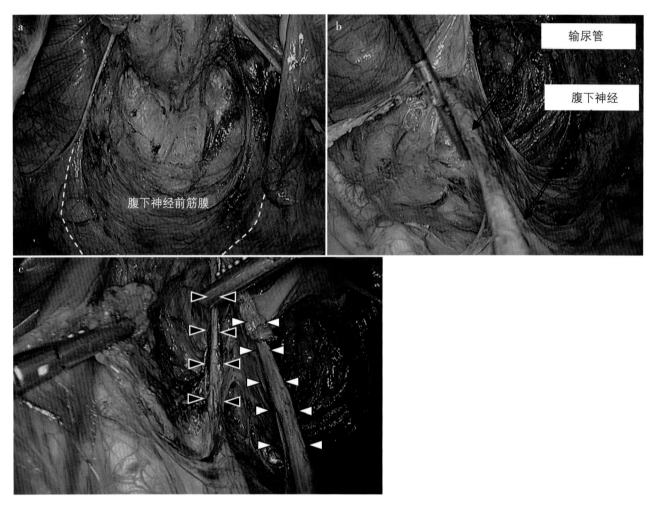

图 2-10-2　盆腔脏层筋膜

覆盖骨盆脏器及通向各脏器的神经与血管的膜被定义为盆腔脏层筋膜。在直肠周围，腹下神经前筋膜（输尿管腹下神经筋膜）及膀胱腹下筋膜相当于盆腔脏层筋膜。图示为全直肠系膜切除术（TME）及其左侧方清扫的术中照片。

a：腹下神经前筋膜。图示为 TME 中完成直肠后壁剥离时的术中照片。骶骨正面保留了一片腹下神经前筋膜。腹下神经前筋膜正如图中文字所示，覆盖在腹下神经（白色虚线）的前侧（腹侧）。

b：输尿管腹下神经筋膜。图示为左侧方清扫时的术中照片。覆盖输尿管与腹下神经的膜（输尿管腹下神经筋膜）与覆盖腹侧腹下神经的膜（腹下神经前筋膜）是相同的筋膜。

c：膀胱腹下筋膜。膀胱腹下筋膜是覆盖髂内血管的盆腔脏层筋膜（黑色箭头）。输尿管腹下神经筋膜用白色箭头表示。

●骨盆筋膜腱弓与肛提肌腱弓

盆腔脏层筋膜在最深处与肛提肌相遇，过渡为盆腔壁层筋膜（肛提肌筋膜）。在该筋膜过渡的部位，可见筋膜增厚，形成骨盆筋膜腱弓（tendinous arch of pelvic fascia）。骨盆筋膜腱弓被看作是沿骨盆底从耻骨联合延伸至坐骨棘的纤维束。此外，肛提肌筋膜与闭孔内肌筋膜的过渡部位可见筋膜增厚，该筋膜增厚的部位便是肛提肌腱弓（tendinous arch of levator ani）[1][2]（图 2-10-1）。

盆腔内筋膜（endopelvic fascia）

下面从外科各领域的解剖视角，对骨盆内筋膜进行介绍。关于骨盆内筋膜的定义与范围，目前仍存在不同的观点。因此，在讨论骨盆内筋膜时，如果不清楚具体指的是哪个区域的哪个膜，便可能产生误解。

●大肠外科领域

在大肠外科领域，通常把肛提肌筋膜称为盆腔内筋膜（图2-10-3a）。

盆腔内筋膜（肛提肌筋膜）位于骨盆侧方区域的最深处。在行侧方淋巴结清扫、No.283淋巴结的廓清术中，关键点是显露盆腔内筋膜，从肛提肌腱弓向内完全切除至骨盆筋膜腱弓（图2-10-3b）。

●泌尿科领域

在泌尿科领域，进行前列腺全切除术时，通常需要对盆腔内筋膜进行处理。盆腔内筋膜被认为是覆盖盆腔壁层筋膜与盆腔脏层筋膜的具有一定厚度的结缔组织（图2-10-4）。在前列腺全切除术中，进行前列腺侧方剥离时，如果从骨盆筋膜腱弓（盆腔脏层筋膜与盆腔壁层筋膜的交汇处）的内侧切开盆腔内筋膜，向前列腺侧方进行剥离，将使前列腺呈现仅被前列腺筋膜（盆腔脏层筋膜）覆盖的状态，便可将覆盖着肛提肌筋膜（盆腔壁层筋膜）的肛提肌整个进行剥离[⑤]。

●妇科领域

在妇科领域，通常把盆腔壁层筋膜与盆腔脏层筋膜统称为盆腔内筋膜，盆腔内筋膜覆盖在骨盆壁的最上方[⑥, ⑦]（图2-10-5）。

上面介绍了盆腔内筋膜在外科各领域的具体内涵。需要注意的是，各领域所关注的区域是不

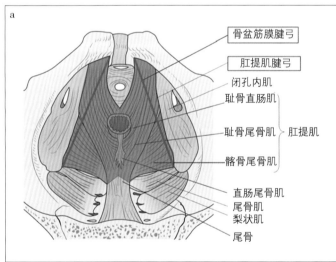

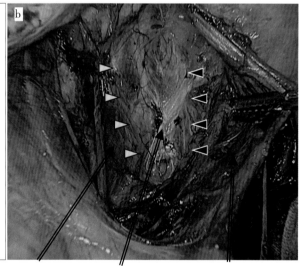

闭孔内肌　　　肛提肌　　　盆腔脏层筋膜外侧面
筋膜　　　　　筋膜　　　　（膀胱腹下筋膜）

图2-10-3　大肠外科领域的盆腔内筋膜

a：在大肠外科领域，通常把肛提肌筋膜称为盆腔内筋膜（绿色部分）。

b：图示为左No.283淋巴结廓清的术中照片。图中可见左No.283淋巴结廓清时的盆腔内筋膜及膀胱腹下筋膜。No.283区域的最深处为盆腔内筋膜（肛提肌筋膜），内侧为骨盆筋膜腱弓（黑色箭头），肛提肌腱弓用黄色箭头表示。（根据文献②修改调整）

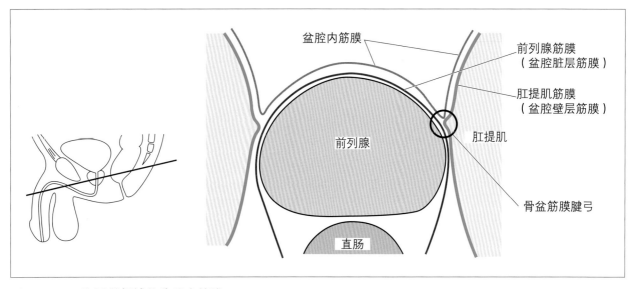

图 2-10-4　泌尿科领域的盆腔内筋膜
具有一定厚度的结缔组织覆盖着盆腔脏层筋膜（红色线）和盆腔壁层筋膜（绿色线），这层结缔组织被称为盆腔内筋膜（紫色线）。

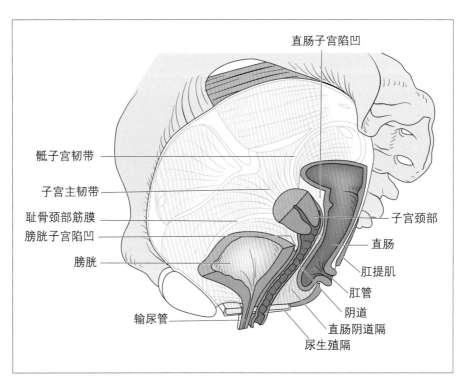

图 2-10-5　妇科领域的盆腔内筋膜
用白色表示的区域是妇科领域的盆腔内筋膜。（根据文献⑦绘制）

同的。概括来说，盆腔内筋膜在大肠外科指的是肛提肌筋膜（盆腔壁层筋膜）；在泌尿科指的是覆盖盆腔壁层筋膜与盆腔脏层筋膜的具有一定厚度的结缔组织；在妇科则是盆腔壁层筋膜与盆腔脏层筋膜的统称。图 2-10-6 是对以上内容进行比较的图解。

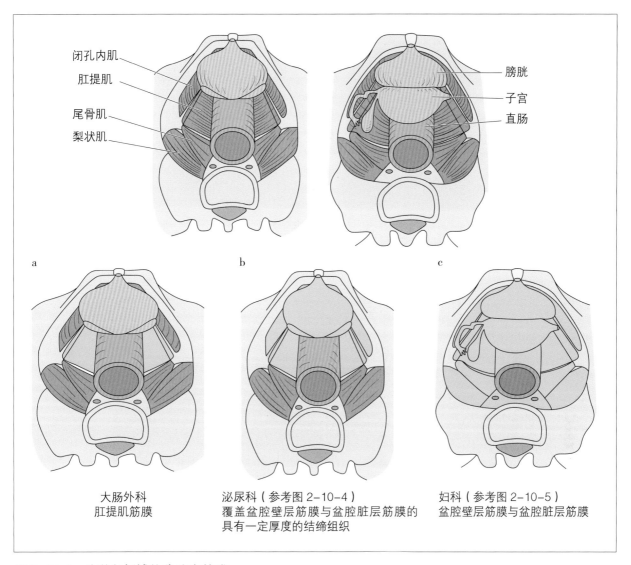

闭孔内肌
肛提肌
尾骨肌
梨状肌

膀胱
子宫
直肠

a

b

c

大肠外科
肛提肌筋膜

泌尿科（参考图 2-10-4）
覆盖盆腔壁层筋膜与盆腔脏层筋膜的
具有一定厚度的结缔组织

妇科（参考图 2-10-5）
盆腔壁层筋膜与盆腔脏层筋膜

图 2-10-6　外科各领域的盆腔内筋膜

图解显示除神经、血管、韧带以外的骨盆底。

a~c：绿色代表外科各领域所指的盆腔内筋膜结构。请注意，由于各领域关心的区域不同，未被当作盆腔内筋膜的结构没有用绿色表示。

直肠癌手术中的盆腔内筋膜

下文中的盆腔内筋膜采用了肛提肌筋膜的含义。在直肠癌手术中，盆腔内筋膜不仅是术中分界标志，而且是作为确保环周切缘（circumferential resection margin，CRM）阴性、控制局部复发所需的具有一定厚度的组织，具有重要的作用。

●作为术中分界标志的盆腔内筋膜

在 TME 中，进行骨盆底剥离时，盆腔内筋膜

将成为解剖学意义上的分界标志。进行直肠侧方剥离操作时，首先应沿着盆腔脏层筋膜，向骨盆底方向确认骨盆筋膜腱弓，然后再沿着盆腔内筋膜，进行肛管上缘剥离，这样才能更精准地实施 TME[8]。实际上，切除骨盆神经丛的直肠分支后，疏松层往往会扩展至肛提肌上腔中，对该疏松层进行剥离后，便可以看到作为残留结构的骨盆筋膜腱弓。看到骨盆底之后，可确定保留还是切除盆腔内筋膜，并根据肿瘤的浸润程度，选择剥离层（图 2-10-7）。

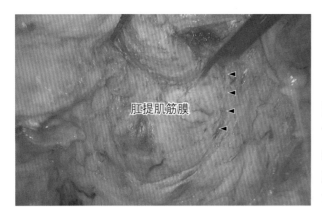

肛提肌筋膜

图 2-10-7　TME 中的骨盆底　　▶视频

TME 中的侧壁分界标志为盆腔脏侧筋膜，最深处的分界标志为盆腔内筋膜（肛提肌筋膜）。图 7 是保留了盆腔内筋膜的剥离层。在盆腔内筋膜（盆腔壁层筋膜）与盆腔脏层筋膜的交汇处，可以看到骨盆筋膜腱弓（黑色箭头）。

●为确保 CRM 进行的盆腔内筋膜合并切除

在下段直肠癌中，确保 CRM 阴性是控制局部复发的重要手段。在靠近肛提肌的下段直肠癌手术中，可在术前根据肿瘤的浸润程度，制订保留或切除盆腔内筋膜的方案。对于深度为 T3 以上的病变，选择盆腔内筋膜背侧的剥离层（切除盆腔内筋膜），可以充分确保环周切缘的阴性（图 2-10-8）。如果是深度为 T1、T2 的病变，则选择保留盆腔内筋膜的剥离层更为适合。

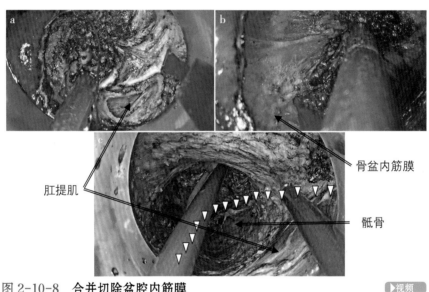

肛提肌

骨盆内筋膜

骶骨

图 2-10-8　合并切除盆腔内筋膜　　▶视频

对 Rb 直肠癌 ycT3N0M0 Ⅱ期、肿瘤下缘距离肛直肠线（Herrmann 线）1cm、肿瘤定位 0 点~ 6 点、最深处 3 点的病例实施经肛门全直肠系膜切除术（TaTME）及腹腔镜下经括约肌间切除术（ISR）。为确保肿瘤存在部位的 CRM 阴性，对盆腔内筋膜进行了合并切除。

a：切除盆腔内筋膜的剥离层。左后壁上，为确保 CRM 阴性，切除了盆腔内筋膜（肛提肌筋膜）。

b：保留盆腔内筋膜的剥离层。右后壁上，剥离时保留了盆腔内筋膜。

c：切除结束。左后壁上，从肛直肠线（Herrmann 线）至第 3 骶骨附近的盆脏筋膜（肛提肌筋膜、骶骨前筋膜）被切除（白色箭头）。

▶视频　图 2-10-7（时间 2 分 27 秒）　　

▶视频　图 2-10-8（时间 1 分 13 秒）

小结

　　盆腔内筋膜被认为是大肠外科、泌尿科及妇科领域的重要解剖结构。然而，关于其名称的定义及针对相应构造的观点却存在着差异。必须认识到，在近年来，大肠外科领域的 TaTME 中，盆腔内筋膜不仅是解剖学意义上的分界标志，更是确保 CRM 阴性的重要结构。

◆ 文献出处

① Susan Standring：Gray's Anatomy：The Anatomical Basis of Clinical Practice, 41ed. Elsevier, 2015, pp 1223–1224.

②伊藤雅昭，小林昭広，西澤祐吏，他：腹腔鏡下 ISR. 臨外 71：171–180，2016.

③佐藤達夫：骨盤外科解剖序論. Jpn J Endourol 25：2–10，2012.

④渡邉純，舛井秀宣，長堀薫：側方リンパ節郭清術. 消外 40：668，2017.

⑤ Takenaka A, Hara R, Soga H, et al：A novel technique for approaching the endopelvic fascia in retropubic radical prostatectomy, based on an anatomical study of fixed and fresh cadavers. BJU Int, 95：766–771, 2005.

⑥金尾祐之：解剖学的視点で解き明かす女性骨盤手術. 南江堂，2016，pp 13–14.

⑦ Drake R, et al：Gray's Atlas of Anatomy, 2nd ed, Elsevier, 2014, p 245.

⑧太田貢由，諏訪宏和，中川和也，他：拡大手術に必要な解剖—臓側骨盤筋膜と壁側骨盤筋膜. 手術 70：1037–1044，2016.

下消化道篇

直肠癌手术中保留排尿功能的局部解剖

藤田医科大学消化外科

胜野秀稔 / 前田耕太郎 / 花井恒一 / 宇山一朗

海南医学院第一附属医院　　何冬雷　译

● 要点

- 在肠系膜下动脉根部进行血管处理时，要注意避免损伤左右腰内脏神经。
- 在直肠后壁，注意沿着直肠固有筋膜的剥离层，于侧方小心离断从骨盆神经丛中分支出的直肠支。
- 根据肿瘤的局部位置和浸润深度，选择邓氏筋膜（Denonvilliers 筋膜）的剥离层，同时，在侧前方，注意避免损伤神经血管束（NVB）。

注意事项

目前，针对直肠癌的机器人辅助手术得到越来越多的使用。得益于技术创新，如三维图像带来稳定的术野、多关节功能技术帮助术者以最佳角度切除病灶等，使得精准地进行手术成为可能[1]。

机器人辅助手术与腹腔镜手术相同，采用从身体内侧入路的手法，在骶骨岬附近确定直肠固有筋膜和腹下神经前筋膜，接着继续向近端进行剥离操作。在清扫 No.253 淋巴结时，注意不要因切入层面过深而损伤腰内脏神经[2]。处理完近端侧的血管后，在骨盆操作中，维持从直肠后壁到头侧的剥离层，保留腹下神经。在腹膜返折部正下方的侧壁，注意侧方韧带，将其锐性离断。在前壁切开腹膜后，通过视野展开确认泡沫状的 Denonvilliers 筋膜，根据肿瘤的局部情况选择离断线[3]。在直肠前侧，需要掌握骨盆内的立体结构，防止神经血管束（NVB）损伤引起的出血和功能障碍。

在本篇中，将对排尿、性功能相关的机器人辅助下的自主神经保留手术，通过提供实际的手术照片和视频，对其局部解剖进行说明。

需要记住的局部解剖及其操作方法

● 肠系膜下动脉（IMA）根部周围的腰内脏神经的保留操作（图 2-11-1）

在骶骨岬附近仔细剥离切开的肠系膜和腹下神经，一边确认直肠上动脉的血管鞘，一边向头侧展开。注意将 IMA 向腹侧适度牵引，确认腹主动脉前面的上下腹下神经丛。在向外侧进行剥离操作时，确认左输尿管和生殖血管。通过将这些结构充分剥离到背侧，可以防止在处理血管时损伤左侧腰内脏神经。通过离断面向 IMA 的腰内脏神经的结肠分支，使腹主动脉和 IMA 所呈的锐角角度变得更小，以实现安全可靠的神经保留操作。处理 IMA 可使左侧的腰内脏神经更容易辨识，以

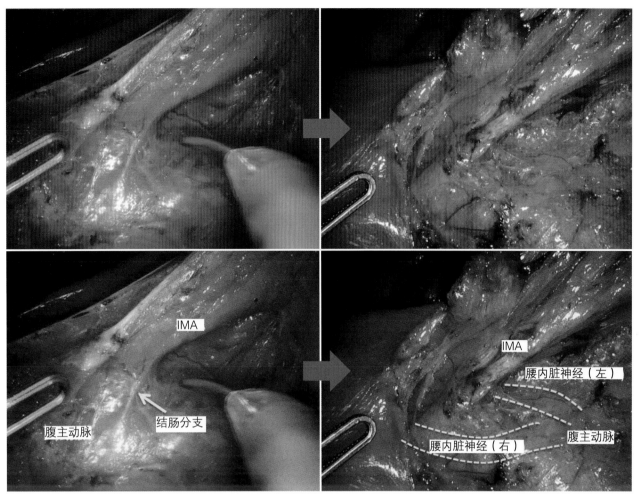

图 2-11-1　IMA 根部周围的腰内脏神经的保留操作

▶视频

便确切保留。在充分清扫 IMA 根部周围的淋巴结的同时，注意清扫的层面不要过深，这样既能够确保肿瘤的根治和也能保留相应的功能。

● 腹下神经前筋膜剥离（图 2-11-2）

根据肿瘤位置及浸润程度的不同，剥离的层面也不同。在此，笔者对以保留自主神经为基础的操作手法进行说明。

从头侧向骨盆内进行剥离操作时，在腹主动脉的分支部附近确认腹下神经主干。腹下神经沿骶骨曲线从直肠系膜后方走向左右两侧直肠旁沟。因此，助手用棉布带将乙状结肠向头腹侧大幅度展开，术者用钳子由直肠后壁向腹尾侧方向施加反向牵引力，由此，可以见到直肠固有筋膜和腹下神经前筋膜。注意要最大幅度地剥离。从正中

向左右展开时，要注意避免损伤左右腹下神经。特别是在左侧容易因直肠分支而看错层面，需要更加慎重地进行剥离操作。

● 侧方韧带的离断（图 2-11-3）

在直肠固有筋膜和腹下神经前筋膜之间向肛门侧分离时，可见腹膜返折部正下方的直肠侧壁白色的拱形结构。这被称为侧方韧带，主要是来自骨盆神经丛的直肠分支、包含来自髂内动脉的分支——直肠中动脉。

▶视频　图 2-11-1~5（时间 3 分 00 秒）

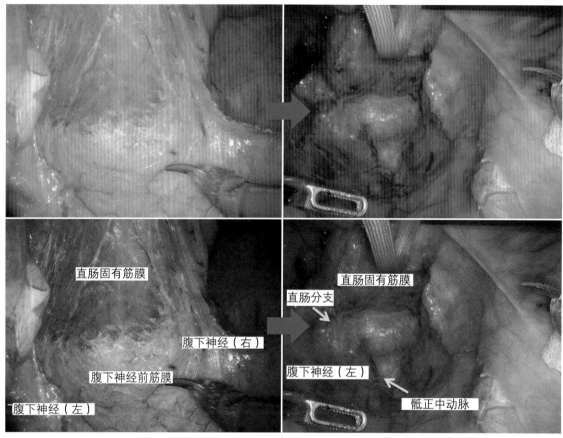

图 2-11-2　腹下神经前筋膜的剥离　　▶视频

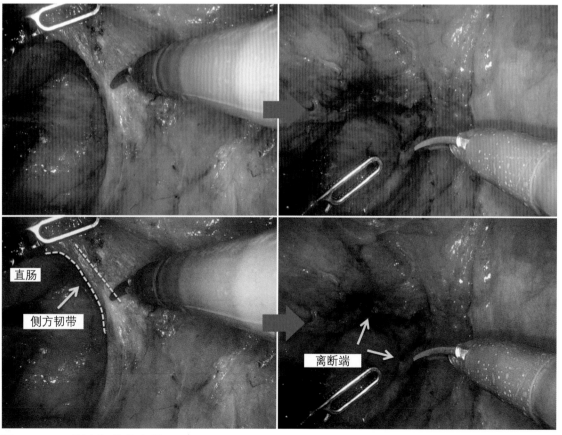

图 2-11-3　侧方韧带的离断　　▶视频

接近侧壁时，在直肠后壁的剥离操作完成后，可更容易识别侧方韧带。因此，将直肠后壁的剥离向肛门侧推进，在保持现有层面的同时，向左右侧方向扩大剥离。即使是直肠的过度牵引也会给骨盆神经丛带来损伤，引起以男性勃起功能障碍为主的性功能障碍。因此，在展开术野时，需要细心注意。

● NVB 剥离操作（图 2-11-4）

维持前面所述的全直肠系膜切除术（TME）的层面，推进直肠前壁的剥离。到达腹膜返折部正下方时，将发现 NVB 就像缠绕在直肠系膜上一样，位置非常接近，可被剥离。在肥胖病例中，有脂肪较厚难以确定层面的情况。此时，将右侧精囊侧的腹壁向 2 点钟方向展开，将直肠壁向 8 点钟方向展开，即可掌握骨盆壁的立体情况。通过适当地反向牵引，可以确认从骨盆神经丛分支出来的直肠分支，在直肠固有筋膜的附着部位将其锐性离断，可将直肠慢慢地向头侧抬起。

在 NVB 附近的剥离操作中，若误识层面而引起出血，将使其与脂肪的边界变得模糊，形成恶性循环，不仅有碍肿瘤根治，还会引起术后排尿以及性功能障碍。因此，有必要从直肠前后壁开始确认神经的走向，慎重地进行操作。

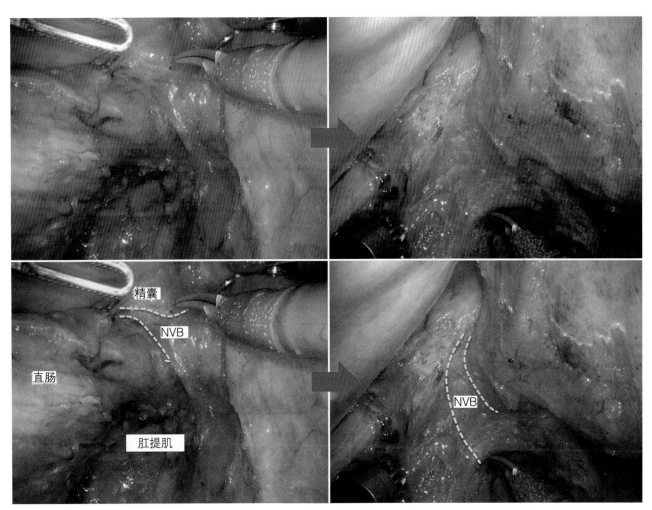

图 2-11-4　NVB 的剥离操作

▶视频

● Denonvilliers 筋膜剥离层（图 2-11-5）

在骨盆的矢状面上，从直肠膀胱陷凹或直肠子宫陷凹的正下方到肛门括约肌附近都可见到 Denonvilliers 筋膜。虽然可见到胶原纤维和弹性纤维、平滑肌、神经、血管，但未必能确认 Denonvilliers 筋膜。在纤维密且坚固的情况下，Denonvilliers 筋膜是白色的筋膜；纤维稀疏的情况下，Denonvilliers 筋膜是泡沫状的结缔组织的间隙。针对分期到 cT2 的直肠癌以及前壁不存在肿瘤的

病例，以保留自主神经为目的，沿着直肠壁进行剥离。对于病灶在直肠前壁的 T3 以上的肿瘤，要沿着前列腺（阴道壁）进行剥离。

通过将前列腺向腹侧展开，将直肠向背侧展开，在术野内进行适当的反向牵拉操作，可以确认泡沫状的组织。如前所述，根据肿瘤的局部位置和浸润深度，在术中选择离断线，朝向肛门侧，在前列腺下缘附近，剥离至直肠外纵肌向直肠尿道肌移行的位置附近。在直肠的前方进行离断操作时，NVB 是重要的解剖标志，剥离时要注意对 NVB 进行保留。

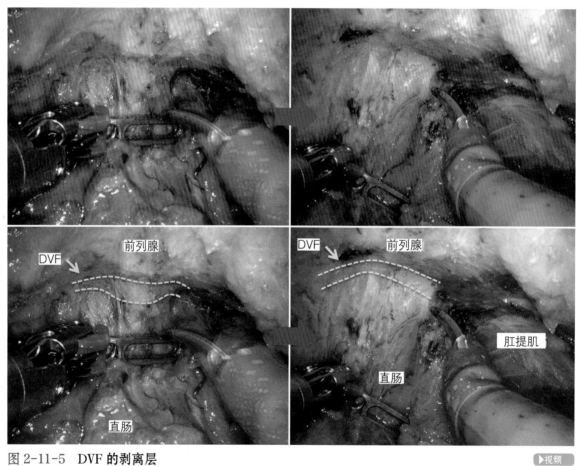

图 2-11-5　DVF 的剥离层　　　　　　　　▶视频

DVF：Denonvilliers 筋膜

◆ **文献出处**

①勝野秀稔，前田耕太郎，花井恒一，他：大腸癌に対するロボット手術導入．日消外会誌，43：1002-1006，2010．

②花井恒一，宇山一朗，勝野秀稔，他：直腸癌に対するロボット手術．消外，41：27-39，2018．

③前田耕太郎，花井恒一，升森宏次，他：Denonvilliers 筋膜開腹手術．手術，68：1051-1055，2014．

痔手术的局部解剖

松岛医院大肠肛门病中心

冈本康介 / 松岛诚 / 下岛裕宽 / 香取玲美 / 若林秀幸 / 彦坂吉兴 /
杉田博俊 / 松村奈绪美 / 河野洋一 / 深野雅彦 / 铃木和德 / 黑水丈次

福建中医药大学附属人民医院　　王菁　译

●要点

● 痔是由于肛门组织内的痔静脉丛过度曲张，弹性纤维等结缔组织过度肥大、断裂所致。
● 痔结扎切除术适用于 Goligher 分类Ⅲ～Ⅳ度的内痔（以及外痔、直肠黏膜脱垂等）[1]。
● 痔结扎切除术，是将病理性的痔组织进行适当地切除、缝合，保留正常的肛管组织，这是一种保留功能的术式[2]。

痔手术概述及局部解剖应注意的问题（图 2-12-1）

展开臀裂可见的肛管下缘，称为肛缘。此处向远端 2~3cm 处的外胚层和内胚层的接合部称为齿状线。肛门上皮从肛缘延伸至齿状线，由没有附属器的多层扁平上皮组成。向近端距齿状线 10mm 左右的区域是由圆柱、立方、复层扁平上皮组成的移行上皮带。该移行上皮带中有 8~10 条纵向褶皱。褶皱隆起的部分称为肛柱，肛柱和肛柱之间的凹陷部分称为肛窦。肛柱的下端形成肛乳头，肛乳头呈小棍状隆起。肛窦的下端形成肛隐窝，肛隐窝内有肛门腺导管开口。肛柱上缘的连

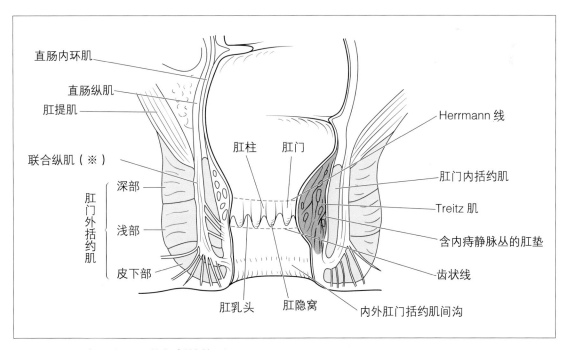

图 2-12-1　直肠和肛门的解剖结构图

※ 直肠纵形平滑肌的延伸。

线称为肛直肠线，与耻骨直肠肌的上缘一致[3]、[4]。内痔的上皮主要是直肠柱状上皮，上皮下有肛垫。肛垫由与直肠上动脉的末端支吻合的内痔静脉丛、平滑肌、弹性纤维等组成，通过肛门黏膜下肌（Treitz肌）固定在肛门内括约肌上[5]。Treitz肌是由联合纵肌的一部分肌纤维组成的，这些肌纤维穿透肛门内括约肌。但最近有研究表明，联合纵肌是不含骨骼肌成分的直肠纵肌平滑肌纤维的一部分[6]、[7]。肛垫里的痔静脉丛充血有助于肛门括约肌的收缩和肛门的完全闭合。内痔是由于位于肛门内括约肌和直肠黏膜之间的黏膜下间隙的静脉丛等肛垫组织过度充血、隆起，导致Treitz肌等支持组织过度拉伸、断裂从而形成的。

需要记住的局部解剖及操作方法

● 手术要点

肛垫组织是参与肛门闭合的正常结构，过度切除痔组织会导致术后肛门功能障碍。正确的步骤是：从肛缘起切除痔外侧的皮肤做成一个放射状浅层引流切口，然后从肛管齿状线外纵向剥离痔核组织，再结扎切除包括痔核根部的血管。此时，需确认直肠以及肛管上皮在内的组织的柔软性，以手术结束时肛门整体伸展性良好为标准进行切除操作。应注意避免像切除肿瘤病灶那样切除肛垫组织和皮下组织，这样容易导致缝合张力过大，增加局部的血流障碍、伤口开裂等风险，造成术后肛门狭窄。

● 术前准备

❶ 麻醉与体位

麻醉使用低位腰麻或骶麻。手术体位为头端略低位的折刀位，两腿不分开。将宽幅胶带贴在两侧臀部以牵引左右，确保暴露手术区视野。

❷ 肛门和痔的检查

用棉球消毒术野时，用有柄肛门镜观察整个肛门情况。除了观察脱出的痔核的大小、位置、形态外，还需通过肛门指诊确认肛管上皮和括约肌的伸展性，以及有无肛瘘、脱肛等并发症。需切除多处时应从较大的部位开始（图 2-12-2）。

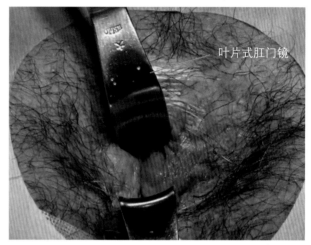

叶片式肛门镜

图 2-12-2　肛门、痔的检查（截石位）　▶视频

❸ 设计痔切除术，确定皮肤切除线

肛门镜有叶片式和筒形两种，在手术过程中要根据视野和手术操作需要等来选择。叶片式肛门镜适用于剥离痔核时需要反牵引操作的情况，筒形肛门镜适用于关闭伤口的情况。由于肛门手术是在狭窄的术野中进行的，为了控制影响视野的出血，便于解剖和前期镇痛[2]、[8]，将 0.5% 肾上腺素加利多卡因注入皮下和内痔黏膜下层。用镊子在肛管纵行方向适度牵拉整个待切除的痔，可设计出一条合适的切除线（图 2-12-3）。

▶视频　图 2-12-2~13（时间4分54秒）

● 手术方法

❶做皮肤引流切口，切除外痔

用止血钳将外痔的皮肤轻夹略提，向中心方向牵引，使被牵引的皮肤呈向上提起的三角形。从顶点到肛缘做切口（图 2-12-4~5）。用另一把钳子抓住顶点，向同一方向牵引，然后以不显露皮下外括约肌纤维的深度，用剪刀在肛缘以不超过痔组织 2/3 的宽度分离皮肤和外痔部分，形成引流切口（图 2-12-6）。为了防止术后肛管狭窄，在评估肛管上皮外展性的同时，将切口宽度缩小到齿状线。此处操作也以保留肛管上皮下的结缔组织、不显露内括约肌纤维为准（图 2-12-7）。

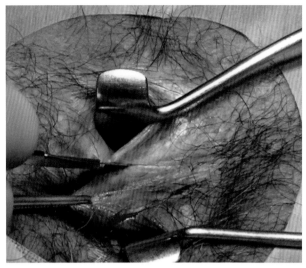

图 2-12-5　皮肤切口　　▶视频

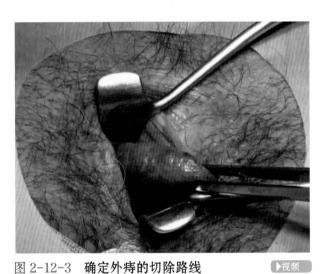

图 2-12-3　确定外痔的切除路线　▶视频

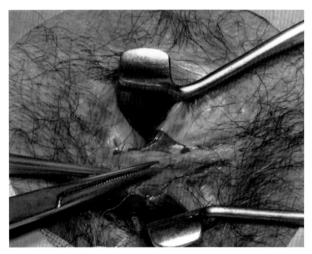

图 2-12-6　做引流切口　　▶视频

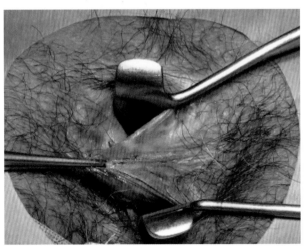

图 2-12-4　牵拉肛缘的皮肤　▶视频

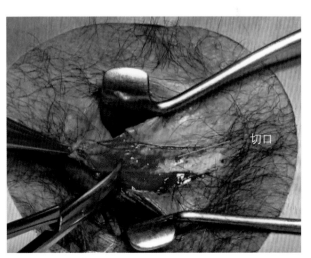

切口

图 2-12-7　肛管上皮的游离　　▶视频

❷剥离痔核

稍微牵引痔组织的同时，先将与痔核的离断线一致的两侧黏膜浅切开至根部附近，便于剥离痔核。当内痔牵引力度稍大时，附着在肛门内括约肌上的部分缓冲组织——Treitz 肌呈帐篷状，这些组织需快速锐性分离，避免切及肛门内括约肌（图 2-12-8）。在近端痔核部附近，直肠黏膜的切除幅度应略微变窄。痔切除操作的最高点可达直肠环肌的末端（图 2-12-9）。其他位置的痔可根据各自的大小和位置进行相应的切除和缝合。

❹切除痔核，处理断端

用 3-0 单股合成可吸收线对剥离后的痔核近端 1~2cm 的直肠环肌进行贯穿结扎（图 2-12-10）。用这根结扎线翻转结扎内痔后，将痔组织切除（图 2-12-11）。以近端直肠壁贯穿结扎点为支点，将肛管下垂的上皮和肛缘皮肤上提，使之恢复至近端原位。若痔组织切断端见有较大的血管，则应加做双重结扎或橡皮筋结扎。但需要注意的是，对于断端的出血，多次贯穿结扎或结扎力度过大，会影响局部血供，造成感染和溃疡。

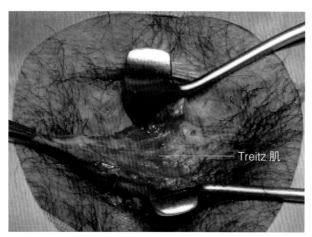

图 2-12-8　**痔核的剥离**　▶视频

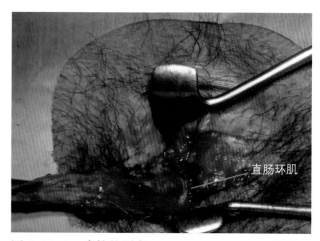

图 2-12-9　**痔核的剥离**　▶视频

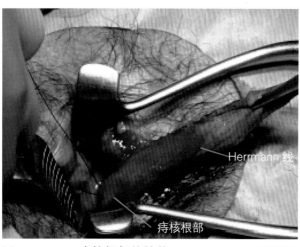

图 2-12-10　**痔核根部的结扎**　▶视频

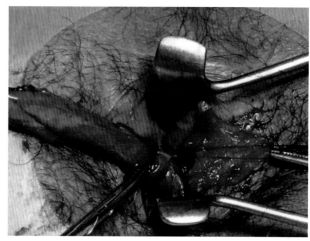

图 2-12-11　**痔核的切除**　▶视频

❸半闭合引流伤口

使用叶片式或筒形肛门镜，在不切断根部结扎线的情况下，连续缝合伤口至齿状线或肛缘（图 2-12-12）。要避免缝合过紧，避免缝合部与肌层

之间的引流受阻，防止术后疼痛、水肿、感染。引流伤口半闭合的程度根据张力的大小进行调整，也有在齿状线附近结束且完全不闭合引流伤口的例子。

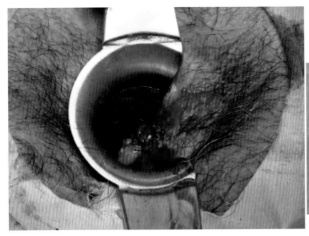

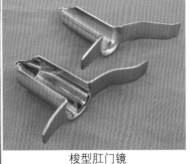

梭型肛门镜

图 2-12-12 半闭合的引流切口 ▶视频

❺最终确认：手术结束前检查

行指诊检查直肠，自痔结扎根部至肛缘处，确认无张力或伸展受限，直肠通畅，肛门的外展性足够容纳两横指。多处切除缝合后，相邻结扎部分之间的直肠环肌如果有环状牵拉，必须用手指扩张或行纵行切口松解。最后，用有柄肛门镜检查引流伤口部分至结扎根部是否有出血现象，若无则手术结束。通常情况下，不留置止血纱布（图2-12-13）。

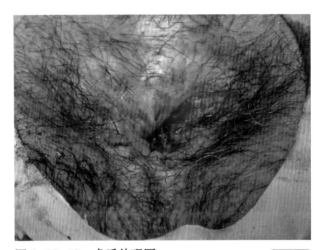

图 2-12-13 术后外观图 ▶视频

◆ **文献出处**

①日本大腸肛門病学会：肛門疾患（痔核·痔瘻·裂肛）診療ガイドライン 2014 年版. 南江堂，2014.

②松島誠，岡本康介，深野雅彦，他：痔核の外科的治療. 消外 39：1629-1636，2016.

③松島誠：肛門管·肛門. 局所解剖アトラス. 手術 62：797-803，2008.

④秋田恵一：骨盤内臓の基本的解剖. 辻仲康伸（監）；大腸肛門病ハンドブック. 医学書院，2011，pp 11-30.

⑤ Thomson W H：The nature of haemorrhoids. Br J Surg, 62：542-552, 1975.

⑥中島康雄，辻仲康伸，山口久美子，他：痔瘻に対する超音波診断のための局所解剖—連合縦走筋を中心に. 第 12 回臨床解剖研究会記録，2008，pp 20-21.

⑦秋田恵一，室生暁，渡辺研太朗，他：肛門管の解剖. 手術 69：1217-1223，2015.

⑧松島誠，下島裕寛：痔核結紮切除術は GOLD STANDARD か？ —結紮切除術の基本手技とそのエビデンス. 日大腸肛門病会誌 63：831-837，2010.

肛瘘手术所需掌握的局部解剖

松岛医院大肠肛门病中心

冈本康介 / 下岛裕宽 / 松岛诚 / 香取玲美 / 若林秀幸 / 彦坂吉兴 /
杉田博俊 / 松村奈绪美 / 河野洋一 / 深野雅彦 / 铃木和德 / 黑水丈次
海南省人民医院　蔡国豪　译

下消化道篇

●要点
- ●肛瘘由原发感染内口的肛隐窝、作为感染灶的原发灶、瘘管以及外口构成。
- ●对低位括约肌间肛瘘的病例，可通过指诊、双指诊的方式，触知皮下从原发口凹陷部到外口之间呈条索状的瘘管。
- ●肛瘘的手术要点是：防止脓肿和炎症复发，同时保留肛门功能。

肛瘘手术的概要和应该注意的局部解剖

关于肛瘘的分类，欧美使用 Parks 分类法[1]，日本临床上则应用根据肛瘘的走向及其与齿状线、肛门内外括约肌、肛提肌的关系的隔越分类来进行分类（图 2-13-1）[2,3]。这个分类有"单纯型"和"复杂型"，但实际上还存在着各种各样的病变类型，即便同属一类，手术的难易度也存在差异。

手术中应注意的要点是：同时兼顾根治性和肛门功能。内括约肌在静息时与肛门闭合有很大关系，过度损伤会导致术后大便失禁等。肛瘘位于肛门前方、侧方时，由于肛门外括约肌的解剖学原因，手术容易引起肛门变形、功能损伤，因此需要充分考虑采用何种术式。

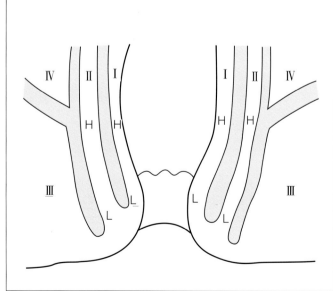

隔越分类		记号
Ⅰ. 皮下或者黏膜下肛瘘		
L. 皮下肛瘘		Ⅰ L
H. 黏膜下肛瘘		Ⅰ H
Ⅱ. 内外括约之间的肛瘘		
L. 低位肌间	S. 简单的	Ⅱ LS
	C. 复杂的	Ⅱ LC
H. 高位肌间	S. 简单的	Ⅱ HS
	C. 复杂的	Ⅱ HC
Ⅲ. 内外括约肌之间的肛瘘		
U. 一侧的	S. 简单的	Ⅱ US
	C. 复杂的	Ⅱ UC
B. 两侧的	S. 简单的	Ⅱ BS
	C. 复杂的	Ⅱ BC
Ⅳ. 肛提肌上的肛瘘		Ⅳ

图 2-13-1　肛瘘的分类（隔越分类）（图片根据文献②绘制）

准确把握瘘管的数量、深度、分支的状态、粗细等，以及其与肛门内外括约肌的关系，从而选择最佳手术方式。在手术方式方面，瘘管的处理方法有瘘管切开开放术（lay open法）、瘘管切除术、瘘管部分切除术（coring out法）、seton法、Hanley法。瘘管处理后的修复法有肛门括约肌缝合术、括约肌填埋法和其他新的方法，即在内外括约肌之间结扎瘘管并保留肛门括约肌的方法——LIFT法（ligation of internal fistula tract）等。要充分考虑到各个术式的特征、术后肛门的变形情况、功能损害程度等，选择适当的手术方式。

需要记住的局部解剖及其操作方法

肛门管的肌肉结构为内层由肛门内括约肌、外层由肛门外括约肌和连续的肛提肌构成。

肛门内括约肌是直肠内环肌在肛门管的肥厚部分，下缘是位于肛门边缘0.5~1.0cm处的平滑肌。内括约肌的长度为（32.0±13.7）mm，中位数是28mm，从齿状线到下边缘的长度是（19.4±3.8）mm，厚度最大的部分全部在齿状线下方[4]。自主神经支配的平滑肌掌管肛门管静息时的关闭功能，大约承担了肛门85%的最大静止压[5]。

肛门外括约肌是环绕肛门内括约肌外侧的横纹肌，由深部、浅部、皮下部构成（图2-13-2）。

直肠纵行肌的一部分纤维下走行于肛门内外括约肌之间，大部分分散地贯穿于皮下肛门外括约肌，附着在肛门周围的皮肤上。一直以来，在平滑肌和横纹肌两者中并行且被称为"联合纵行肌"的肌纤维[6]，在免疫化学染色法的研究中被发现是不含骨骼肌成分的直肠纵行平滑肌[7, 8]，一部分贯穿于肛门括约肌，形成支撑黏膜的韧带，起到将肌层和内痔静脉丛固定在上皮的作用。贯穿肛门外括约肌皮下部的纤维到达肛门上皮和肛门周围皮肤。另一方面，在皮下部和浅部之间沿坐骨结节方向贯穿的纤维形成坐骨直肠窝下壁的横中隔。

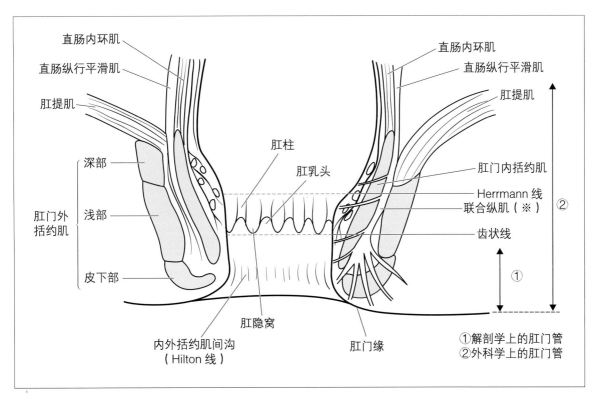

图 2-13-2　直肠、肛门解剖图（从左到右，从上到下）

※ 考虑到直肠纵行平滑肌延长后的肌纤维。

直肠肛门周围间隙是直肠肛门周围的皮肤、肛门上皮、肌层之间的结合疏松的组织间隙，皮下间隙、括约肌间隙、坐骨直肠窝，肛门后间隙等，与痔疮、肛瘘、肛门周围脓肿的发生和进展密切相关[3][5][9]。内外括约肌间隙中存在肛门腺，这里的感染是形成低位、高位肌间肛瘘的原发灶。

左右坐骨直肠窝通过肛门尾骨韧带之间的深肛门后隙（courtney's space）与肛门管后方正中部的肛提肌相联系。在这形成的坐骨直肠窝脓肿是深部复杂肛瘘、马蹄型肛瘘的原发灶。近年来，肛提肌，尤其是腱样的耻骨直肠肌、内括约肌、被深浅外括约肌包围的后方深部间隙被视为肛瘘的原发灶[10][11]。除此之外，尽管发病概率较小，但还有属于深部肛瘘的骨盆直肠窝脓肿、骨盆直肠窝肛瘘的病例（图2-13-3）。

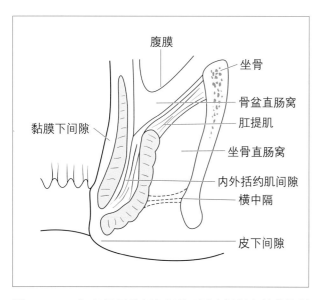

图 2-13-3　肛门周围的组织间隙（图片根据文献⑨绘制）

● 后方的低位肌间肛瘘的瘘管开放术

在肛瘘的各种类型中，低位肌间肛瘘的发生频率最高，其次是高位肌间肛瘘和坐骨直肠窝肛瘘，一共占肛瘘90%以上，骨盆直肠窝肛瘘只占少数。这里展示的是瘘管开放术操作过程中可能遇到的解剖学组织，接受该术式的病例是发生频率最高的、位于肛门后方（5~7点钟方向）的低位肌间肛瘘。

❶确认原发口（内口）和外口

术前进行仔细地进行直肠肛门指诊和经肛门的超声检查，确认瘘管的走向、粗细、有无脓肿等情况。触摸外口，从那里开始可触到在肛门侧皮下连续的绳状的瘘管。肛门管内还可触及内口的凹陷和硬结。

切开外口周围（图2-13-4），把持皮肤，一边剥离瘘管一边牵引，即可成功牵引原发口的肛门隐窝（图2-13-5）。

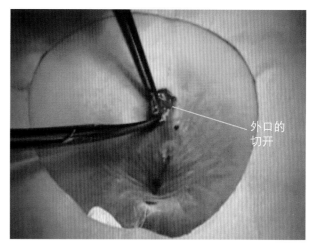

外口的切开

图 2-13-4　外口的切开　　▶视频

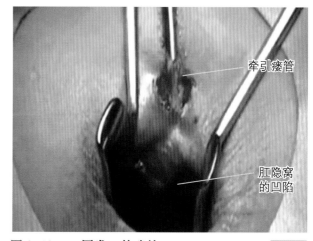

牵引瘘管

肛隐窝的凹陷

图 2-13-5　原发口的确认　　▶视频

▶视频　图 2-13-4~11（时间2分23秒）

原发口的确认方法是：a. 从外口侧挖出瘘管并牵引，确认肛门管内凹陷的部位；b. 从外口插入外科探棒确认穿透部；c. 确认由外口注入的色素被排出的部位；d. 确认可插入带钩的部位；e. 在原发口附近注入生理盐水使之膨胀，然后确认凹陷部位等。

小心地从内口插入带钩（图 2-13-6~7），在牵引的状态下，沿着瘘管的走向，即沿着带钩从内口向外口用手术刀切开瘘管（图 2-13-8~9）。有一种方法是从外口向位于内口的带钩方向插入外科探棒，然后沿着它打开瘘管。采用这种方法

可能出现的问题是：因内口瘘部细且弯曲以致不能插入或从错误的部分插入，而造成瘘管残留。

❷瘘管的处理

瘘管形成于肛门内外括约肌肌层内，以及外肌层之间。从原发口切开，若发现开放的瘘管内部已经上皮化，则无需对瘘管组织进行全面切除，只刮除瘘管内的不良肉芽，尽量减少对粘连在瘘管上的肛门内外括约肌的侵袭。不完全切除瘘管而采用挖出来的方式，会使很多肌肉纤维发生缺损，若采用切开开放术，则可以留下瘘管背部的括约肌纤维束。对括约肌切除的断端和肛门上皮

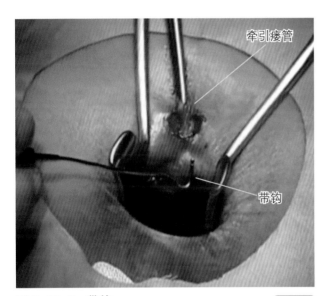

图 2-13-6　**带钩**　▶视频

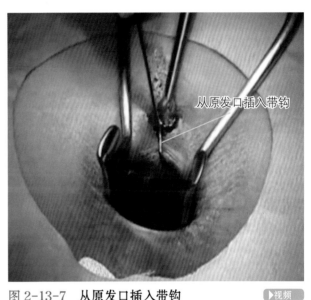

图 2-13-7　**从原发口插入带钩**　▶视频

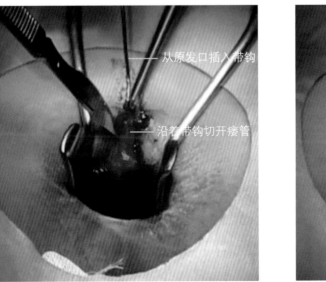

图 2-13-8　**沿着带钩切开瘘管**　▶视频

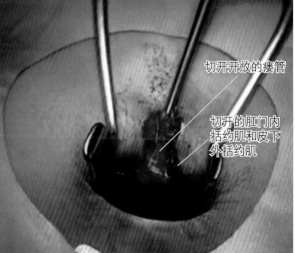

图 2-13-9　**瘘管的切开开放后**　▶视频

用 3-0 可吸收线或 3-0 单股合成可吸收线进行袋状缝合（图 2-13-10）。

❸制作引流条

为了预防肛门管内到肛门边缘外侧皮肤之间发生因大便滞留引发的炎症、手术部位感染（SSI）、

迁延不愈等情况，应制作出创部无凹陷或卡顿的顺畅引流条（图 2-13-11）。在肛门正后方正中、左右对称的地方放置引流条，有时会导致迁延不愈，应在偏左或偏右的某一方制作不对称的引流条。

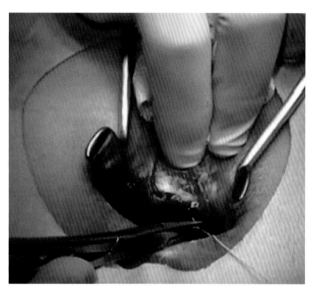

图 2-13-10 创缘的袋状缝合 ▶视频

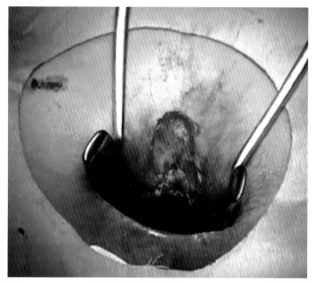

图 2-13-11 引流条的制作结束 ▶视频

● 保存肛门括约肌的肛瘘根治术（function preservative operative technique，FPOT）

针对肛门后方以外的侧前方低位肌间肛瘘，采用贯穿浅外括约肌的开放术式，会引起肛门括约肌强度变化和伴随而来的功能障碍。

对位于肛门前方、侧面的肛瘘，要根据肛门括约肌受损的范围、深度等因素判断是否使用开放术式，即使是多发的病例，若会造成括约肌轻至中度的损伤，考虑到术后可能引起重度肛门变形和功能低下，也要尽量避免进行瘘管切开开放术。因此，尽管 Seton 法被作为一般术式普及使用，但也有针对其术后功能低下的报告[12]。作为括约肌的保存式之一，LIFT 法最先在 2007 年的报告中被提出[13]。报告指出，它是几乎不会损伤肛门括约肌和肛门管上皮的保存方法[14, 15]。此后，根据各医疗机构的跟踪报告，肛瘘术后存在复发率高的问题。为了改善这一情况，我们从 2014 年开始，

采用将 LIFT 法和切断肛门管上皮正下方流入内括约肌的原发瘘管的 SIFT-IS（subcutaneous incision of fistula tract-internal sphincterotomy）法[15]结合起来的 FPOT 术法（图 2-13-12）。2014—2016 年间的约 800 例研究表明，创面感染率 0.83%，复

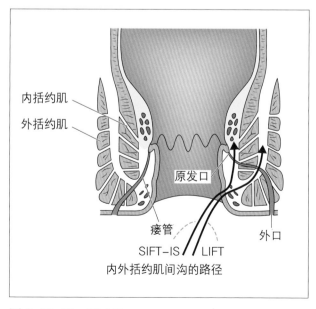

图 2-13-12 FPOT

发率低至1.67%，直肠肛门内检显示最大静息压力（maximum vesting pressure）在术前术后未发现明显差异。

●手术的步骤

FPOT手术，首先在内外肛门括约肌间沟确认从外口到肛门管的皮下索状瘘管。在其正上方或稍微外侧的皮肤环状地切开3~4cm，即可显露皮下外肛门括约肌和内肛门括约肌之间的凹陷部（图2-13-13）。沿该凹陷部剥离，可到达因炎症而发生硬化的瘘管。将这瘘管周围比较稀疏的结缔组织剥离，可把瘘管整体游离出来（图2-13-14）。向外侧牵引瘘管并观察肛门管，可以确认内口的肛门隐窝正被牵拉。

接着，为了防止损伤肛门管上皮和肛门内括约肌之间的上皮，将其薄薄地剥离后，从与肛门隐窝一致的内口进入肛门内括约肌。可确认稍微呈白色调、比较结实的条索状的内瘘管（图2-13-15），将其锐性切除。此时，可感觉到整个瘘管被从外口侧牵引并拔出体外。上皮若无大的缺损则不做处理，若创面大则予缝合修复。

将在肛门内外括约肌间游离出的瘘管用蚊式止血钳把持并切断。将各自的断端用3-0可吸收线结扎并关闭（图2-13-16）。确认切断的是否只是肛门外括约肌外侧的瘘管，还是把肛门外括约肌肌层内的瘘管也包含在内切除了，然后将挖出后的缺损部分缝合修复。由于后正中的肛瘘出现术后变形、功能低下的情况较少，因此很多情况下，外肛门括约肌的缺损部分可以保持开放（图2-13-17）。

为了预防SSI，在内外括约肌之间，用过氧化氢氨水、生理盐水清洗后，以2~3针将皮肤缝合关闭。将外口开口的部分作为排脓的创口保持开放状态，确认没有出血后结束手术（图2-13-18）。

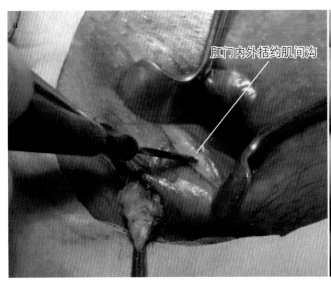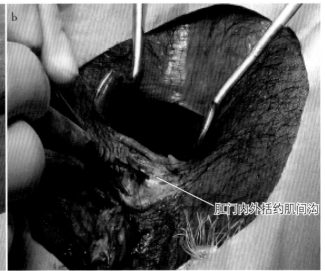

肛瘘（2点钟方向）　　　　肛瘘（1点钟方向）

图2-13-13　切开肛门内外括约肌间沟，沿凹陷部剥离

▶视频　图2-13-13~18（时间3分41秒）

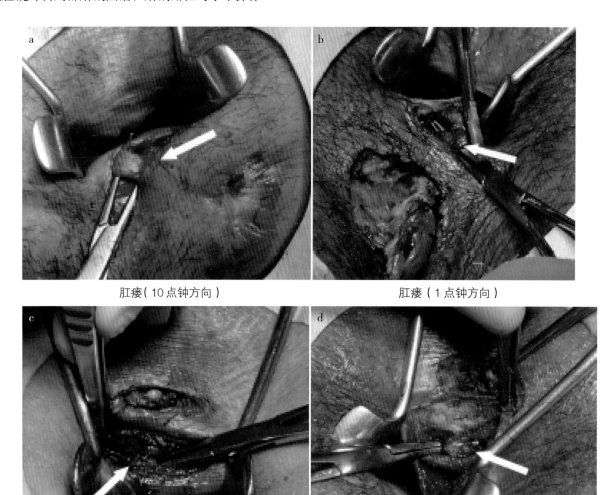

肛瘘（10点钟方向）

肛瘘（1点钟方向）

肛瘘（6点钟方向）

肛瘘（7点钟方向）

图 2-13-14　游离肛门内外括约肌间的瘘管（见箭头）

▶视频

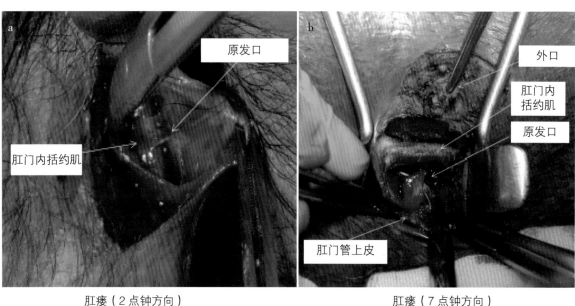

原发口

肛门内括约肌

肛瘘（2点钟方向）

外口

肛门内括约肌

原发口

肛门管上皮

肛瘘（7点钟方向）

图 2-13-15　剥离肛门上皮下内瘘管

▶视频

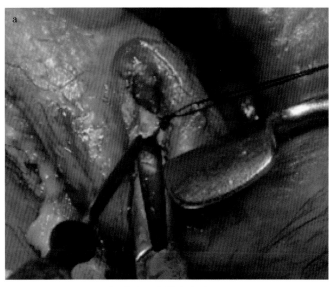

肛瘘（2点钟方向）　　　　　　　　　　　肛瘘（10点钟方向）

图 2-13-16　切断内外括约肌间的瘘管，进行结扎　　▶视频

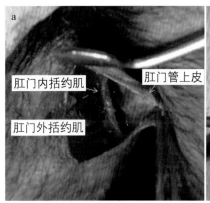
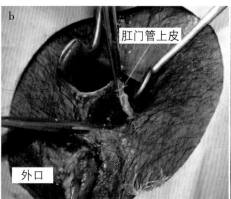
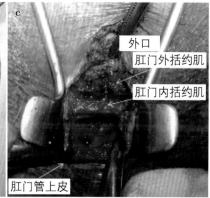

肛门内括约肌　　肛门管上皮

肛门外括约肌

肛门管上皮

外口

外口
肛门外括约肌
肛门内括约肌
肛门管上皮

肛瘘（2点钟方向）　　　　　肛瘘（1点钟方向）　　　　　肛瘘（7点钟方向）

图 2-13-17　内瘘管、肛门内外括约肌间的瘘管剥离后　　▶视频

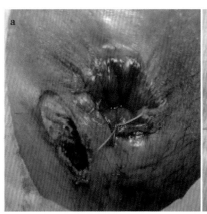
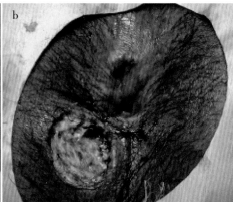
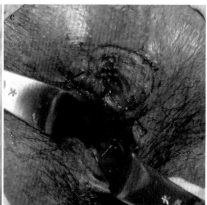

肛瘘（2点钟方向）　　　　　肛瘘（1点钟方向）　　　　　肛瘘（7点钟方向）

图 2-13-18　结束图　　▶视频

◆文献出处

① Parks A G, Hardcastle J D, Gordon P H：A classification of fistula–in–ano. Br J Surg, 63：1–12, 1976.

②隅越幸男，高野正博，岡田光生，他：痔瘻の分類. 日本大腸肛門病会誌, 25：177–184，1972.

③隅越幸男，岡田光生，岩垂純一，他：痔瘻の手術に必要な解剖・生理. 日本大腸肛門病会誌, 33：444–447，1980.

④小出欣和，前田耕太郎，花井恒一，他：内肛門括約筋切除を伴う肛門温存術の為の内肛門括約筋の解剖学的計測. 臨床解剖研究会記録, 7：44–45，2007.

⑤黒川彰夫：肛門部の解剖と生理. 臨外, 53：961–965，1998.

⑥ Symington J：Further observations on the rectum and anal canal. J Anat Physiol, 46：289–306, 1912.

⑦中島康雄，辻仲康伸，山口久美子，他：痔瘻に対する超音波診断のための局所解剖—連合縦走筋を中心に. 第 12 回臨床解剖研究会記録，2008, pp 20–21.

⑧秋田恵一，室生暁，渡辺研太朗，他：肛門管の解剖. 手術, 69：1217–1223，2015.

⑨松島誠：肛門管・肛門. 局所解剖アトラス. 手術, 62：797–803，2008.

⑩栗原浩幸，金井忠男，石川徹，他：痔瘻の新分類—後方複雑痔瘻および低位筋間痔瘻を明確化した痔瘻分類. 日本大腸肛門病会誌, 61：467–475，2008.

⑪加川隆三郎，荒木吉朗，友井正弘：肛門部の解剖. 消外, 39：1609–1617，2016.

⑫辻順行，高野正博，黒水丈次，他：肛門機能検査からみた側方の筋間痔瘻に対する術式の検討. 日本大腸肛門病会誌, 49：1182–1190，1996.

⑬ Rojanasakul A, Pattana–arun J, Sahakitrungruang C, et al.Total anal sphincter saving technique for fistula–in–ano：the ligation of intersphincteric fistula tract. J Med Asso Thai, 90：581–586, 2007.

⑭東博，佐藤幸一，辻仲康伸：痔瘻における括約筋温存術式，肛門管外アプローチによる肛門上皮下筋層流入前瘻管切離法，その方法と成績. 日本大腸肛門病会誌, 62：534–536，2009.

⑮佐原力三郎：前側方痔瘻の治療. 日本大腸肛門病会誌 66：1035–1043，2013.

肝胆胰篇

腹腔镜外科局部解剖图谱：
解剖路径与手术操作

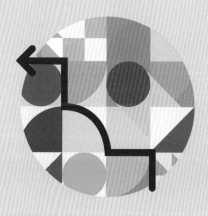

肝胆胰篇

左半肝及尾状叶切除的局部解剖
——以肝动脉右后支的变异为中心

名古屋大学医学系研究科肿瘤外科学

江畑智希 / 水野隆史 / 横山幸浩 / 伊神刚 / 山口淳平 / 尾上俊介 / 渡边伸元 / 深谷昌秀 /
上原圭介 / 宫田一志 / 相场利贞 / 梛野正人
海军军医大学附属东方肝胆医院　　吴小兵　译

● **要点**

● 利用由 MDCT 制成的三维图像，在术前即掌握肝动脉右后支的分支和走向。如果仅依赖手术中的经验性判断，则术中误判、误切的可能性很高。

● 同时，还要掌握门静脉、右后支胆管的解剖方法。同为右后区的三个脉管，其走行和分支却存在个体差异。

● 根据与门静脉右支的位置关系，肝动脉右后支大致可分为门静脉下型（infraporta type）和门静脉上型（supraportal type）。前者是会增加左半肝、尾状叶切除难度的变异。

左半肝切除的步骤和注意事项

本节针对以肝动脉右后支的变异为核心的左半肝及尾状叶切除 + 胆管切除的方法进行了说明。其操作顺序和各步骤中脉管的确认方法如下所示。

（1）肝十二指肠韧带淋巴结的廓清。

→识别肝总、肝固有动脉、胃十二指肠动脉、肝左右动脉以及门静脉主干。

（2）离断胆总管下端。

→辨认从肠系膜上动脉发出的肝右动脉在胆管和门静脉主干之间的走向。

（3）胆囊切除术。

→从胆囊动脉确认肝右动脉。

（4）向上牵拉胆囊和胆管的同时，处理肝门部的脉管。

→切断门静脉左支、肝左动脉。一边处理门静脉尾状叶支，要在术中参考三维图像是很重要的。一边向肝内方向剥离门静脉右支、右肝动脉。

（5）左半肝及尾状叶的游离。

→游离到下腔静脉右缘，并结扎肝左 + 肝中静脉。

（6）肝脏的离断。

→一边显露出肝中静脉，一边向下腔静脉右缘推进。

（7）上端胆管的离断。

→追加剥离肝右动脉支至胆管离断线（根据需要操作）。

（8）胆管空肠吻合重建。

从肝门向肝内走行时，肝动脉会紧贴在胆管（以及周围结缔组织）上。为了在肝门部胆管癌手术中安全地离断右肝内胆管，必须游离肝右动脉的前支（有时是后支）至胆管的预定离断线为止。越往肝内走，动脉就越细，剥离操作时越要细致小心。这样的手术手法是在上述手术的过程中一边剥离一边进行的。从术前影像立体地识别肝右动脉的分支和走向，以及根据需要在术中参考三维图像是很重要的。

解剖的变异

在肝动脉右后支的走行中，经常出现个体差异。走行在门静脉右支的腹侧、尾侧，向 Rouviere 沟前进，从门静脉右后支的腹侧向右缘，穿过门静脉支的背面，这是肝动脉右后支走行的标准型。这被称为门静脉下型（infraportal type）或南绕型（图 3-1-1a）。另一方面，也有从门静脉右支的腹侧向头背侧方向迂回走行，然后沿着右后区域胆管支下降走行的类型。这种属于变异型，被称为门静脉上型（supraportal type）或北绕型（图 3-1-1b）。有时，肝动脉右后支不形成主干，而分为下支（A6）和上支（A7），A6 为门静脉下型，A7 为门静脉上型，这种类型被称为联合型（combined type）（图 3-1-1c）。

根据对 300 例 CT 报告的调查，门静脉下型、门静脉上型、联合型出现的频率分别为 79.7%、11.7%、8.7%。简单地记就是：标准型约占八成，两种变异型各约占一成。更进一步细致分析，肝动脉右后支的走向与门静脉分支的方式也有关系。门静脉根据右后支的位置分为 3 类。在左右分为两支的类型（常见的类型，约占 85%）中，肝动脉右后支为标准型的占八成，变异型的占二成。但是，当门静脉呈右前支、右后支、左支分为三支和右后支先行独立发出时（两者合计约 15%），肝动脉右后支全部为标准型，没有发现变异型。再进一步细分的话，胆管的右后支也存在门静脉上型（此类型为胆管的标准型），门静脉下型和联合型由于这三种脉管的走向和分支进行了各种组合，所以肝右后区的脉管结构存在很大的个体差异。对于肝右后区的脉管解剖不能拘泥于过往的认知，要做好" 什么类型都有可能出现"的思想准备，认真理解好 CT 图像。

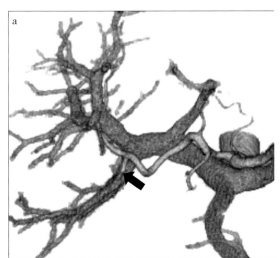

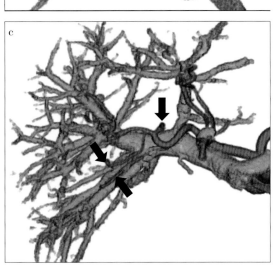

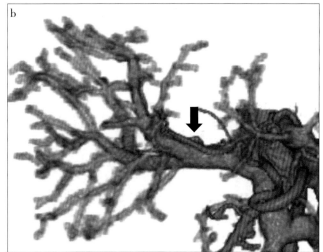

图 3-1-1　肝动脉右后支的走行变异

a：门静脉下型（infraportal type）。在门静脉右支的尾侧走行进入右后区格利森鞘（Glisson 鞘）内。通常在 Rouviere 沟内走行。此例是标准型。

b：门静脉上型（supraportal type）。在门静脉右支的头侧走行，绕过门静脉右支后向右走行进入右后区 Glisson 鞘内。

c：联合型（combined type）。肝动脉右后支不形成主干，一部分为门静脉下型，一部分为门静脉上型。

　　箭头表示肝动脉右后支。可见肝动脉右后支的分支和走向的类型丰富多样。这种解剖的变异与手术的难度和肝动脉浸润的可能性有关。

需要记住的局部解剖及其操作方法

从胆囊底部向颈部方向进行胆囊切除术。确定胆囊动脉后，以此为起点到达肝右动脉。在胆总管的左右两侧结扎肝右动脉。肝右动脉难以辨认时，不要勉强，可以采用下面的方法：游离胆总管的下端并向腹侧牵拉，剥离门静脉至左右支分叉部水平。肝右动脉会随着胆总管一起被向上牵拉，此时，就可以将肝右动脉从胆总管剥离了。在行左侧肝切除时，该部位距离癌灶很近。如果肉眼怀疑有癌浸润的话，对肝右动脉神经丛应该行术中快速病理诊断。这里经常有细小的动脉分支发出，应该给予充分结扎。如果离断门静脉左支，从门静脉右支发出的尾状叶支的离断就会变得容易。应将门静脉右支尽可能地向肝内剥离，直至

可确认右前支、右后支的分支部位为止。

● 门静脉下型中的肝右动脉剥离

向肝侧剥离肝右动脉的话，肝动脉右前支向胆囊床（门静脉右前支）方向行进。在门静脉下型中，途中，肝动脉右后支向尾侧（Rouviere 沟）方向分支，本干向远离门静脉右前支的方向走行。因此，之后的手术操作是从右肝内肝管剥离肝动脉右前支。剥离的目标是到胆管的预定离断线。剥离途中，会遇到肝左右动脉的交通支、尾状叶支、胆管支等分支，都要进行确切的处理。这些分支在三维图像中经常无法显示（图 3-1-2）。

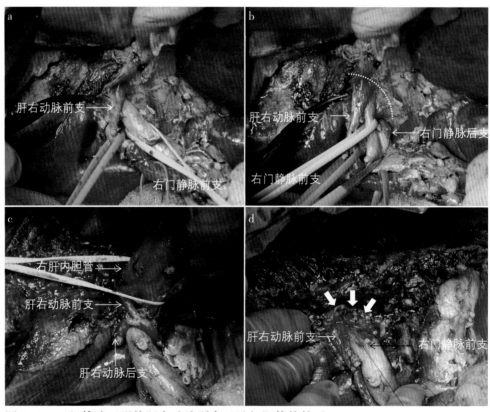

图 3-1-2　门静脉下型的肝右动脉剥离以及与胆管的关系

a：到胆管的预定离断线为止，肝动脉右前支的剥离结束。本干被剥离到前下支、前上支 2 个分支的水平。

b：将门静脉右支反转到尾侧，可在门静脉右前支的深处确认门静脉右后支。虚线是胆管预定离断线。沿着这条线离断胆管不会损伤重要的血管。

c：肝离断结束，随即离断胆管。在 Rouviere 沟方向上可见门静脉下型的肝动脉右后支。在左半肝、尾状叶、胆管切除术中，门静脉下型的肝动脉右后支与胆管分离。

d：离断胆管。可以看到胆管断端为三个孔（白色箭头）。

●门静脉上型／联合型中的肝右动脉剥离

在门静脉上型中，肝右动脉中途向头背侧方向分支，进入肝门部胆管，不存在向 Rouviere 沟方向的分支。在门静脉上型／联合型中，不仅要从右肝剥离肝动脉右前支，也需要剥离肝动脉右后支（或其中的一部分）（图 3-1-3）。其要领与肝动脉右前支的剥离相同。

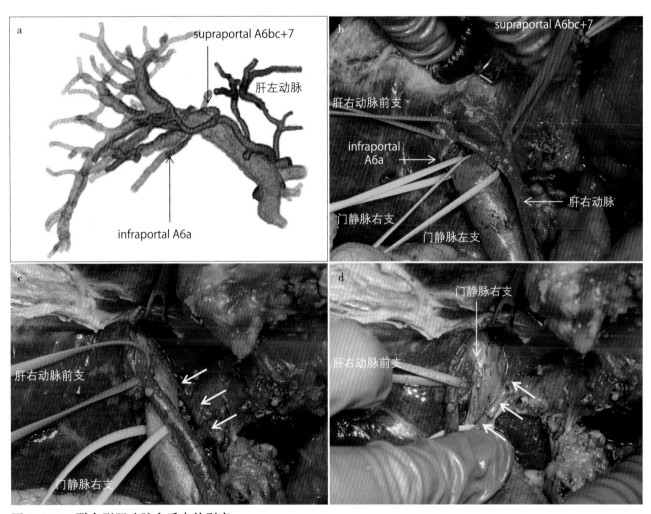

图 3-1-3　联合型肝动脉右后支的剥离

a：肝动脉右后下支的腹侧支（infraportal A6a）为门静脉下型，除此之外（supraportal A6bc+7）为门静脉上型，后者是从肝门侧分支的。门静脉左支没有被标示出来。

b：从胆总管剥离肝右动脉。supraportal A6bc+7 在门静脉左支前方分支，进入肝门部。

c：supraportal A6bc+7（箭头）的剥离、游离。由于是从同一部位分支出细胆管支和尾状叶支，因此用 5-0 的线结扎。

d：将门静脉右支牵拉反转到尾侧，supraportal A6bc+7 剥离到进入门静脉右支深处。这种剥离范围决定了胆管离断线。

● 肝动脉右后支与癌浸润

门静脉上型的肝动脉右后支在门静脉右支头侧绕过肝门部胆管向右后区 Glisson 鞘走去，因此这里容易受到癌浸润（图 3-1-4）。这种情况有时会影响手术适应证。

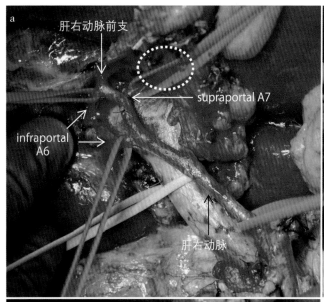

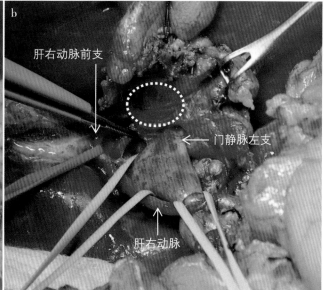

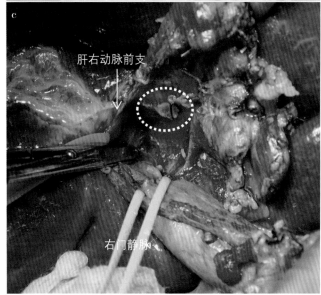

图 3-1-4　肝动脉右后支和癌浸润

本例为图 3-1-1c 所示病例的术中照片。肝右动脉后支门静脉下型有 2 根，门静脉上型有 1 根。

a：虚线所包围的癌浸润到门静脉上型的分支上。将其离断、不重建。

b：离断后，肝右动脉离开尾侧，使门静脉左支根部的处理成为可能。

c：切断门静脉左支以及尾状叶支时，癌灶应该和需要保存的血管群分离。

腹腔镜下肝段切除术的局部解剖

藤田医科大学综合消化外科

杉冈笃 / 加藤悠太郎 / 棚桥义直 / 犬饲美智子 / 久保伸太郎 / 三井哲史 / 木口刚造 / 小岛正之
/ 安田显 / 中岛早苗 / 宇山一朗

华中科技大学同济医学院附属同济医院　　朱鹏　译

●要点

● 腹腔镜下肝段切除是高难度的手术方式。为使操作安全可靠地进行，必须对肝脏被膜的概念有一个准确了解，并在此基础上对其进行标准化界定。以下两点尤为重要。

● 关键点 1：肝外 Glisson 鞘的游离。

● 关键点 2：静脉的剥离与显露。

手术步骤和注意事项

腹腔镜下肝区域切除的步骤与手术方式无关，如下所示。

（1）正确的体位。

（2）确认肝外 Glisson 鞘并将其游离。

（3）通过阻断目标的 Glisson 鞘来确认缺血区。

（4）从肝静脉根部向头、尾部方向分离、暴露。

（5）安全分离肝静脉分支。

（6）切断目标 Glisson 鞘。

（7）行单向肝实质切除术。

（8）完成系统性肝脏切除，无过量或不足。

特别重要的是第 2 点"确认肝外 Glisson 鞘并将其游离"和第 4 点"肝静脉的分离、暴露"。针对第 2 点，可以通过接近入口 I～VI，正确剥离 Laennec 包膜与 Glisson 鞘之间的间隙，并切断附着点，进行肝外 Glisson 鞘的游离。对于第 4 点，通过鞘外解剖入路（outer-Laennec approach）和鞘内解剖入路（inter-Laennec approach）从根部向头尾侧方向剥离、显露肝静脉，操作过程中在肝静脉壁上保留一层或两层的 Laennec 包膜，能够保证手术安全可靠。

需要记住的局部解剖及其操作方法

实际操作

❶通过胆囊床胆囊切除术（胆囊床胆摘除术）在肝外确认并整体游离肝前区 Glisson 鞘

（1）胆囊床胆囊切除术是肝外游离右肝 Glisson 鞘的起点。首先，切开胆囊浆膜，确认胆囊床上覆盖的具有光泽的 Laennec 包膜，然后从底部开始钝性分离，显露被 Laennec 包膜覆盖的胆囊床和胆囊床的间隙（图 3-2-1）。

（2）胆囊底部游离后，向肝门侧进行剥离，以显露前区域 Glisson 鞘表面（图 3-2-2）。

（3）通过仔细处理 Glisson 鞘根部附着点，确认入口Ⅳ和入口Ⅴ，从 Laennec 包膜和 Glisson 鞘之间的间隙正确地剥离（图 3-2-3）。

（4）显露并游离 Glisson 鞘根部（图 3-2-4）。

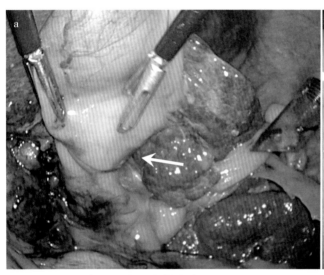
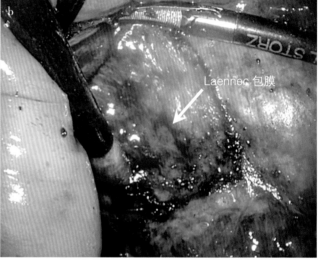

图 3-2-1　胆囊床胆囊切除的方法 ▶视频 1

a：胆囊切除前，从胆囊体和颈部移行部开始（箭头）。

b：在确认 Laennec 包膜在胆囊体和颈部移行部之后，通过将该层向底部方向进行钝性分离，剥离胆囊床和 Laennec 包膜之间的边界。

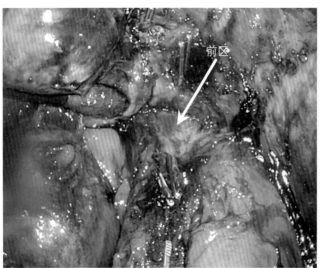

图 3-2-2　前区 Glisson 鞘表面的剥离 ▶视频 1

游离胆囊底部后，向肝门剥离，则前区 Glisson 鞘表面自然显露。

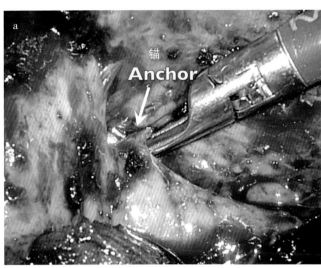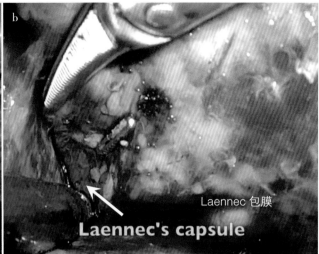

图 3-2-3　锚的切开和 Glisson 鞘背侧的剥离　▶视频 1

a：Glisson 鞘根部存在被称为锚（Anchor）的细索状物，通过对其进行处理，Glisson 鞘根部的视野得以展开。锚有时存在胆管和 Glisson 鞘的结构，因此应该通过结扎、离断等方法进行仔细处理。

b：处理锚后，Glisson 鞘背侧的 Laennec 包膜覆盖的肝实质被剥离、显露，就可以看到 Glisson 鞘背侧和 Laennec 包膜之间的间隙。

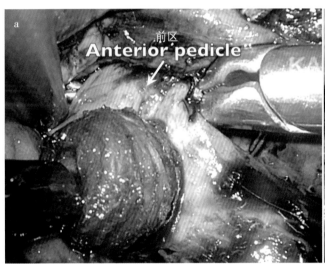

图 3-2-4　前区 Glisson 鞘的肝外游离和悬吊　▶视频 1

a：处理前区 Glisson 鞘时，建议使用直角钳进行肝外游离。　　　　　　　　　　　　　　▶视频 2

b：通过牵引带，将前区 Glisson 鞘拉出肝外。

❷ 通过剥离胆囊床（保留胆囊），在肝外整体游离肝后区的 Glisson 鞘

（1）仅离断从 Rouviere 沟的上缘到胆囊背侧的浆膜，从胆囊床剥离肝门板，露出 Laennec 包膜（图 3-2-5）。根据病例实际情况，也可以

从胆囊床摘除胆囊、确认前区 Glisson 鞘后，再进行肝外游离后区 Glisson 鞘。

（2）确认前后区 Glisson 鞘分支部（入口 V）（图 3-2-6）。

▶视频 1　图 3-2-1~4（时间 1 分 01 秒）

▶视频 2　图 3-2-4，图 3-2-11~13

（时间 1 分 30 秒）

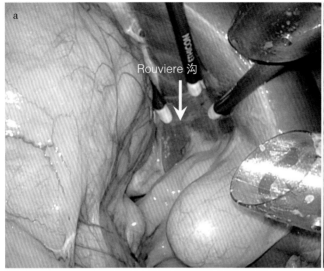

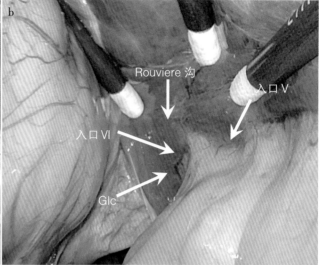

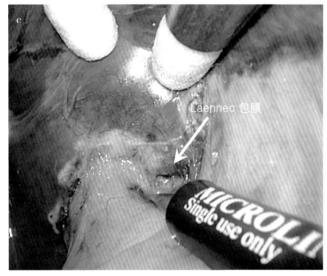

图 3-2-5　后区 Glisson 鞘的肝外游离　▶视频3

a：后区 Glisson 鞘游离前。

b：从 Rouviere 沟展开胆囊颈背侧。

c：切开浆膜，剥离 Laennec 被膜和胆囊床至肝门板之间的间隙。

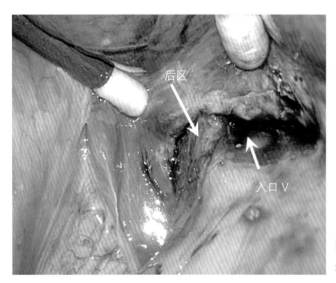

图 3-2-6　入口 V 可确认，后区 Glisson 鞘的全貌显露清晰

▶视频3　图 3-2-5，图 3-2-8，图 3-2-14~16

（时间 1 分 53 秒）

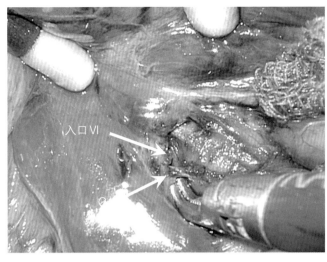

图 3-2-7　切开 Rouviere 沟背侧的浆膜，剥离 G1c（尾状突起 Glisson 鞘），确认入口 Ⅵ

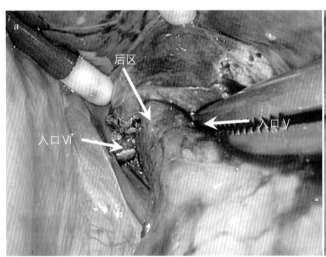
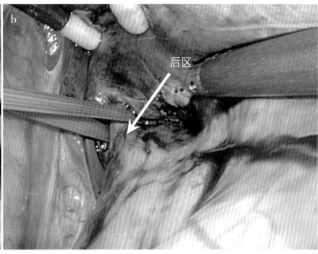

图 3-2-8　后区 Glisson 鞘的肝外整体游离　　　　▶视频3

a：在入口 Ⅴ 和入口 Ⅵ 之间，沿 Laennec 包膜和 Glisson 鞘之间的间隙剥离，在肝外整体游离后区的 Glisson 鞘。

b：利用牵引带悬吊后区的 Glisson 鞘，并用血管夹等将其阻断。

（3）切断后区 Glisson 鞘背侧的浆膜，剥离 G1c（尾状叶突起 Glisson 鞘），确认入口 Ⅵ 段（图 3-2-7）。

（4）剥离入口 Ⅴ 和入口 Ⅵ 之间的部分，游离后区 Glisson 鞘（图 3-2-8a），用血管夹阻断（图 3-2-8b）。

❸肝内侧区 Glisson 鞘的肝外整体游离

（1）离断肝圆韧带后接近入口 Ⅱ，沿脐静脉板和 Laennec 包膜之间的间隙正确剥离。适当地离断肝蒂附着点。

（2）接近入口 Ⅲ，在脐部 Glisson 鞘的起始处，剥离从肝门板到脐静脉板过渡部和 Laennec 包膜之

间的间隙。

（3）沿入口 Ⅱ 和入口 Ⅲ 之间的间隙剥离，整体游离内侧区 Glisson 鞘（G4），使用直线切割闭合器等将其离断（图 3-2-9）。

（4）在裂静脉（FV）* 根部正上方切开肝实质，将肝侧 Laennec 包膜留在裂静脉及肝中静脉壁（图 3-2-10），同时用单向方式完成肝实质离断，不需要实施胆囊切除术。

❹通过鞘外解剖入路剥离、显露肝中静脉和裂静脉（切除肝内侧区和切除肝前区时）

（1）切除内侧区时，从左 – 中肝静脉共通干

* 本节英文缩写对照：FV：fissure vein 裂静脉 / IVC： inferior vena cava 下腔静脉 / IVC lig： IVC ligament 下腔静脉韧带 / LHV： left hepatic vein 肝左静脉 /MHV： middle hepatic vein 肝中静脉 / RHV： right hepatic vein 肝右静脉

根部的最头侧开始，在裂静脉正上方进行肝实质离断，将肝侧 Laennec 包膜保留在肝静脉壁，使肝静脉壁有双层 Laennec 包膜覆盖（图 3-2-10）。一开始就在头侧积极地切开离断肝实质是保留 Laennec 包膜层面的诀窍（图 3-2-11）。

（2）在切除前区等的情况下，如图 11 像这样，

通过从头侧剥离肝中静脉，可以很容易地确认和处理 V8，确保操作安全（图 3-2-12）。

（3）处理肝右静脉时也在同一层面中，在保留肝侧 Laennec 包膜的同时，向头、尾侧方向将其剥离、显露（图 3-2-13）。

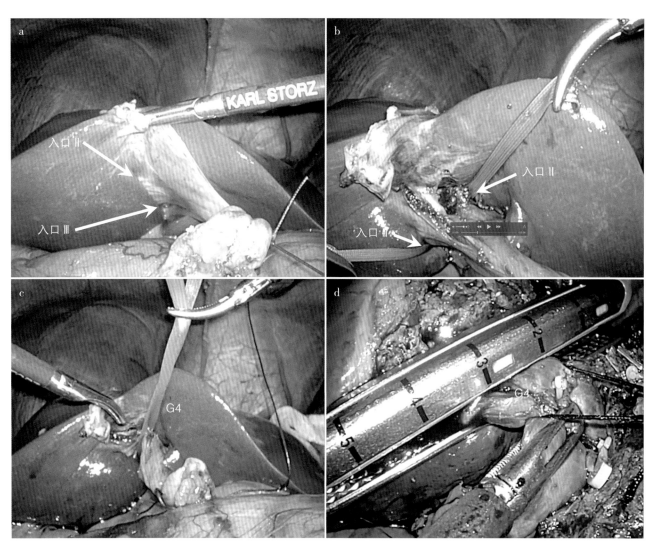

图 3-2-9　内侧区 Glisson 鞘（G4）的肝外整体游离　▶视频 4

a：内侧区 Glisson 鞘整体游离前。

b：在入口 Ⅱ 和入口 Ⅲ 之间，沿 Laennec 包膜和脐静脉板的间隙剥离，整体游离内侧区 Glisson 鞘。

c：肝外整体游离内侧区 Glisson 鞘后。

d：使用直线切割闭合器离断内侧区 Glisson 鞘。

▶视频 4　图 3-2-9~10（时间 1 分 58 秒）

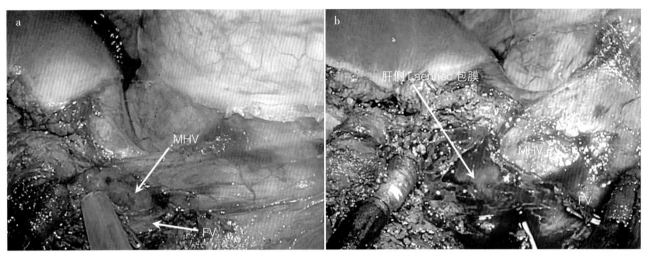

图 3-2-10　通过鞘外解剖入路剥离、显露肝中静脉（MHV）和裂静脉（FV） ▶视频4

a：表示肝中静脉和裂静脉根部。

b：在裂静脉正上方离断肝实质，将肝侧 Laennec 包膜（outer-Laennec capsule）保留于肝静脉壁。

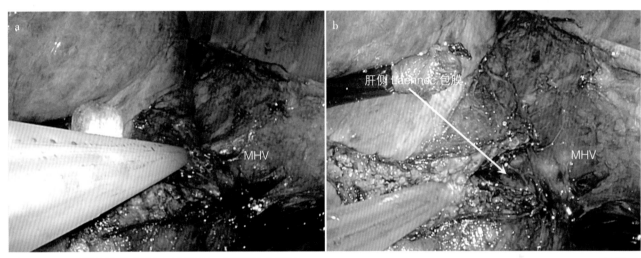

图 3-2-11　通过鞘外解剖入路剥离、显露肝中静脉 ▶视频2

a：肝中静脉根部剥离操作前。

b：在肝中静脉根部正上方切开肝实质，露出肝侧 Laennec 包膜。

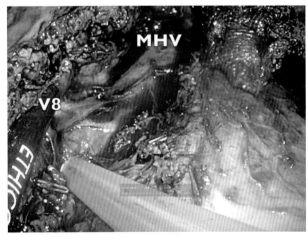

图 3-2-12　向头尾侧方向的剥离、显露肝 ▶视频2

中静脉

V8 的剥离变得容易

图 3-2-13　通过鞘外解剖入路剥离、显露肝右静脉

从肝中静脉根部的肝侧 Laennec 包膜开始，向头尾侧 ▶视频2

方向剥离、显露肝右静脉根部。

163

❺通过鞘内解剖入路剥离、显露肝右静脉（切除肝后区时）

（1）在进行肝后区切除操作时，将肝右叶脱转后剥离下腔静脉韧带，并用直线切割闭合器离断（图3-2-14），即可确认肝右静根部（图3-2-15）。

（2）一边握住下腔静脉韧带，一边向头、尾侧方向剥离肝右静脉，露出被一层Laennec包膜（心侧Laennec包膜）覆盖的肝右静脉。（图3-2-16）。

（3）可见肝右静脉对侧的肝实质被肝侧Laennec包膜覆盖（图3-2-16a）。

（4）按照单向方式将肝右静脉朝头尾侧方向剥离，完成后区切除。

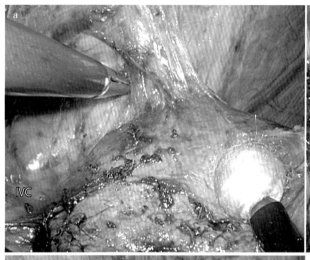

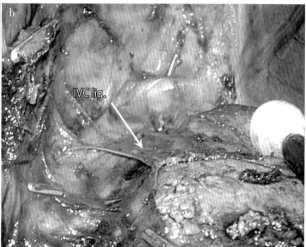

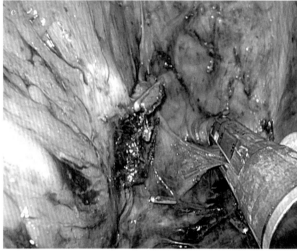

图 3-2-14　通过鞘外解剖入路剥离、显露肝右静脉

a：肝右静脉根部剥离、显露前　▶视频3

b：脱转肝右叶，剥离下腔静脉韧带（IVC lig.）。

c：用直线切割闭合器离断下腔静脉韧带。

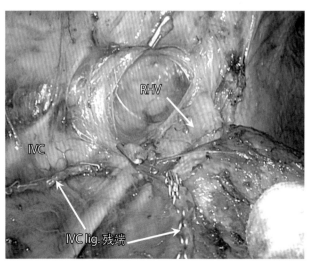

图 3-2-15　剥离、显露肝右静脉根部　▶视频3

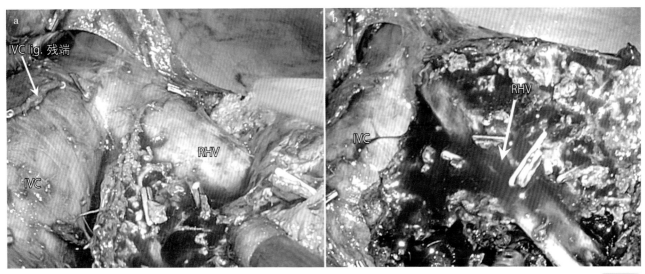

图 3-2-16　向头尾侧方向剥离、显露肝右静脉　▶视频3

a：在鞘内解剖层上实施剥离，将心侧 Laennec 包膜保留于肝右静脉壁上。在肝实质侧也将观察到肝侧 Laennec 包膜。

b：用单向方式将肝右静脉朝头尾侧方向剥离、显露。

● 肝解剖的概念和实际操作

①通过胆囊床胆囊切除术，在肝外整体游离前区 Glisson 鞘

　　Laennec 包膜是 1804 年 Laennec 提出的肝固有包膜[①]，图 3-2-17 所示即我们所提倡的 Laennec 包膜的概念[②]。为了先行将肝外 Glisson 鞘整体游离，必须正确地剥离 Laennec 包膜和 Glisson 鞘之间的间隙，但是能进行此操作的部位十分有限。如图 3-2-18 所示，根据 4 个解剖学标志——Arantius 板、脐静脉板、胆囊床、G1c（尾状叶突起 Glisson 鞘），可以正确地接近既定的 6 个入口（入口Ⅰ~Ⅵ），即可将 Glisson 鞘拉出肝外，即使是末梢的 Glisson 鞘也可以将其安全地在肝外全部游离、阻断。有时，部分离断肝实质后，也可以从 Laennec 包膜的外侧整体游离 Glisson 鞘，但在这种情况下，可能会引起肝实质和肝静脉的出血，无法将 Glisson 鞘拉出到肝外。另外，在肝外

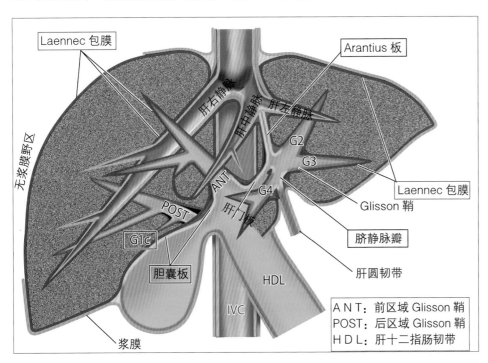

图 3-2-17　Laennec 包膜的概念

用红线表示 Laennec 包膜。下腔静脉至肝静脉被"心侧 Laennec 包膜"和"肝侧 Laennec 包膜"（用橙色表示）这两层所覆盖。为了确保 Glisson 鞘在肝外整体游离，须靠近 Laennec 包膜和 Glisson 鞘表层之间的间隙。（图片根据文献②绘制）

插图由坂口重幸绘制（克拉克·肯特株式会社）。

ＡＮＴ：前区域 Glisson 鞘
ＰＯＳＴ：后区域 Glisson 鞘
ＨＤＬ：肝十二指肠韧带

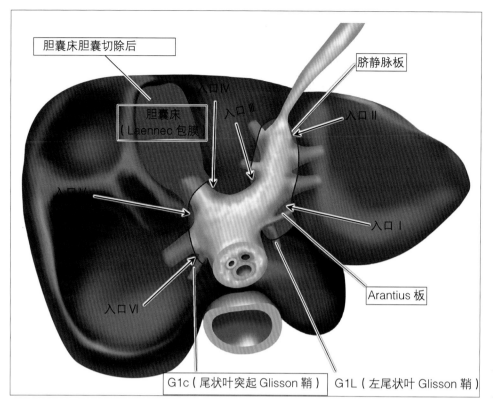

胆囊床胆囊切除后

胆囊床
（Laennec 包膜）

脐静脉板

入口 IV

入口 III

入口 II

入口 V

入口 I

入口 VI

Arantius 板

G1c（尾状叶突起 Glisson 鞘）　　G1L（左尾状叶 Glisson 鞘）

图 3-2-18　肝外整体游离 Glisson 鞘的 4 个解剖学标志和 6 个入口

为了在肝外整体游离 Glisson 鞘，根据 4 个解剖学标志（Arantius 板、脐静脉板、胆囊床、G1c）接近既定的 6 个入口（入口 I ~ IV）。（图片根据文献②绘制）

插图由坂口重幸绘制（克拉克·肯特株式会社）。

Glisson 鞘和 Laennec 包膜之间，存在多个我们称之为"锚"的索状结构和膜状结构，为了游离肝外 Glisson 鞘，有必要仔细处理这些结构。

图 3-2-19 显示了胆囊的层构造和各种胆囊切除术中的不同层次。胆囊的层构造比一直以来大家所认为的要复杂得多，通过胆囊床胆囊切除术可以到达前区 Glisson 鞘表面。通常的胆囊切除术是在本田等人提倡的 SS-outer 的层面剥离胆囊③，但这个层面是与 Glisson 鞘内部相连接的层面，必须经常留意在肝门侧可能会引起的胆管损伤和血管损伤。另一方面，在胆囊床胆囊切除术中，由于经常在 Glisson 鞘外进行手术操作，因此很少会引起脉管损伤。

❷通过胆囊床剥离（保存胆囊）在肝外整体游离后区 Glisson 鞘

在肝外整体游离后区 Glisson 鞘时，有进行胆囊床胆囊切除术的情况和仅从背侧剥离胆囊床的两种情况。后者有保存胆囊的可能，手法也很简便，但是需要一定的熟练程度。在确认 G1c 的基础上，通过沿入口 V 和 VI 之间剥离，可以实现在肝外整体游离后区 Glisson 鞘。

❸通过鞘外解剖入路剥离、显露肝中静脉、裂静脉（切除肝内侧区、肝前区时）

在以肝前区切除为首的"肝中叶切除术"中，需要剥离、显露两条作为解剖学标志的肝静脉，并正确切除其间的肝实质，且必须熟练掌握肝静脉的剥离、显露方法。如图 3-2-20 所示，首先从肝静脉根部正上方的最头侧开始离断肝实质，露出背侧的肝侧 Laennec 包膜的层面（outer-Laennec layer），沿着该层面向头、尾侧方向剥离（图 3-2-10、11）。

❹通过鞘内解剖入路剥离、显露肝右静脉（切除肝后区时）

在进行肝右叶、肝左叶、肝后区、肝 S7 亚区等边缘侧的肝切除时，为了从根部剥离肝静脉，可选择从背侧入路。如图 3-2-17 所示，Laennec 包膜不仅覆盖肝内 Glisson 鞘周围的肝实质，而且与肝静脉一起进入肝内，也覆盖了肝静脉周围的肝实质。下腔静脉和肝静脉也被从心囊侧开始分布的 Laennec 包膜（橙色）所覆盖。也就是说，下腔静脉和肝静脉被双层的被膜覆盖。我们把前者称为"肝侧 Laennec 包膜（hepatic Laennec's

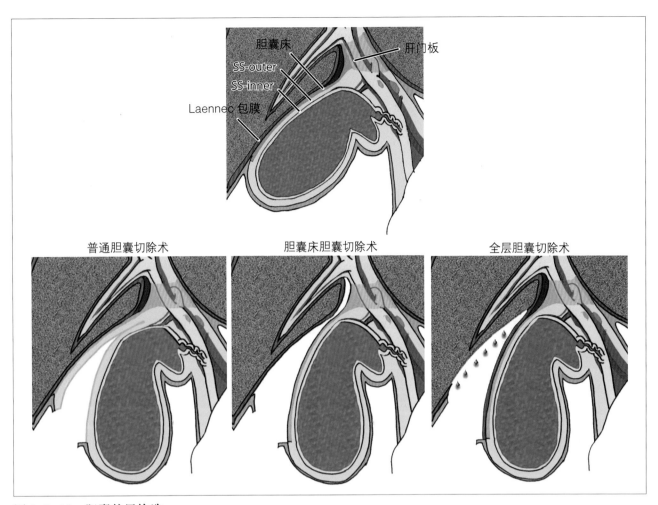

图 3-2-19　胆囊的层构造

胆囊的层构造比一直以来大家所认为的要复杂得多，通过胆囊床胆囊切除术可以到达前区 Glisson 鞘表面。

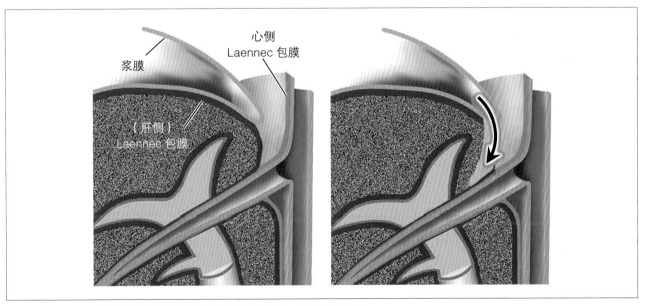

图 3-2-20　通过鞘外解剖入路进行的肝静脉剥离、显露的模式

通过将肝静脉根部的肝实质在肝静脉壁正上方从最头侧向头、尾侧方向剥离，可以在肝静脉壁保留心侧 Laennec 包膜和肝侧
Laennec 包膜。

插图由坂口重幸绘制（株式会社克拉克·肯特）。

capsule：h-Laennec capsule）"，把后者称为"心侧 Laennec 包膜（cardiac Laennec's capsule：c-Laennec capsule）"。如图 3-2-21 所示，从背侧进入心侧 Laennec 包膜和肝侧 Laennec 包膜之间的间隙（inter-Laennec space），可以剥离、显露肝静脉。这种鞘内解剖入路特别是在切除肝右叶、肝左叶、肝后区域、肝 S7 亚区时非常有用。在切

除肝后区时，体位为右半腹卧位，旋转肝右叶，剥离、切断下腔静脉韧带。如图 3-2-21 所示，下腔静脉韧带是肝实质的残留，可以认为是由两层的肝侧 Laennec 包膜构成的。离断下腔静脉韧带后，通过抓握展开，可以接近鞘内解剖入路。

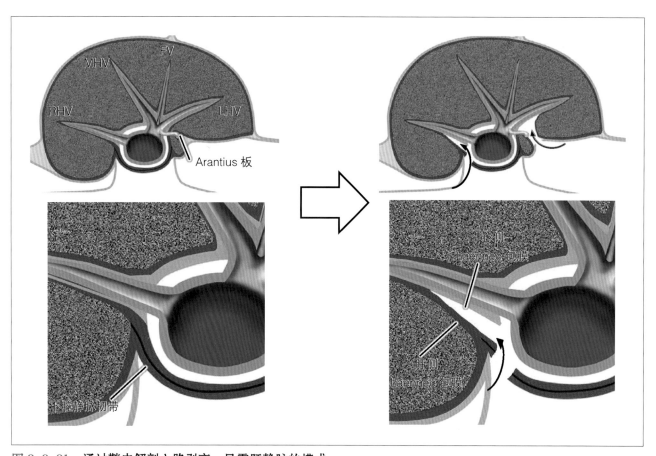

图 3-2-21　通过鞘内解剖入路剥离、显露肝静脉的模式

为剥落、显露肝右静脉，要离断下腔静脉韧带，如箭头所示，可从背侧接近要保留的心侧 Laennec 包膜（橙色）。肝静脉被心侧 Laennec 包膜的一层所覆盖。

插图由坂口重幸绘制（克拉克·肯特株式会社）。

◆**文献出处**

① Laennec R T H: Lettre sur des Tuniques qui enveloppent certains Viscères，et fournissentdes gaines membraneuses à leurs vaisseaux. Journ De Méd Chir Et Pharm Vendémiairean, 1802，p539–575，et Germinal an,1802，pp73–89.

② Sugioka A，Kato Y，Tokoro T，et al: Systematic extrahepatic Glissonean pedicle isolation for anatomical liver resection based on Laennec's capsule：proposal of a novel comprehensive surgical anatomy of the liver. J Hepatobiliary Pancreat Sci,24：17–23，2017.

③ Honda G，Iwanaga T，Kurata M，et al: The critical view of safety in laparoscopic cholecystectomy is optimized by exposing the inner layer of the subserosal layer. J Hepatobiliary Pancreat Surg，16：445–449，2009.

肝切除术合并下腔静脉切除术的局部解剖

——肝上下腔静脉与心包内下腔静脉的剥离方法

国立成育医疗研究中心·器官移植中心

阪本靖介 / 笠原群生

莆田涵江医院　　祝智军　译

肝胆胰篇

●要点

● 心包膜周围存在脂肪组织（pericardial fat），识别该脂肪组织是很重要的。

● 通过大开口切开心包膜，可提高心包内至肝上部下腔静脉移动的灵活性。

● 离断后腹膜，将肝下部下腔静脉充分地游离到左右肾静脉流入部位，可明显增加下腔静脉向上移动的灵活性。

手术步骤和注意事项

在肝脏外科中，需要对肝上部下腔静脉和心包内下腔静脉进行研究的手术适应证有：a. 肝肿瘤浸润到下腔静脉或癌栓有向下腔静脉和右心房内进展的情况；b. 在对巴德-基亚里综合征（Budd—Chiari 综合征）或肝移植后出现肝静脉狭窄并发症的病例等进行肝移植时，无法再重建普通的肝静脉流出道的情况等。

本节提示：a. 对于肝切除后，浸润到下腔静脉以及膈肌的肝母细胞瘤复发的病例，需行下腔静脉合并切除及重建术；b. 对于肝移植后因肝静脉狭窄而插入金属支架的病例，对其进行再移植时，需行肝静脉吻合术。本节还针对肝上部下腔静脉和心包内下腔静脉游离的注意事项进行解说。

●肝母细胞瘤复发病例手术步骤

本病例是对肝母细胞瘤行扩大右叶切除术后，肿瘤在肝上部下腔静脉右侧附近复发的病例。由于肿瘤向下腔静脉腔内发展，因此在保留心包内下腔静脉的基础上，要将肿瘤浸润的下腔静脉连同肿瘤一起全部切除，然后对下腔静脉离断端进行血管重建，但不使用人工血管。在这个病例中，

笔者将详细叙述心包内下腔静脉的显露、肝上部下腔静脉的悬吊以及下腔静脉重建的步骤。

（1）术中通过超声波检查确定肿瘤向下腔静脉腔进展的局部情况，并在下腔静脉壁进行标记。

（2）在下腔静脉正面，纵向切开膈肌的肌腱中心部位，显露心包膜。将心包膜切开，到达心包内。将心包前后、左右切开，充分显露心包内下腔静脉。通过这种手法，就可以使用牵引带悬吊心包内下腔静脉了。

（3）结扎、离断左右的膈下静脉，从其后面向下腔静脉背面插入剥离钳（心耳钳），阻断肝上部下腔静脉。在本病例中，为了能够从肝左静脉流入部到尾侧阻断下腔静脉，分别在肝左静脉流入部的上下进行了阻断。

（4）同样，在肿瘤的尾侧，对肝部下腔静脉进行阻断。

（5）在切除肿瘤之前，充分游离肝下部下腔静脉，直到显露左右肾静脉流入部。

（6）在本病例中，由于肿瘤浸润到膈肌筋膜，因此合并切除了一部分膈肌，摘除了肿瘤。

（7）下腔静脉重建使用 5-0 不可吸收血管

缝合线。由于下腔静脉血管很难反转，因此，缝合后壁时，采用 intraluminal 法进行连续缝合，而缝合前壁时，为了预防血管狭窄，采用间断缝合法。

●再移植病例的手术步骤

本病例是出生后 10 个月时，由于重症肝炎，实施了使用外侧区域移植物的活体肝移植术的病例。术后第 6 个月，患者因肝静脉吻合部狭窄发病，实施了球囊扩张术，再次留置了支架。之后，由于伴随慢性排斥反应，患者一直处于移植物功能不全的状态。初次移植术后的第 7 年，再次实施了使用外侧区域移植物的再移植术。在这个病例中，笔者将详细叙述心包内下腔静脉的显露、肝上部下腔静脉的剥离、切除瘢痕化下腔静脉以及肝静脉重建的手术步骤。

（1）离断肝门部的血管、胆管空肠吻合部后，在其背侧显露下腔静脉并将其悬吊。

（2）在肝静脉吻合部位上下切断下腔静脉，摘除移植物。

（3）除去残存的金属制支架，在确认没有支架残留后，暂时封闭下腔静脉开口部。

（4）将下腔静脉从周围组织剥离，阻断肝上部下腔静脉。

（5）在下腔静脉正面，锐性剥离其与膈肌的附着部，就可显露心包膜。锐性切开心包膜，到达心包内。前后、左右切开心包，充分显露出心包内下腔静脉。另外，通过大切口切开心包膜，可提高心包内至肝上部下腔静脉移动的灵活性。

（6）全周性切除瘢痕化的下腔静脉。

（7）重建横膈下下腔静脉及吻合肝静脉时，使用 5-0 不可吸收血管缝合线。首先，通过连续缝合下腔静脉后壁，将下腔静脉正面作为吻合口。用 intraluminal 法连续缝合移植肝静脉后壁和下腔静脉正面尾侧。用间断缝合法对移植肝静脉前壁和下腔静脉正面口侧进行吻合。

需要记住的局部解剖及其操作方法

●显露心包内下腔静脉（图 3-3-1）

下腔静脉在第 8 胸椎的水平贯穿膈肌中心腱部分（腔静脉孔），马上流入右心房。下腔静脉与腔静脉孔的边缘粘连，心包膜外层的纤维性心包膜与膈肌的腱中心部分粘连[1]。首先，沿着下腔静脉正面锐性剥离下腔静脉和膈肌腱膜的附着部。然后，切开膈肌中央部的腱膜（腱中心）以显露心包膜。膈肌腱膜和心包膜之间有间隙，虽然可

以在心包外剥离下腔静脉，但是在心包内操作比较容易。另外，心包膜周围存在脂肪组织（pericardial fat），识别这种脂肪组织是很重要的。切开心包膜后到达心包内，在右侧心包膜下缘附近的右心房处，可以确认流入此处的心包内下腔静脉。心包内下腔静脉背侧（Gibbon's space）仅存在疏松的网状结缔组织，不会因钝性剥离而出血，容易剥离[2]。

▶视频 1　图 3-3-1a～c，图 3-3-2（时间 2 分 58 秒）

▶视频 2　图 3-3-1d（时间 3 分 37 秒）

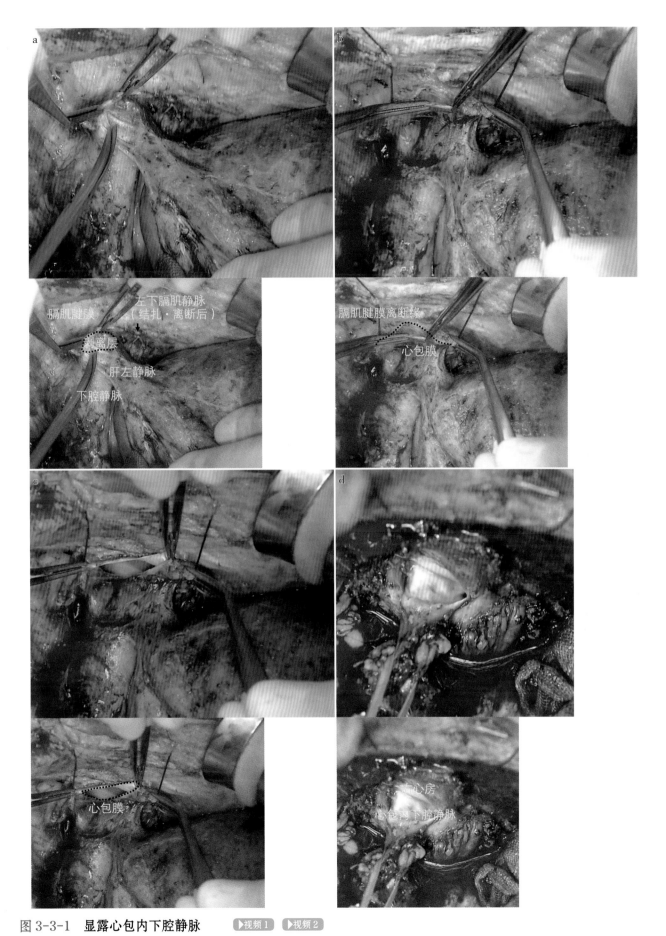

图 3-3-1　显露心包内下腔静脉 ▶视频 1　▶视频 2

a：剥离前；b：膈肌腱膜切开后的状态；c：心包膜切开的状态（肝肿瘤病例）；d：心包膜切开后的状态（再移植病例）。

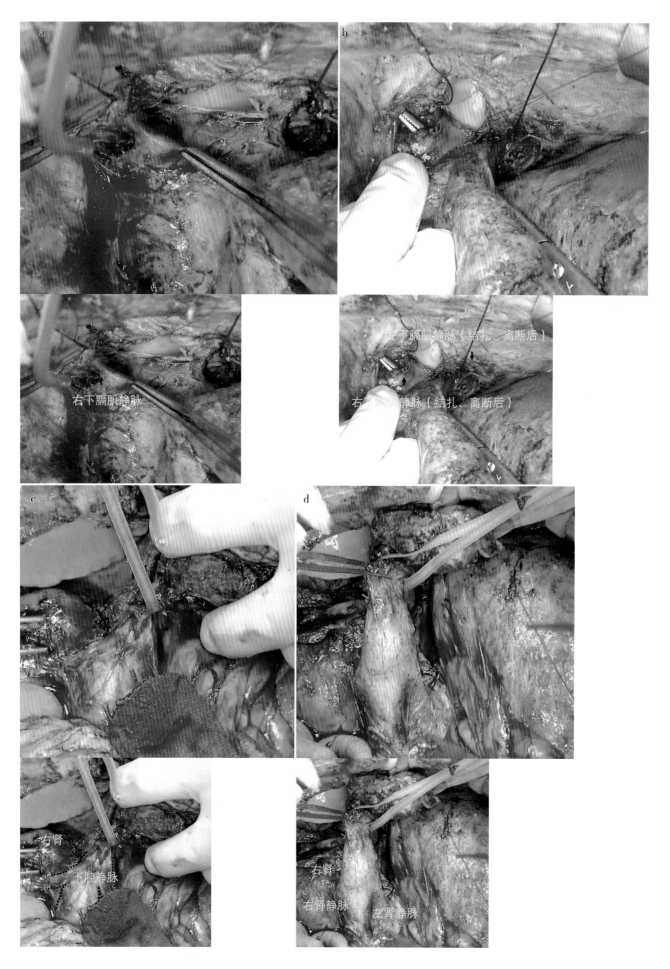

右下膈肌静脉

膈下膈肌静脉（结扎、离断后）

右下膈肌静脉（结扎、离断后）

右肾

下腔静脉

右肾

右肾静脉

左肾静脉

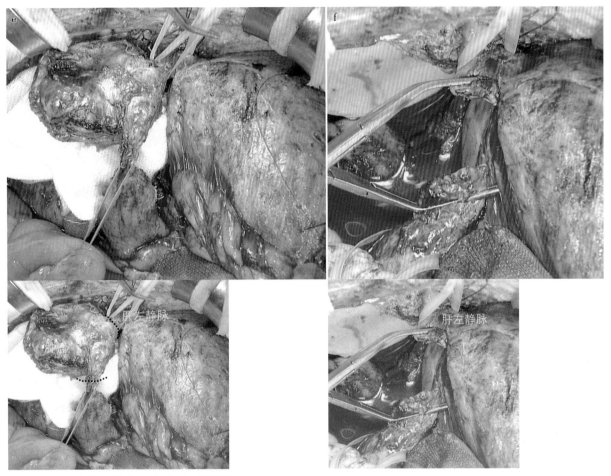

图 3-3-2　显露、游离下腔静脉 ▶视频 1

a：肝上部下腔静脉游离前；b：肝上部下腔静脉游离后；c：肝下部下腔静脉游离前；d：肝下部下腔静脉游离后；e：下腔静脉合并切除前；f：下腔静脉合并切除后。

●合并下腔静脉的显露与切除（图 3-3-2）

这部分将分别对肝上部、肝部、肝下部下腔静脉的游离方法和步骤进行解说。

肾静脉汇入部的尾侧有汇入下腔静脉的静脉支，口侧几乎没有汇入的静脉支。通过离断肝冠状韧带到达肝上部下腔静脉的正面。左右膈肌下静脉汇入的地方与下腔静脉左右侧一致。离断这些血管，可提高肝部下腔静脉移动的灵活性。肝部下腔静脉沿着肝脏的腔静脉沟行进。疏松的结缔组织包围下腔静脉，此处不存在后腹膜（即与肝脏的无浆膜区相连）。肝下部下腔静脉被后腹膜覆盖。离断后腹膜，将肝下部下腔静脉充分移动到左右肾静脉汇入部，可提高其移动的灵活性。

◆ 文献出处

① Moore K L, Dalley A F, Agur A M，佐藤滉夫，坂井建雄（监译）：Clinically oriented anatomy. 临床のための解剖学. メディカル・サイエンス・インターナショナル，2016，p126.

② Valentine R J, Wind G G, 鳄渊康彦，安达秀雄（译）：Anatomic exposures in vascular surgery. 重要血管へのアプローチ—外科医のための局所解剖アトラス. メディカル・サイエンス・インターナショナル，2005，p346.

<table>
<tr><td rowspan="4">肝胆胰篇</td></tr>
</table>

肝门部胆管癌手术时应注意的局部解剖
——以肝门板、glisson 鞘为中心

横滨市立大学医学部消化肿瘤外科

菊地祐太郎／松山隆生／村上崇／土屋伸宏／薮下泰宏／泽田雄／本间祐树／熊本宜文／远藤格

中国医科大学附属盛京医院　　戴朝六　译

●要点

● 依据术前增强 CT 和直接胆管造影评估肿瘤的进展范围，比较各种肝切除术式中的胆管切除的界限点，选择适合的术式，确立合理的手术方案。
● 术前要事先掌握脉管走行的立体位置关系。
● 在右肝切除术中，以门静脉矢状部作为解剖学标志进行肝切除及肝门板切除。
● 在进行肝门板切除及胆管重建时，需要注意与胆管并行的肝动脉，避免损伤。

手术步骤和注意事项

当胆管癌侵犯肝门部到达右肝管，并累及上游的右肝前叶支、右肝后叶支时，切除右半肝 + 肝尾状叶的手术是最合适的选择。当右侧的肿瘤累及左内叶支的分叉部时，则行右肝三叶 + 肝尾状叶切除术最为适合。

本节将对肝门部胆管癌的右半肝 + 肝尾状叶切除相关术式的决策和术中解剖学标志进行解说。

●手术步骤

（1）肝十二指肠韧带清扫：开腹，行 Kocher 法游离。在胰腺上缘离断胆总管，对断端进行快速术中病理诊断。将胆总管断端向头侧抬起，对肝动脉与门静脉主干绕带保护，实施肝十二指肠韧带清扫。

（2）Glisson 一并处理法：采用 Glisson 一并处理法的要领是对左侧的 Glisson 系统进行保护性处理。之后，游离肝左 – 中静脉共干根部。将彭罗斯引流管从门静脉矢状部的右侧缘进入，经下腔静脉前方，在肝左 – 中静脉共干的右缘引出，

为绕肝提拉法（hanging maneuver）的做准备。

（3）右肝游离：离断右冠状韧带、三角韧带、肝肾韧带，进行右半肝的游离。在肝缘与右肾上腺之间行绕带提拉后，于肾上腺一侧使用血管钳并切断后行连续缝合。之后，离断右侧下腔静脉韧带，并将肝右静脉套上提拉带。游离右侧肝尾状叶。

（4）离断 Arantius 管，游离 Spiegel 叶：拉钩牵引肝左外叶脏面（下面），沿着小网膜的肝附着部离断 Arantius 管。在 Spiegel 叶和下腔静脉之间进行剥离，游离出 Spiegel 叶。

（5）肝离断：在膈面沿着缺血分界线（demarcation line）进行肝实质离断。在脏面，将胆囊窝至门静脉矢状部方向的连线设定为离断线。显露出肝中静脉右侧壁后，在其右侧进行肝实质离断，并向头侧稳步推进。离断肝门方向的肝实质，则用之前悬吊好的绕肝提拉带一边提拉，一边向 Arantius 管方向进行肝实质离断。

（6）肝门部处理：将从门静脉左右分叉部和门静脉左支横部发出的肝尾状叶分支逐一结扎、离断。之后，将门静脉左支横部、左胆管、左 –

中肝动脉这三者完全剥离开，直至门静脉矢状部，为肝门板切除离断做准备。

（7）肝门板切除：在门静脉矢状部的右缘进行肝门板离断，注意并行的肝动脉，避免将其损伤。

最后离断肝右静脉，取出标本。

（8）胆管重建：在门静脉矢状部右缘进行肝门板离断后，存在2~3个胆管开口。将相邻的胆管整形为一个开口，并进行胆管重建。

术式确立和解剖学变异

● 术式确立的要点

❶ 充分认知胆管离断界限点

从肝外向肝内将胆管与肝动脉、门静脉剥离时，随着肝门板向 Glisson 鞘移行，胆管与肝动脉、门静脉之间的愈着更为牢固，剥离也更加困难。另外，胆管隐藏在应保留的门静脉分支后方，在这里继续剥离是不可能的。这就是胆管与其他脉管不能分离的界限点，也就是，在各个肝切除术式中，都要事先确定胆管切除能够达到的胆管最

上游的部位，叫做胆管离断界限点。

肝门部胆管癌的基本术式是联合肝尾状叶切除的肝叶切除手术。通过术前增强 CT 及直接胆管造影的影像对肿瘤的进展范围做出正确评估，并比较各肝切除术式中的胆管离断界限点以选择合理的术式，这一点非常重要[1,2]（图3-4-1）。

❷ 掌握脉管走行的立体位置关系

众所周知，胆管、肝动脉和门静脉的变异全部都是在肝门板内出现的，而 Glisson 鞘内是不会出现的。在肝门部胆管癌的手术中，肝门区的操

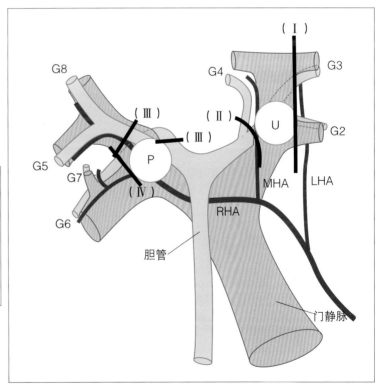

各肝切除术式的胆管离断界限点
（Ⅰ）右肝三叶切除
（Ⅱ）右半肝切除
（Ⅲ）左半肝切除
（Ⅳ）左肝三叶切除
Ⓤ：U-point
Ⓟ：P-point
G2：Glisson of segment 2（※ 其他 Gx 同样）

图 3-4-1　通过比较胆管离断边界确定术式 *
（图片根据文献②绘制）

---

* 本节英文缩写对照：IVC：inferior vena cava 下腔静脉 / LHA：left hepatic artery 肝左动脉 / LHV：left hepatic vein 肝左静脉 / LPV：left branch of the portal vein 门静脉左支 / MHA：middle hepatic artery 肝中动脉 / MHV：middle hepatic vein 肝中静脉 / PHA：proper hepatic artery 肝固有动脉 / PV：portal vein 门静脉主干 / RHA：right hepatic artery 肝右动脉 / RHV：right hepatic vein 肝右静脉 / RPV：right branch of the portal vein 门静脉右支

作是必须的。为此，手术之前正确掌握肝门部胆管、门静脉、肝动脉局部的立体解剖，以及与之对应的肿瘤进展程度，是非常重要的。

● 胆管合流的变异

尽管胆管的形态存在各种各样的变异，十分复杂，但是将合流的变异（variation）和走行的变异（所谓的北绕型、南绕型）二者分开考虑就能容易辨清。以此观点来研究右肝切除术前应掌握的胆管变异，可归纳出以下几种需要注意的情况：
a. 右肝后叶支汇入左胆管的变异（合流的变异）；
b. 左肝内叶支（B4）的汇入形式（合流的变异）；
c. B2、B3 或者 B2 + B3 的汇入形式（合流的变异）与门静脉矢状部的位置关系（走行的变异）；
d. 肝尾状叶胆管支（B1）的走行（南绕型 B1）（走行的变异）。

有报告显示，b 中 B4 的汇入有数种方式，其中 B2 和 B3 形成共干，在肝门侧与 B4 汇合的方式约占 54%；B2、B3、B4 在同一部位汇合的方式约占 21%；B2 汇入 B3，与 B4 形成的共干的情况约占 25%[③]）（图 3-4-2a）。另外，B4 直接汇入肝总管的情况也存在，但发生率较低。

c 中左肝外叶支与门静脉矢状部的位置关系，通常是左肝外叶支绕过门静脉矢状部头侧，分出 B2、B3（北绕），也存在左肝外叶支从门静脉矢状部尾侧走行（南绕）的情况。根据田端等人的报告，该情况[④]的发生率是 6.2%。而且，报告还指出，南绕的左外叶支中，还存在仅 B3 从门静脉矢状部尾侧走行的情况。在 B3 南绕的病例中，多数是横跨过门静脉脐部，该处肝实质发育并愈合，胆管在其中走行穿过。因此，在此处切开肝实质显露门静脉矢状部的时候，必须要注意，可能会损伤胆管。一般情况下，在右半肝区域，沿南绕的右肝后叶支是有可能进一步向着肝侧追踪游离胆管

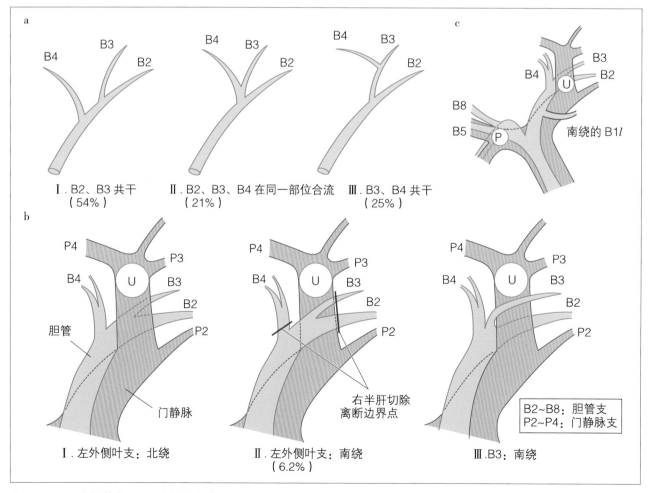

图 3-4-2　左胆管的汇入及走行方式

的。同样，对于南绕的左肝外叶支病例，相较于北绕的左肝外叶支，该分支也存在继续向着右半肝肝侧追踪游离胆管的可能，这具有重要的临床意义。换言之，通常在北绕的左肝外叶支的情况下，门静脉矢状部的右缘就是右半肝切除的胆管离断界限点，但是，如果是南绕的左肝外叶支，就没有此处位置的制约，因此，原本作为右3区域胆管离断界限点的门静脉矢状部的左缘，也就变成了右半肝切除的胆管离断界限点（图3-4-2b Ⅱ红线）。

尽管d中南绕的B1发生率很低，但是在联合全肝尾状叶切除的肝门部胆管癌手术中，还是需要特别关注。南绕B1是指肝尾状叶分支（B1l）在左侧门静脉的尾侧走行，汇入左肝管或者肝总管（图3-4-2c）。因此，在右肝切除术中，计划将肿瘤整块（en-bloc）切除时，即使没有肿瘤浸润，也有必要合并切除并重建门静脉[5]。

●动脉（肝中动脉，肝左动脉）的分支形式[6],[7]

在右肝切除术中，肝中动脉（A4）以及肝左动脉（A2 + A3）的分支形式变得尤为重要。在肝门部胆管癌手术中，如需切除右半肝，首要的问题就是能否确定保留住A4。如图3-4-3a所示，由于A4距离肝门部胆管、左肝管很近，很容易受到肿瘤侵犯，因此，在切除右半肝时，需要将A4从左肝管上充分剥离。虽然有报告称，即使牺牲A4，也能够保证左肝内叶的血液供应[8]，但我们认为还是应该尽力保留A4，维持其血流供应。对于肝左动脉在门静脉矢状部右侧汇入的病例（图3-4-3b Ⅱ）和仅有A2或者A3其中的一支从门静脉矢状部右侧汇入的病例（图3-4-3b Ⅲ ~ Ⅳ），由于支配残肝的动脉更接近肿瘤，因此术前的肿瘤进展评估更显重要。

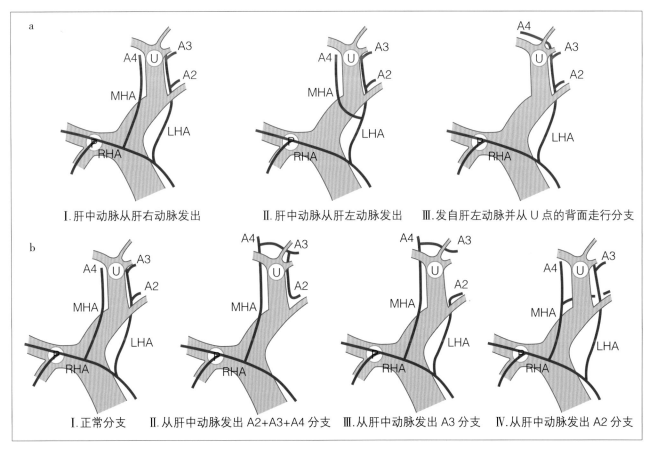

I.肝中动脉从肝右动脉发出　　II.肝中动脉从肝左动脉发出　　III.发自肝左动脉并从U点的背面走行分支

I.正常分支　　II.从肝中动脉发出 A2+A3+A4 分支　　III.从肝中动脉发出 A3 分支　　IV.从肝中动脉发出 A2 分支

图 3-4-3　动脉的分支形式（图片根据文献⑥和⑦绘制）
a：肝中动脉的分支形式；b：肝左动脉的分支形式。

需要记住的局部解剖及其操作方法

● 手术技术要点

❶ 离断 Arantius 管及游离 Spiegel 叶过程中的技术要点

在肝门部胆管癌手术中，切除全肝尾状叶已逐渐变成必要操作，因此，在肝离断之前必须将肝尾状叶充分游离。游离 Spiegel 叶的时候，要将 Arantius 管在末梢侧切断。用拉钩将左肝外叶脏面抬起，即可清楚看到 Spiegel 叶。Arantius 管沿着小网膜的肝脏附着部走行。将 Arantius 管在中枢侧（与门静脉左支的汇合部）离断时，有可能会损伤从 P2 根部进入 Glisson 鞘内的肝左动脉，要格外注意（图 3-4-4a、b）。之后，就可将 Spiegel 叶完全游离出来。在副肝左动脉从胃左动脉发出

的病例中，该动脉多在小网膜内面向肝内走行，因此，离断 Arantius 管以及游离 Spegiel 叶时，需要注意保护副肝左动脉以免损伤（图 3-4-4c、d）。

❷ 绕肝提拉的设置

肝切除之前，做好绕肝提拉（hanging maneuver）的准备。将肝脏向尾侧牵拉，剥离肝左 - 中静脉的根部。处理肝短静脉，从肝脏的尾侧通过下腔静脉前方，在肝左 - 中静脉根部的右侧，将彭罗斯引流管引出（图 3-4-5a、b）。接下来，减去之前用 Glisson 一并处理法确保的左侧 Glisson 蒂，只提拉（hanging）肝实质（图 3-4-5c、d）。绕肝提拉技术，不仅能够减少来自肝静脉的出血，还可以作为肝切除的标记，使肝切除不会偏离正确的方向。

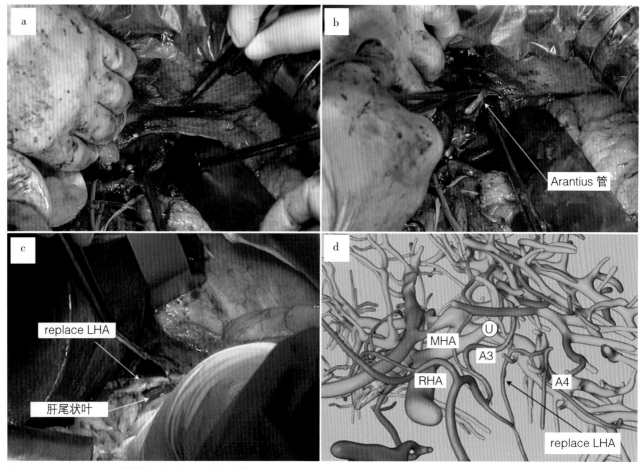

图 3-4-4 **Arantius 管的显露和左尾状叶游离**

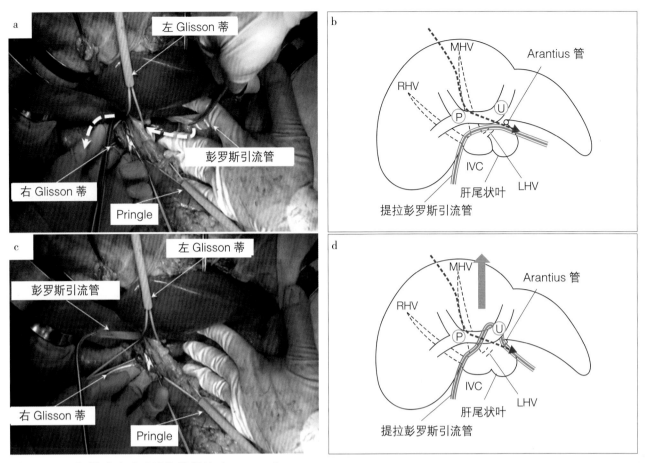

图 3-4-5　离断时灵活运用绕带提拉（hanging）

❸肝离断

在右肝切除的病例中，多数情况下术前施行了右侧门静脉栓塞，并且在肝十二指肠韧带清扫阶段，结扎、离断了肝右动脉。以上操作可使肝表面出现缺血线（demarcation line），在膈面沿着这个缺血线（demarcation line）进行肝切除。在脏面把胆囊窝至 Arantius 管的方向作为切除线（图 3-4-5d）。显露肝中静脉右侧壁，在其右侧进行肝切除，向头侧稳步推进。在此过程中，离断 MV5、MV8。朝肝门方向进行肝离断时，需要向 Arantius 管方向操作。若如图 3-4-6a 所示，显露肝中静脉之后，在肝中静脉的背侧潜行，则切除线会变得复杂而难以操作。因此，如图 3-4-6b 所示，用左手将尾状叶向右侧牵拉，同时利用绕肝提拉带进行提拉（hanging），可使切除线以几乎垂直的角度到达 Arantius 管。

❹肝门处理：门静脉尾状叶支的处理，门静脉左支横部的充分游离

肝脏离断结束后，只剩下肝门板需要处理。

向肝门方向继续推进肝十二指肠韧带的清扫，将门静脉左支横部、左胆管、左 - 中肝动脉这三者，完全游离至门静脉矢状部。此时，处理肝尾状叶的门脉支（图 3-4-7a）。关于肝尾状叶的门静脉支解剖，文献⑨中已经有详细的讨论介绍，平均有 4~5 支（图 3-4-7b）⑩。肝尾状叶门静脉支比较细小，长度较短，一旦出血就会非常棘手，因此处理时要特别小心（图 3-4-7a 为肝尾状叶支处理前；图 3-4-7c 为肝尾状叶支处理后）。通过此操作，将门静脉、肝动脉、以及包含胆管的肝门板分别进行绕带保护（图 3-4-7c、d）。

❺肝门板离断

为了将尾状叶 Glisson 分支全部切除，需要在门静脉矢状部的右缘离断肝门板。此时，要在肝门侧用钳子夹闭胆管。其目的是防止切除肝门板时伴随胆汁流出而导致的肿瘤播散。另外，离断胆管时要特别注意，避免损伤与其并行的肝动脉。特别是肝中动脉在左肝管前方走行时，更需格外

注意（图 3-4-8a、b）。在这样的病例中，切除肝门板（图 3-4-8a、b）和重建左肝管时（图 3-4-8c、d），肝中动脉受损的概率都会很高，因此，术前利用 CT 和 3D 重建图像，事先掌握脉管走行非常重要。此外，由于胆管离断后会有一定的回缩，如果过于靠近末梢侧离断肝门板，就会使胆管重建变得非常困难，也需多加注意。将胆管断端进行术中快速病理诊断，确认切缘阴性。

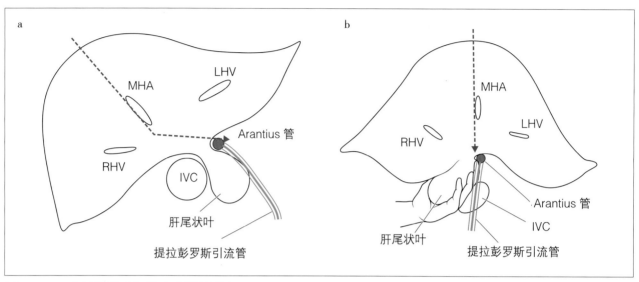

图 3-4-6 右肝尾状叶切除中离断的要点

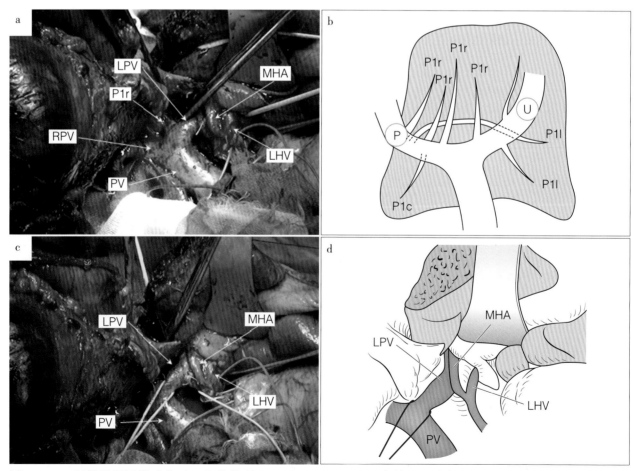

图 3-4-7 门静脉肝尾状叶支（P1）的处理（※P1l、P1c、P1r 是它的更细分支）

b 根据文献⑩绘制。

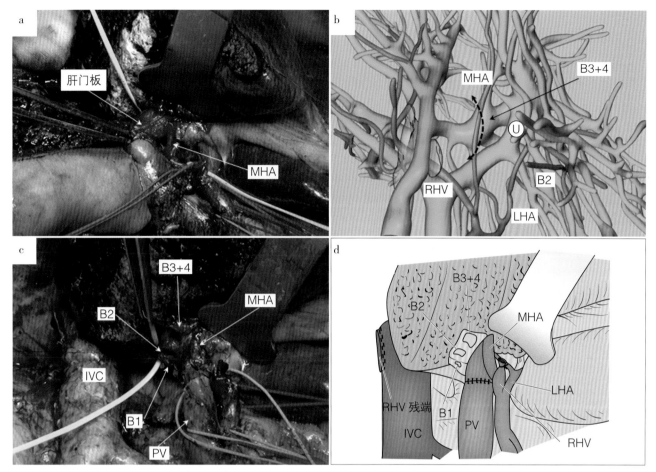

图 3-4-8　切除肝门板时需要注意避免损伤动脉

◆文献出处

①平野聡：胆管分離限界点の診断. 胆道 25：751-758，2011.

②清水宏明，大塚将之，加藤厚，他：肝門部領域胆管癌に対する左・右三区域切除術の適応とその意義. 胆道 29：889-898，2015.

③竜崇正：肝臓の外科解剖，第 2 版. 医学書院，2011.

④田端正己，大澤一郎，岸和田昌之，他：肝鋳型標本からみた肝門部胆管の解剖. 胆と膵 31：653-660，2010.

⑤髙橋祐，江畑智希，横山幸浩，他：肝門部胆管癌手術に必要な肝門部胆管の重点解剖. 胆と膵 32：1089-1095，2011.

⑥上坂克彦，前田敦行，金本秀行，他：肝門部における肝動脈立体解剖と肝門部胆管癌切除術. 胆と膵 27：847-853，2006.

⑦中川圭，深瀬耕二，益田邦洋，他：肝動脈変異症例に対する肝門部領域胆管癌手術. 手術 71：845-852，2017.

⑧ Hirano S, Kondo S, Tanaka E, et al：Safety of combined resection of the middle hepatic artery in right hemihepatectomy for hilar biliary malignancy. J Hepato Biliary Pancreat Surg 16：796-801, 2009.

⑨公文正光：肝鋳型標本とその臨床応用. 肝臓 26：1193-1199，1985.

⑩金岡祐次：尾状葉門脈切離のコツ. 幕内雅敏（監修），二村雄次（編）：胆道外科の要点と盲点，第 2 版. 文光堂，2009，p313.

肝切除术的肝静脉解剖

群马大学大学院综合外科学（协力研究员）

小暮公孝

中国医科大学附属盛京医院　　戴朝六　译

施行根治性肝切除必须确定病变的确切位置和切除范围。因此，术前对拟切除的门静脉支、肝动脉支、胆管支的识别，以及对拟合并切除的肝静脉支、需保留的肝静脉支、还有需重建的肝静脉支（inconstant）的确定，均非常重要。例如，在肝上下腔静脉旁存在病变的情况下，即使是进行最低限度的切除，也需要考虑到以下情况，如在切除时不小心损伤了邻近的肝静脉，由此将导致肝静脉回流区域的肝实质淤血，甚至引发肝功能不全，原计划行小范围肝切除，结果却导致和大范围切除相同的后果，这种可能性是存在的[1,2]。此外，在施行活体肝移植时，为了保证供体的安全和确保移植物的存活与良好再生，预先确定好应保留的肝静脉和需重建的肝静脉，是一个非常重要的战术[3,4]。

肝静脉系的构成

肝脏的肝静脉系是由肝左静脉、肝中静脉、肝右静脉、肝右后下静脉、尾状叶静脉的主肝静脉系和各肝静脉系所附属的多个副肝静脉系构成。主肝静脉支走行在相邻的各门静脉灌注区域的分界面上[5-7]（图3-5-1）。

Rex[8]把主肝静脉系分类成：a.肝左静脉系（vena hepatica sinistra）；b.肝中静脉系（vena hepatica media）；c.肝右静脉系（vena hepatica dextra）（根据Rex的文献：p605，L31-39*），之后的研究者也都遵从了这个分类[5]。本节也遵从该分类法，分别对肝左静脉系、肝中静脉系、肝右静脉系、肝右后下静脉系、尾状叶肝静脉系，以及它们回流区域中附属的副静脉系一并进行讨论。另外，肝静脉系就像Rex指出的那样，和门静脉区域有着密切的关系，所以本节还将结合门静脉区域的特性进行讨论。图3-5-2展示了各学者的肝段分法。

肝左静脉系

肝左静脉系是由肝左静脉干、左后上缘静脉、左叶间裂静脉和向segment4（以下皆按习惯称为Sx段）头侧回流且变异较多的小肝静脉支构成。肝左静脉干是从肝上下腔静脉倾斜发出，向着肝左背侧，在S2段和S3段的分界面走行的静脉（图3-5-1）。

这里必须注意的是，像Hjortsjo[9]、Couinaud[6,10]**、van Leeuwen等人[11]指出的一样，S2段和S3段是被Healey & Schroy[12]称作上外侧区（lateral superior area）、下外侧区（lateral inferior area）的区域。这种分区方式并

---

*注：Rex的论文是超过100页的超大论文，并且是用德语书写的，参考十分不易，因此在引用的地方标注了页码和行数。

**注：肝段划分依据的是Couinaud先生的观点。该书的日文版是由二村雄次翻译，书名为《COUINAUD肝臟の外科解剖》，医学书院，1996。

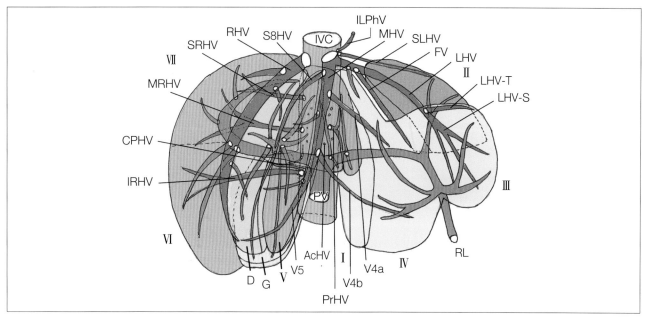

图 3-5-1　肝静脉系 *

本图描述的是：左外侧区和左旁正中区之间是 S2 段和 S3 段的分界；右旁正中区在头侧被纵向分为腹侧部（ventral portion）、背侧部（dorsal portion）两个区域，在尾侧将胆囊床一带分为一个区域（图示参考了文献⑲，将左、右肝之间纵行切开进行描述）。罗马数字是 Couinaud 肝段分法。此后，标记符号都和图 3-5-1 相同。

不是将该区域完全分为上和下（头侧与尾侧）两部分，而是两者犹如两块板，有一定位移地重合在腹侧（S3 段）和背侧（S2 段）（根据 Rex 的文献：p596，L21-26）。有些文章，省略了此重合关系，所以常常给人一种两者是区分为上、下两部分的错觉。因此，Hjortsjo[9]把这个重合关系用铸型标本和示意图形式展示了出来，并将重点放在两者背侧和腹侧的重叠，对二者进行命名，把 S2 段称作背外侧段（dorsolateral segment），S3 段叫作腹外侧段（ventrolateral segment）（图 3-5-3a）。Couinaud[6]

和 Hjortsjo 一样，也展示了一个 S2 段和 S3 段稍微倾斜重合的图（图 3-5-3b）。将此概念用基本正确的立体图展示出来的，是 Trinh Van Mihn[13]（图 3-5-2f）和 van Leeuwen 等人[11]。

但是，在铸型肝和尸体肝中，就像 Healey & Schroy 和 Couinaud 所展示的图那样，S2 段不是完全在 S3 段的背侧，而是有小部分占据肝腹侧面的头侧（图 3-5-2c、d），因此 van Leeuwen 他们[11]并没有像 Hjortsjo 那样把 S2 段叫作背外侧段（dorsolateral segment），把 S3 段称为腹外侧段

*英文缩写对照：LHV：left hepatic vein 肝左静脉 / LHV-T：transverse tributary of the left hepatic vein 肝左横静脉 / LHV-S: sagittal tributary of the left hepatic vein 肝左矢状静脉 / FV: fissural vein（Couinaud），Scissural vein（Masselot）裂静脉 / SLHV：superior left hepatic vein 肝左上静脉 / MHV：middle hepatic vein 肝中静脉 / V4a：tributary of the MHV from superior part of the segment 4 引流 S4 头侧部的肝中静脉支 / V4b：tributary of the MHV from the inferior part of the segment 4 引流 S4 尾侧部的肝中静脉支 / V5：tributary of the MHV from the segment 5 引流 S5 的肝中静脉支 / S8HV：tributary of the MHV from the segment 8. It runs along the boundary between the ventral and the dorsal portions of the segment 8 引流 S8，在其腹侧与背侧的分界走行的肝中静脉支 / RHV：right hepatic vein 肝右静脉 / SRHV：superior right hepatic vein 肝右（后下）静脉 / MRHV：middle right hepatic vein 肝右后中静脉 / IRHV：inferior right hepatic vein 肝右后下静脉 / CPHV：caudate processus hepatic vein 尾状突肝静脉 / PrHVCL：proper hepatic vein of the caudate lobe 尾状叶主肝静脉 / ACHV：accessory hepatic vein of the caudate lobe 尾状叶副肝静脉 / ILPhV：inferior l phrenic vein 左膈下静脉 / IVC：inferior vena cava 下腔静脉 / PV：portal vein 门静脉 / RL：round ligament 肝圆韧带 / V：ventral portion of the right paramedian sector 右旁正中区腹侧部 / D：dorsal portion of the right paramedian sector 右旁正中区背侧部 / G：gallbladder bed 胆囊床

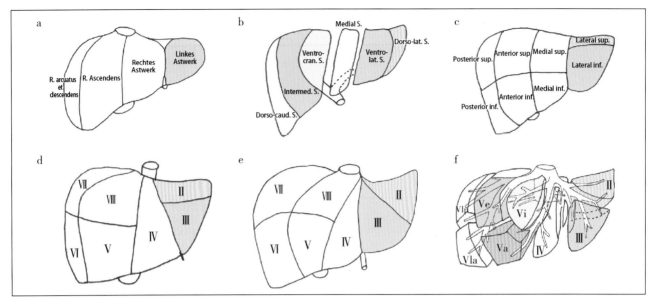

图 3-5-2　各学者绘制的的肝分段图

a：图 a 为 Rex 的肝分段图（参考自文献⑧）。Rex（1888）比 Cantlie（1898）早 10 年正确地描述了左右肝的分界。在腹侧视图中，仅在左外侧区绘制了 segment 3（Linkes Astwerk），但其实它表示的意思是 S3 段位于 S2 段的腹侧位。此外，它还显示了右旁正中区的门静脉支（R. ascendens）的分支是向着腹侧（ventral）和背侧（dorsal）分的。

b：图 b 为 Hjortsjo 的肝分段图（参考自文献⑨）。S2 段和 S3 段被分为背侧（Dorso-lat. S.）和腹侧（Ventro-lat. S.）。右旁正中区被纵向分为腹颅段（ventro-cranial segment）和中间段（intermedial segment）。

c：图 c 为 Healey and Schroy 的肝分段图（参考自文献⑫）。S2 段和 S3 段被分为上（lateral sup.）、下（lateral inf.）两部分，绘制的分界线是水平的。

d：图 d 为 Couinaud 的肝分段图（参考自文献⑩）。S2 段和 S3 段被分为上下两部分，绘制的分界线是水平的。

e：图 e 为 Ton That Tung 的肝分段图（1962）（参考自文献⑬）。绘制的 S2 段和 S3 段的是倾斜分界线。和后面的 Trinh Van Minh 主张的划分方式相同。

f：图 f 为 Trinh Van Minh 的肝分段图（参考自文献⑬）。绘制的 S2 段和 S3 段分界线是倾斜的。将右旁正中区划分为 3 个区域。

Vi 为 paramediano destro postero-interno（伊）的分类中右旁正中区后内侧段（right para-median postero-internal segment）；

Ve 为 paramediano destro postero-esterno（伊）的分类中右旁正中区后外侧段（right para-median postero-external segment）；

Va 为 paramediano destro anteriore（伊）的分类中右旁正中区前段（right para-median anterior segment）。

注：S2 段和 S3 段的分界线各家各执一词，此外，右旁正中区的区域划分也不尽相同。

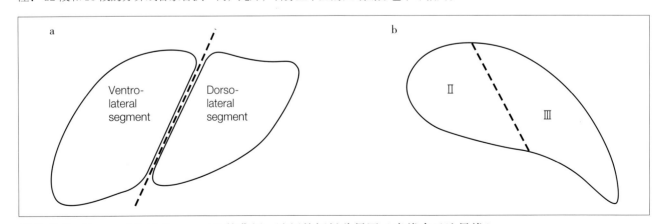

图 3-5-3　Segment 2 与 Segment 3 的背侧、腹侧的倾斜分界图（虚线表示边界线）

a：引用自 Hjortsjo 的原图（从左外侧方向观看的切面）（图片根据文献⑨绘制）

b：引用自 Couinaud 的原图（从右内侧方向观看的切面）（图片根据文献⑥绘制）

（ventrolateral segment）（图 3-5-2b），而是采用与 Trinh Van Mihn 相同的立体图命名，把 S2 段叫做背颅段（dorsocranial segment），S3 段称为腹尾段（ventrocaudal segment）。在活体肝中，S2 段的腹侧面，有部分被左冠状韧带和左三角韧带所覆盖遮挡，因此看起来像Rex的图所展示的那样，腹侧面完全被 S3 段所覆盖（图 3-5-2a）。上述的概念可用黏土模型展示（图 3-5-4）。

此外，关于 S2 段和 S3 段的腹侧面分界线，Hjortsjo（图 3-5-2b）、Ton That Tung（图 3-5-2e）、Trinh Van Minh（图 3-5-2f）提出的是 1 条倾斜线，但 Healey & Schroy（图 3-5-2c）、Couinaud（图 3-5-2d）展示出的却为水平线（图 3-5-5a）。笔者对尸体肝解剖的认知来源于日本肝癌研究会编纂的《原发性肝癌处理规范》[14]。该书中所有的图例（24/24）采用的都是倾斜的分界线（图 3-5-

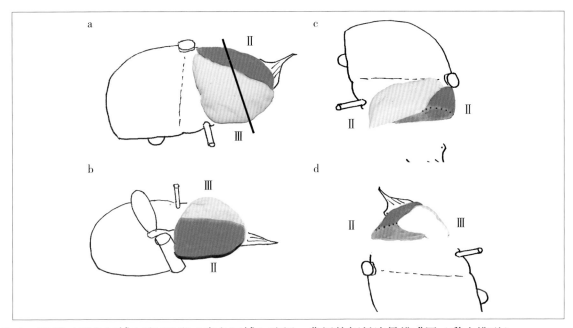

图 3-5-4　S2 段（蓝色区域）和 S3 段（白色区域）腹侧、背侧的倾斜边界模式图（黏土模型）

a：腹侧面。因为 S2 段 < S3 段，所以边界是倾斜的，黑线表示切开部位。

b：翻转之后从背侧面观看，S2 段 > S3 段。

c：从腹侧左外侧方向观看到的 a 图切面的图像，S2 段和 S3 段倾斜地在背侧、腹侧重合，腹侧面 S3 段（白色区域）占优势，背侧面 S2 段（蓝色区域）占优势。

d：从腹侧右内侧方向观看到的 a 图切面的图像，S2 段和 S3 段是倾斜地在背侧、腹侧重合，腹侧面 S3 段（白色区域）占优势，背侧面 S2 段（蓝色区域）占优势。

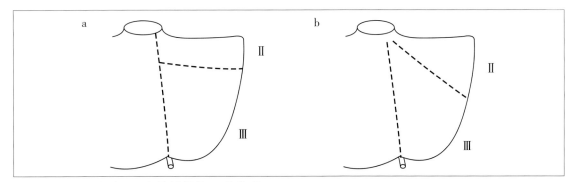

图 3-5-5　腹侧面 S2 段和 S3 段分界线的 2 种类型

a：近乎水平的分界线（Healey and Schroy、Couinaud 分类法）。

b：倾斜的分界线（Hjortsjo、Thon That Tung、Trinh Van Minh、van Leeuwen、日本肝癌研究会分类法）每位学者所说的边界线都不一样，在解剖学上，b 是正确的，a 是假想线。

5b）。但是，这些分界线的倾斜度却是各不相同。临床工作中发现，S2 段门静脉支源自门静脉脐部（umbilical portion）的起始部，且仅为一支，向左侧稍微倾向头侧走行。此后，门静脉脐部末梢侧的所有分支均是支配 S3 段或者 S4 段的门静脉支。因此，绕带、夹闭 S2 段的门静脉支，即可显示出缺血的 S2 段区域。这是在需要寻找 S2 段和 S3 段边界时的唯一可用的手段。

肝脏是被下腔静脉和肝中静脉构成的平面——所谓的肝 Rex-Cantlie line[8],[15] 分为左、右半肝。右肝被由下腔静脉和肝右静脉构成的平面分为两个区域（右外侧区和右旁正中区），而左肝的分区则有两种看法，即如 Healey & Schroy[12] 所述，被肝镰状韧带附着线和左矢状裂（肝圆韧带裂 + 静脉韧带裂）之间构成的面分为内侧区和外侧区的分法，以及由 Couinaud[6],[10],[16] 所述的用 S2 段和 S3 段的分界线来区分左外侧区和左旁正中区的方法（图 3-5-6）。两者究竟哪个更为合理，目前尚未有定论[17]。在 2000 年的布里斯班肝脏解剖与切除命名（Brisbane 2000 terminology of liver anatomy and resection）的报告中，两者均有记载[18]。

实际上，在解剖学实例中可以发现，S2 段和 S3 段的分界线位置在腹侧面和背侧面是有较

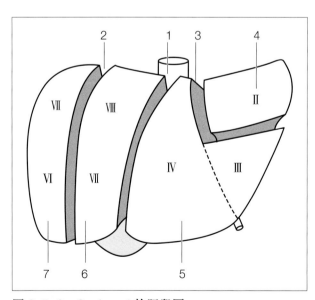

图 3-5-6　Couinaud 的肝段图

（图片根据文献⑥绘制）Couinaud 认为左外侧区和左旁正中区的边界在 S2 段和 S3 段之间。Couinaud 把 S2 段绘制成矩形但在解剖学上应该是扇形的。

大变化的，因此有时不能在三维图像上显示分界线。在几乎所有实例中，因 S3 段在腹侧面占据主要位置，S2 段和 S3 段在腹侧面的分界线均像 Couinaud[16]（图 3-5-2d）所描述的那样，比膈肌呈更大的倾斜度（但 Couinaud 水平绘制的分界线，在解剖学上并不正确）。此外，两者在腹侧的分界面上，有肝静脉支走行并汇入肝左静脉主干近根部，该静脉支即 Masselot[19] 所说的左横（向）静脉（left transcversal vein）、山口[20] 所说的左外侧上支、Trinh Van Minh 所说的肝左静脉横支（transverse tributary of the LHV[13]，注意并非肝左静脉主干）。笔者也追随 Masselot，暂时将其称为 left transverse hepatic vein（LHV-T），即肝左横（向）静脉，并将其作为 S2 段和 S3 段在腹侧面的分界标志（图 3-5-1，图 3-5-7a）（但是，Masselot 并没有指出 left transcversal vein 是在 S2 段和 S3 段腹侧面的分界走行，而 Trinh Van Minh 则描述了其在两者的分界走行）。该 LHV-T 可通过超声确认，于 S2 段和 S3 段门静脉支的中间穿过，从左侧汇入肝左静脉主干（图 3-5-8）。

与之相反，在背侧面，多数情况下是 S2 段为主，所以两者的分界线是靠近下缘的。作为此分界的标志，有时能看到流入肝左静脉的一个分支，但并不像在腹侧面那样清晰（图 3-5-7b）。临床上，也有通过向 S2 段的门静脉注入色素或者用绕带夹闭其根部来获取缺血分界线，以此确定二者的边界。此时，必须要分别确认腹侧和背侧的边界线。肝左静脉干和它的分支把 S2 段和 S3 段在腹侧和背侧分开。肝左静脉干自肝上部的下腔静脉起始，在 S2 段和 S3 段的分界处倾斜地向左后下（左背尾侧）走行。它的分支在两者的分界面上或延伸到 S3 段的 P3 腹侧支和 P3 背侧支之间，Masselot 将此称为左矢状静脉（left sagittal vein），笔者也效仿他暂时称其为肝左矢状静脉（left sagittal hepatic vein，LHV-S）（图 3-5-1，图 3-5-7b）。一般认为，其末梢支的分支形态就像 Couinaud 等[16],[20] 所述的那样，呈现多种形状。

与此同时，必须认识到 S2 段和 S3 段在腹侧面的分界是以 LHV-T 为标志，而在腹侧和背侧的重

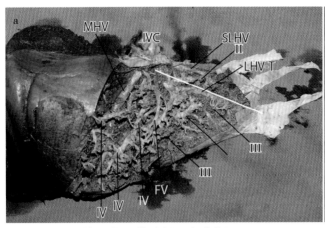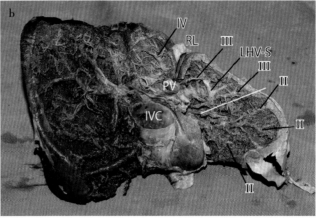

图 3-5-7　尸体肝左肝的腹侧面和背侧面

a：腹侧面。LHV-T 倾斜走行于 S2 段和 S3 段的分界线。S2 段 < S3 段，白线是 S2、3 的分界线。

b：背侧面。未见有走行于 S2 段和 S3 段的分界线的肝静脉支。S2 段 > S3 段，白线是 S2、3 的分界线。

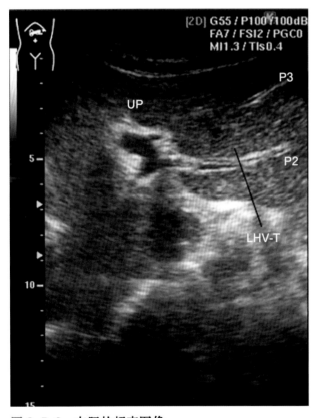

图 3-5-8　左肝的超声图像

在 P2（portal vein of the segment 2）和 P3（portal vein of the segment 3）之间，从左侧汇入 LHV 主干的 LHV-T。

合面上,则是以 LHV 主干和其部分分支为分界标志。

Healey & Schroy[12]所谓的肝镰状韧带附着线相当于外侧区和内侧区的分界，该部位如 Rex[8]（来自文献 p594，L18-37）所认为的那样，为两区域间细长的乏血管区（schmale lichtung; narrow glade）。但是，此处与其他的乏血管区相比，没

有类似于肝左、中、右静脉那样的大血管走行。但 Couinaud[16] 和 Masselot[19] 指出，该分界通常有一根汇入肝左静脉的分支，即 Couinaud 所说的裂静脉（fissural vein），Masselot 所说的镰状静脉（scissural vein）、脐静脉（umbilical vein）（图 3-5-1）。这也可以看作是与右旁正中区（右前叶）在腹侧部（ventral portion）和背侧部（dorsal portion）之间汇入肝中静脉的分支（即 Kogure 所说的 S8 段肝静脉[21,22]，山口右前所说的上区域静脉[20]，Ryu &Cho 所说的前裂静脉，英文为 anterior fissure vein[23]）相对应的肝静脉分支。

肝左静脉系的副肝静脉之一上，有一条肝左上静脉（superior left hepatic vein，SLHV）。按 Dickson[24]所说，肝左静脉系由两个要素构成：一个是 SLHV（venula hepaticacranialis aut sinistra superior，来自 Elias & Petty[5]），在胚胎学上，其源头是胎儿期肝血管系中的左膈下融合（the left half of the subdiaphragmatic anastomosis）；另一个就是所谓的肝左静脉干，它在胚胎学中有 3 个构成因素，分别是 a. 初级肝左静脉（primary left hepatic vein）；b. 在发育过程中源自初级肝左静脉形成的次级肝左静脉（secondary left hepatic vein）；c. 虽然存在次级肝左静脉（secondary left hepatic vein）汇入的右膈下融合（the right half of the subdiaphragmatic anastomosis），但是据说次级肝左静脉（secondary left hepatic vein）从汇入部开

始到中枢侧的部分，在肾前部下腔静脉形成之前被肝后下腔静脉吸收。因此，一般认为，SLHV 在分叶的动物肝上，是基本均存在的肝静脉支，在胚胎学上是从肝左静脉干独立出来的一根肝静脉支。据 Masselot[19]所述，95% 的实例存在 SLHV。SLHV 粗到能够通过用影像学手段诊断确定的约占 13%（山口）[20]，但在所有尸体肝的实例解剖中，几乎都包含 SLHV 的痕迹。多数是在 S2 段顶缘的肝被膜下或在其肝实质的浅部走行，独立于汇入肝上下腔静脉的肝左静脉干，在它的左上方汇入。SLHV 的汇入孔直径约 1mm，如 Masselot[19]所指出那样，有时必须要独立于肝左静脉单独结扎、切除 SLHV。SLHV 痕迹的存在反映了胎儿在 3 个月左右开始左肝有萎缩的倾向[25,26]（图 3-5-7a）。并且，也存在能够通过影像诊断确认的较粗大的 SLHV。在此情况下，前述的肝左横静脉（LHV-T）在腹侧面并不走行在 S2 段和 S3 段的分界处，而是由 SLHV 承担了 S2 段的头（上）侧部分的回流。但是，此类病例中，肝左矢状静脉（LHV-S）的主干基本上是在 S2 段的背侧和 S3 段的腹侧分界面上走行，它的末梢支承担了 S2 段的尾侧部分和 S3 段的回流。图 3-5-9 展示了 SLHV 和 LHV 之间的关系。图 3-5-9a 展示的是细小的 SLHV 和 1 根 LHV-S 主干，图 3-5-9b 展示的是细小的 SLHV 和粗大的 LHV-S 及其多条粗大分支，图 3-5-9c 展

示的是粗大的 SLHV 和缺少 LHV-T 的 LHV-S 主干。

活体肝移植时，在能够用影像诊断确认粗大 SLHV 的情况下，特别是将 S2 段 + S3 段作为移植物使用时，为了保留 SLHV 回流区域，必须将肝左静脉干和 SLHV 进行一体化成形处理（venoplasty）[3]。此外，在 S3 段、S3 + S4 段切除[27]的情况下，当使用缺血分界线（demarcation line）进行肝切除时，必然要保留 LHV 主干、LHV-T 和 SLHV。另外，在 SLHV 的汇入处的头侧附近可能有左膈下静脉（left inferior phrenic vein）走行（5%，Masselot）[19]，在游离左肝时，须注意避免损伤（图 3-5-1）。

从肝左静脉的所处位置看，应认识到正如 Couinaud 所指出的那样，在 S2 段和 S3 段之间，存在着左外侧区和左旁正中区的分界线（图 3-5-6）。在左侧胆囊病例中，通常本应与脐部（umbilical portion）相连的肝圆韧带（右肝圆韧带），却与相当于左肝脐部的部分分支相连。这些分支向着右旁正中区的腹侧走行。因此，这个部位没有分隔右肝的右外侧区和右旁正中区的门静脉裂[17,28]。由此，考虑到胎儿期肝生长的左右对称性，那么与左肝圆韧带相连的脐部也不会变成将左肝分隔成左外侧区和左旁正中区的门静脉裂了。Couinaud[6,16]（来自文献⑥：p11；以及文献⑯：p84-89）比较了胚胎学和解剖学的观点提出了该区域的划分方法。另一方面，高崎等[29]根据门静

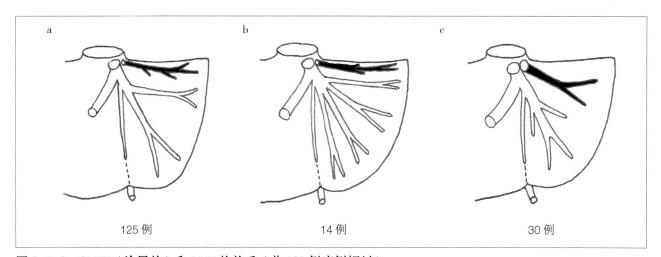

125 例	14 例	30 例

图 3-5-9　SLHV（涂黑的）和 LHV 的关系（共 169 例病例探讨）

a：small SLHV + 基本型的肝左静脉（LHV-T + LHV-S）125/169 例（74%）。

b：small SLHV + 多分支型肝左静脉（LHV-T + LHV-S）14/169 例（8.3%）。

c：large SLHV + 肝左静脉（LHV-S）30/169 例（17.7%）（small SLHV 占了全体的 82%）。

脉分支的左右对称性的观点，提议把 S2 段叫做左后区（left posterior），把 S3 + S4 段叫做左前区（Left anterior）。从解剖学角度考虑，确实 S2 段和 S3 段在腹侧和背侧存在重合的情况，所以这个提案也值得倾听[29]。

肝中静脉系

肝中静脉系如 Rex[8]（来自文献：p612，L22-28）所指出的那样，是由以下静脉构成[13],[16],[19],[20],[22],[23]：在右肝和左肝分界的乏血管区（lichitung：glade）走行的肝中静脉干［肝中静脉干基本上与肝左静脉干形成共干（95%，Masselot）[19]后，再汇入肝上下腔静脉］；来自 segment 4b 的相对粗大的静脉支（几乎全部病例都是）；来自 segment 4a 的一根静脉支（变异较多）；来自右旁正中区腹侧部的数根小分支；以及在 S8 段的腹侧部和背侧部的分界面走行且汇入比较粗大的肝中静脉的一根分支（被称为 segment 8 hepatic vein、S8HV、V8、前裂静脉）。肝中静脉主干的末梢侧则是延伸到 S5 段的下缘旁与 S6 段的分界附近，也有到达 S6 段的情况。一般情况下，该部分是引流 S5 段的分支，即被称为 V5（图 3-5-1）。

Rex[8] 的报告指出，起始于右旁正中区支，前区支（R. ascendens）的根部，必定有两支门静脉的分支，向胆囊床走行（来自 Rex 的文献：p592，L35-40），通过尸体肝解剖也能确认在 S5 段的尾侧部分、右旁正中区支（前区支）的根部有向胆囊床走行的 2 根细小的门静脉支（笔者暂称为胆囊床支或 GbBed 支）（图 3-5-10a、b）。此外，肝中静脉的末梢部分（V5）在这两条门静脉支旁走行，看起来像是在右旁正中区和胆囊床的边界走行（图 3-5-1）。

要理解肝中静脉系，就必须理解右旁正中区的区域划分。自从 Healey & Schroy[12] 和 Couinaud[16] 用区分右旁正中区上下侧的边界线划分出前上区和前下区（anterior superior and inferior）、S5（segment5）和 S8（segment 8）以来，用图示表

示该区域范围内肿瘤的所在部位和切除范围就变得非常容易（图 3-5-2c、d）。这一点对肝脏外科和肝脏诊断学的影响非常大。但是，历来，众多学者即已指出该区域划分和实际的门静脉分支并不一致[30]。因此，该区域划分是相对的，也有研究者根据观察结果，在报告中提出：右旁正中区在纵向界面上，被分为腹侧（ventral）和背侧（dorsal）。此说法源自 1888 年 Rex[8] 的论文。Rex 在论文中把右侧旁正中区称呼为 "ramus ascendens"，并且把它的分支按照向着腹侧方向和背侧方向分别做了记载（来自 Rex 的文献：p592，L12-16）。之后，Hjortsjo[12] 把右肝纵向分为三部分，因为腹段裂（ventral segment fissure）的存在，他在右旁正中区的中间把它纵向分成左右两部分，左侧叫作腹颅段（ventro-cranial segment），右侧叫作中间段（intermediate segment）（图 3-5-2b）。此外，Trinh Van Minh[13] 在他的著作中把右旁中正区纵向分为两个区域，在它的尾侧，将其背侧部分（也就是胆囊床）设为一个区域（图 3-5-2f）。笔者从肝实际的门静脉分支考虑，认为 Trinh Van Minh 的分区和实际的区域划分很相近。在 2001 年第 56 回日本消化系统外科学会[21] 和 2002 年的《Archive of Surgery》[22] 杂志中，笔者都推荐 Hjortsjo[9] 的区域划分法，提出应重新考虑 Couinaud[6],[16],[19] 的区域划分法。但是，此前提倡将右旁正中区分为 3 个区域的是幕内雅敏先生，而笔者记得当时正是从先生那里得到 Trinh Van Minh[13] 著作的复印本的。现在，笔者考虑把右旁正中区的头侧 3/4 左右的区域像 Trinh Van Minh[13] 那样纵向划分为腹侧部分和背侧部分，在其尾侧的背侧部分，将 Rex[8] 所说的由 2 根门静脉支供给营养的部分再分为一个区域（胆囊床区域）。因此认为，肝中静脉的末梢部分（V5）在这个胆囊床区域的腹侧或背侧走行（图 3-5-1，图 3-5-10）。

肝中静脉引流右旁正中区和 S4 段两个区域的血液，所以对该区域术式的选择需要基于对静脉分支的仔细分析。右肝切除的时候，基本是要保留肝中静脉的。这时，确认引流自 S4 段的 V4b，并细心将其保留下来是非常重要的[31]。此外，活体

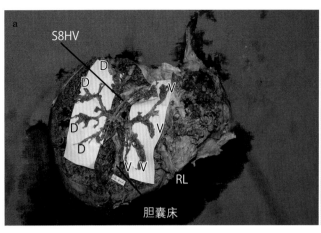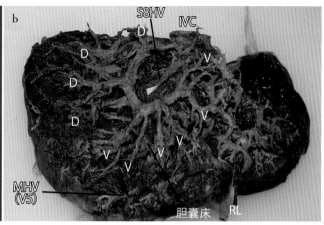

图 3-5-10　尸体肝中的右旁正中区的门静脉分支和 S8HV

a：与腹侧部（V）和背侧部（D）相比，GbBed 支（胆囊床支）供应的营养范围较大（和 Trinh Van Minh 的区域划分接近）。在两区域的中间有 S8HV 走行。

b：与腹侧部（V）和 背侧部（D）相比，GbBed 支（胆囊床支）供应的营养范围较小。此例中，在 V、D 两区中央走行的 S8HV 于中途被切断。

肝移植时，保留肝中静脉，将作为移植物的右肝切除时，为了维持S5段和S8段的腹侧部回流功能，保证其再生，则要采用如静脉移植重建V5、V8等手段，以保障供体和受体的安全[32]。但是，在合并肝中静脉进行右肝移植时，不仅供体存在风险，受体也可能发生许多并发症[33]。

肝右静脉系 - 肝右后下静脉系

　　肝右静脉系 - 肝右后下静脉系比肝左静脉系和肝中静脉系更复杂。这个静脉系是由肝右静脉干（汇入肝上下腔静脉）和在右外侧区背侧走行、直接在肝后下腔静脉右侧壁汇入的肝右后下静脉系（IRHVs）构成。肝右后下静脉系根据汇入肝后下腔静脉的位置被分为肝右后上静脉（SRHV），肝右后中静脉（MRHV），肝右后下静脉（IRHV）。MRHV 和 IRHV 静脉都在靠近肝后下腔静脉的尾侧开始分支，两者经常合为一体。而且，在靠近其下方尾侧的腹侧，有尾状突静脉自右前方汇入IVC[7,34-36]（图 3-5-1）。

　　像 Rex[8] 指出的那样，肝右静脉干（right hepatic vein）是走行在右旁正中区和右外侧区之间的乏血管区（lichitung, glade）并独立汇入肝上下腔静脉的（来自 Rex 的文献：p612，L22-28）。

它的末梢到达了胆囊床邻近区域，左侧壁有引流右旁正中区（S5+S8）背侧部的分支汇入，右侧壁有引流 S6、S7 段的分支汇入。此外，有一条在右旁正中区（S8 段）的腹侧部和背侧部边界走行的 S8 静脉（segment 8 hepatic vein，V8）。一般情况下，V8 是汇入肝中静脉的，也有极少数汇入肝右静脉左侧壁[22]的情况，此乃肝右静脉干的基本形态，多数情况下如此（77% Masselot）[19]。但是，肝右静脉干也存在很多的变异情况，Masselot 把肝右静脉干分为 3 种类型：a. 只有一根长而粗壮的血管干（67%）的类型；b. 拥有两根短而粗壮的血管干（12%）的类型；c. 小血管干和其他 MRHV 和 IRHV 共同完成回流的类型。在第 3 种类型中，也有 RHV 主干非常细小而 MRHV 和 IRHV 粗壮得更像主干的例子出现。一般认为，多数病例存在 SRHV、MRHV、IRHV（65%：来自 Masselot 的文献[19]，84%：来自 Dai Y H 的文献[37]）（图 3-5-11~12）。IRHV 作为 S6 段和 S7 段部分区域的引流静脉，汇入肝部下腔静脉的尾侧。MRHV 也作为 S6、S7 部分区域的引流静脉于其头侧汇入。SRHV 汇入下腔静脉的近膈肌处，成为 S7 段部分区域的引流静脉。

　　Rex[8] 把右外侧区支的门静脉支（R. arcuatus）在尾侧发出的分支称为右降支（R. descendens），以此将右外侧区分为两个部分（图 3-5-2a）。尽管 Couinaud[⑥,⑩,⑯] 把右外侧区分为 S6 和 S7（图 3-5-2d），但实际上，一般认为，右外侧区门静脉支除了有 Rex 提出的分为门静支和右降支分支的弓状型外，还有像 Trinh Van Minh[⑬] 提出的 2 分支型、3 分支型、无法分型等各种各样的类型（图 3-5-13）。但是，上述 SRHV、MRHV、IRHV 的主干部分并未显示出其与右外侧区门静脉主干存在相关性的走行方式。两者的主干部交叉走行，

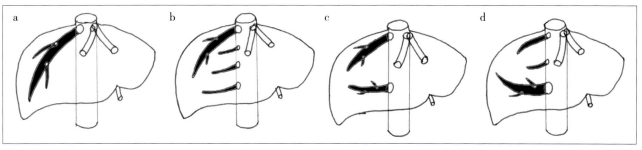

图 3-5-11　RHV 和 IRHVs 一组肝右后下静脉的相关图示

a：RHV 的基本型，基本上只有 RHV 来承担右外侧区的回流供血。

b：RHV 稍微变小，有数根 IRHVs 补充右外侧区回流的类型。

c：RHV 变得更小，IRHV 相对地变得更大的类型。

d：RHV 显著变小，IRHV 显著变大的类型。

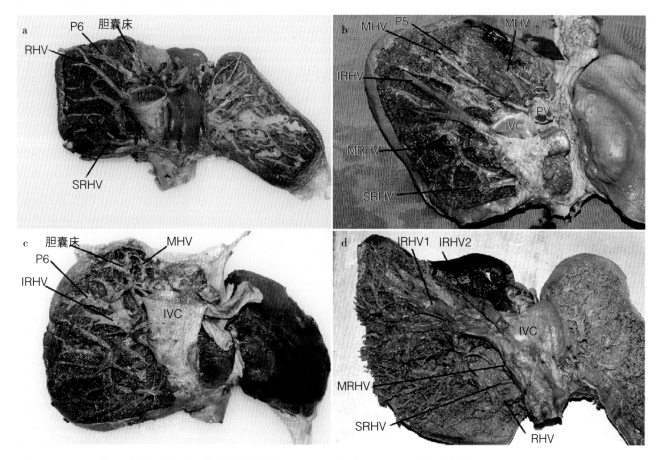

图 3-5-12　尸体肝中的肝右后下静脉的各种类型（记号和图 3-5-11 是相对应的）

a：粗大的 RHV 延伸到 S6 的背侧部分，引流右外侧区的大部分血液。S7 的部分血液引流则是由 SRHV 完成的。

b：RHV（这里看不见）稍微变小，由 SRHV、MRHV、IRHV 取而代之引流右外侧区的背侧部。

c：RHV（这里看不见）变得更小，相对变得更大的 IRHV 完成右外侧区的引流。

d：RHV 显著变小，与之相对的 IRHV 显著变大。它和 MRHV、SRHV 共同完成右外侧区背侧的引流。本例中 S7 腹侧的引流是由延伸到 S7、汇入 MHV 的肝静脉支完成的。

乍一看，走行方式好像毫无关系。但是在末梢部，二者的末梢支是平行的，其走行密切关联，这和其他有门静脉流入、肝静脉流出的肝组织是一样的。在右外侧区门静脉支配（灌流）的区域中，只由肝右静脉干不能完成血液引流的区域，为了用最短距离运送血液汇入肝后下腔静脉以完成血液回流，SRHV、MRHV、IRHV 就变得发达了。这样就容易理解为什么会出现肝静脉支主干和门静脉支主干是交叉着、直接向肝后下腔静脉走行这一现象了（图 3-5-12）。

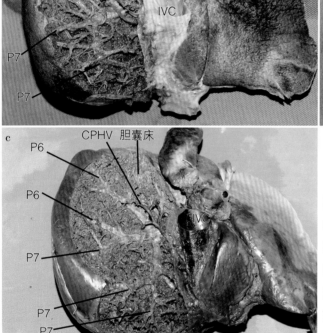
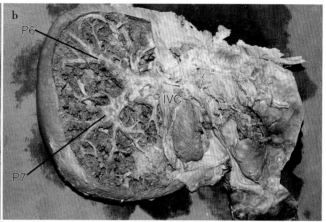

图 3-5-13　尸体肝中右外侧区的门静脉分支

a：弓状型。右外侧区的门静脉支呈弓形，一直延伸到 S7 的上侧部分。途中朝向尾侧分出 2~3 个分支（portal venous branches for segment 6，P6）。Rex[8] 把这种形式叫做右外侧区门静脉的基本型。

b：2 支型。右外侧区由 2 根门静脉灌流。

c：3 支型。右外侧区有 3 根门静脉灌流。

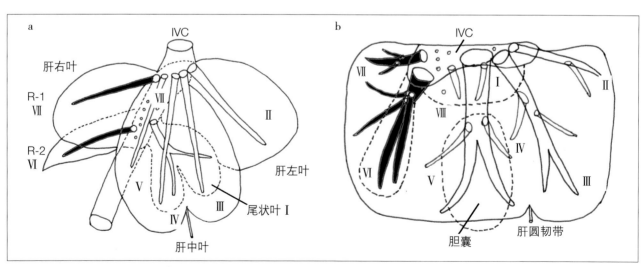

图 3-5-14　鼠肝和牛肝的右外侧区的肝静脉支（涂黑部分）

a：鼠肝。相当于人肝的右外侧区的肝叶（R-1、R-2）是由各自独立的肝静脉支完成血液回流的。

b：牛肝。对于非分叶肝的牛肝来说，与人肝的右外侧区相当的区域是由各自独立的两支肝静脉支完成血液回流的。罗马数字指的相当于是 Couinaud 提出的人肝的肝分段。

像这样，肝右静脉系 – 肝右后下静脉系中存在数条的肝静脉支，这取决于肝的胚胎学起源及右外侧区的形状。哺乳动物的肝分叶中，相当于人肝右外侧区的肝叶有两叶（如狗、猪、鼠）和单叶（如猿）的两种类型，无论哪一种都有独立的 2 根肝静脉支。此外，即使是在非分叶肝（如牛）的右外侧区中，也存在 2 根独立的粗大的肝静脉支[38][39]（图 3-5-14）。如果在人肝中发现像哺乳动物肝那样所拥有的潜在痕迹，那么，对于理解人肝中经常出现粗大 IRHV 的原因就有了参考依据。此外，人肝的右外侧区是如 Rex 指出的那样，为厚的板状构造，并且左肝在胎儿 3 个月刚过的时候就显示出萎缩的倾向，与之相对应，右肝则显示出肥大倾向，向尾侧、右外侧、头背侧方向突出成圆顶状[26]。人肝的左外侧区夹在 SLHV 和 LHV 之间，左旁正中区夹在 LHV 和 MHV 之间，还有裂静脉走行。另外，右旁正中区夹在 MHV 和 RHV 之间，并有 S8HV 走行，使得该区域形成了在两侧能够充分引流的结构。人肝的右外侧区中肝右后下静脉系显著发达，也可以认为是其为了和肝右静脉主干一同，覆盖板状的大范围区域的血液引流，并应对右外侧区发达（肥大）的各部位，而形成数条汇入肝后下腔静脉的肝静脉分支（肝右后下静脉系）的结果[34][40]。

像 Masselot[19] 指出的那样，肝右静脉系 – 肝右后下静脉系的引流是以数条的肝静脉支共同引流的形式进行的，因此，术前认真分析拟切除部位与术后残余肝、各肝静脉支之间的关系，尤其是拟切除部位与 IRHV 之间的关系，并根据此决定术式是非常必要的[41][42]。Makuuchi[2] 等在世界上首先开发了在 IRHV 发达的病例中，通过最低限度的肝切除达到根治目的的术式，即将 IRHV 保留下来，行 S7 段、S8 段和 RHV 切除，并保留 S6 段、S5 段。之后又报告了各种各样围绕 IRHV 的肝切除术式[43][44]。此外，在行右肝活体肝移植时，如有大的 IRHV、MRHV 等数条肝静脉支存在时，目前的常规做法是从 IRHV 开始进行数条肝静脉支重建[45]。

与尾状突肝静（date processus hepatic vein）相关的内容则在尾状叶肝静脉系中详述。

尾状叶肝静脉系

尾状叶肝静脉是由尾状叶主肝静脉、尾状叶副肝静脉群（即肝短静脉，short hepatic veins）及尾状突肝静脉组成（图 3-5-15）。肝尾状叶是由 Spiegel 叶、腔静脉旁部（paracaval portion）、尾状突（caudate processus）和下腔静脉韧带（IVC ligament）构成[46]。尾状叶主肝静脉走行在 Spiegel 叶和腔静脉旁部的分界面，在尾状叶尾侧约 1/3 的位置走行，汇入下腔静脉的左前壁[47]。也有汇入肝上下腔静脉的情况[48]，但很少见。其前端末梢在多数情况下，终止于尾状叶下方前端尾状叶切迹（notch）处。一般认为，尾状叶主肝静脉大部分情况下是 1 支（77/88，87.5%），也有 2 支（10/88，11.4%）[47] 的情况出现。

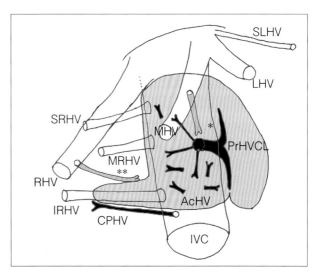

图 3-5-15　尾状叶肝静脉系（涂黑的部分）

尾状叶是由数条的肝静脉支全方位完成回流的。

PrHVCL：走行在 Spiegel 叶和腔静脉旁部的分界处，在 IVC 左前方汇入肝后下腔静脉。

AcHV：起始自腔静脉旁部，是直接汇入下腔静脉的细小肝静脉支，一般称为肝短静脉（short hepatic vein）。

CPHV：走行在尾状突和肝右外侧区的分界，在靠近下腔静脉的右前方汇入。

*　起自腔静脉旁部汇入 MHV 的细小肝静脉支，也属于尾状叶静脉系的组成部分。

**　走行在肝尾状叶和右外侧区的分界、最终汇入 RHV 的细小肝静脉支，也属尾状叶肝静脉的一部分。

其余标记和图 3-5-1 的一致。

肝短静脉（short hepatic veins）是起自腔静脉旁部、直接汇入 IVC 的细小肝静脉，为复数的静脉支，有的达 10 支以上。一般认为尾状叶副肝静脉（肝短静脉）的汇入部位，存在较为稀疏的部分，是行绕肝提拉（hanging maneuver）时钳子插入贯穿的部位[49]。处理肝短静脉时，需在下腔静脉侧施行二重结扎和穿透缝合并结扎、切断。此外，在少数情况下，起于腔静脉旁部、流入到 MHV 的小静脉支也属于肝短静脉。

尾状突肝静脉则在肝尾状突的尾侧，于其背侧走行，在肝门部汇入肝后下腔静脉的右前方。将肝从右侧翻转掀起时，从尾侧进行观察，几乎所有案例都能在肝后下腔静脉的最尾侧右前方，观察到该静脉的根部[50]。尾状突肝静脉是肝右外侧区和肝尾状突的分界标志。对该静脉的知晓与描述已有较长历史。Elias[5]称其为尾状小静脉（The small venula processi caudati），Goldsmith[51]认为 12~15 支肝短静

脉的最尾侧处，存在直径 8mm 左右的肝静脉，该静脉相当于尾状突肝静脉。此外，Mehran[52]也指出尾状突肝静脉负责肝尾状突部的血液回流，在肝后下腔静脉的最尾侧汇入下腔静脉。偶尔也会出现起自肝尾状突，经 RHV 的末梢支汇入 RHV 的小分支[50]。

Takayama 等[53]报告了在施行包含肝尾状叶的左肝活体肝移植时，行尾状叶主肝静脉重建的术式。此外，上述的尾状叶肝静脉系出现在布德－基亚里综合征（Budd–Chiari syndrome）中时，作为重要的侧支循环而发挥作用[54]。

自从 Makuuchi[55]在报告中提出，在肝切除术处理肝右静脉时，先离断下腔静脉韧带，于肝外处理肝右静脉比肝内处理更为安全的观点后，下腔静脉韧带（IVC Ligament）就引起了广泛的关注（图 3-5-16）。有文献指出，下腔静脉韧带中包含有门静脉、肝动脉、胆管、肝静脉等肝组织成分[56]，多认为是胎儿时期肝尾状叶组织的残留痕

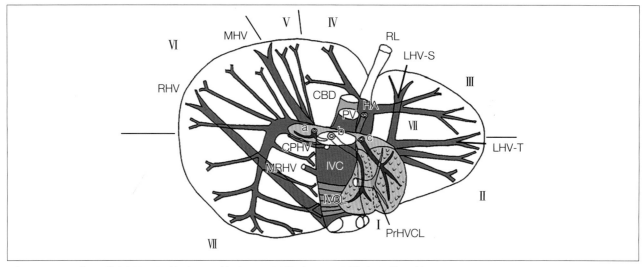

图 3-5-16　人肝背侧观：门静脉、肝静脉、肝尾状叶、下腔静脉韧带及关系

肝尾状叶在扇形的中心位置，使肝脏看起来像被下腔静脉韧带固定在下腔静脉上一样。在肝尾状叶的尾侧切迹处，呈现展开来的状态。

LHV-T：肝左横静脉（transverse left hepatic vein）。走行在 S2 段和 S3 段腹侧面的分界线。

LHV-S：肝左矢状静脉（sagittal left hepatic vein）。走行于腹侧和背侧重合的 S2 和 S3 的分界面。

PrHVCL：走行在 Spiegel 叶和腔静脉旁部的分界面（尾状叶主肝静脉）。在切迹处切开可以看到 PrHVC。

CPHV：走行在肝尾状突和肝右外侧区的分界面，在肝尾状突的尾侧从 IVC 的右前汇入 IVC（尾状突肝静脉）。

a：portal venous branch for caudate processus of the caudate lobe，尾状突门静脉支。

b：portal venous branch for paracaval portion of the caudate lobe，下腔静脉旁部门静脉支。其前端一直延续到下腔静脉韧带内。

c：portal venous branch for Spiegel lobe of the caudate lobe，Spiegel 叶门静脉支。主要灌注切迹的左侧，也包含腔静脉部的灌注。

IVCL：下腔静脉韧带（inferior vena cava ligament），一直延续到腔静脉旁部背侧的右前端。

PV：portal vein，门静脉 / HA：hepatic artery，肝动脉 / CBD：common bile duct，胆总管。

罗马数字是 Couinaud 的肝段分法。

迹[57]。下腔静脉韧带中包含的肝组织，基本上源自尾状叶腔静脉旁部。因此，为了防止术后出血、胆汁漏，应予以结扎后切断。

小结

肝静脉系的分支较门静脉系和肝动脉系的分支更为复杂。肝静脉支作为对照胚胎发生学的痕迹存在。伴随肝叶的发育、退化，门静脉血流也发生变化，从而导致肝静脉支产生与之相对应的发育。一般认为，上述因素的综合作用形成了复杂的肝静脉系[58]。因此，针对具体病例，需个体化地将肝静脉支的分支类型与目标术式结合起来，进行详细分析，这点非常重要。

◆ 文献出处

① 中村達，鈴木昌八，横井佳博：特集肝臓外科における血行再建 5. 肝癌における肝静脈切除再建の適応と手技. 日外会誌 102：805-809, 2001.

② Makuuchi M, Hasegawa H, Yamazaki S, et al：Four new hepatectomy procedures for resection of the right hepatic vein and preservation of the inferior right hepatic vein. Surg Gynecol Obstet ,164：68-72, 1987.

③ Kubota K, Makuuchi M, Takayama T, et al：Successful hepatic vein reconstruction in 42 consecutive living related liver transplantations. Surgery, 128,48-53, 2000.

④ Shimada M, Shiotani S, Ninomiya M, et al：Characteristics of liver grafts in living-donor adult liver transplantation：comparison between right-and left-lobe grafts. Arch Surg ,137：1174-1179, 2002.

⑤ Elias H, Petty D.Gross anatomy of the blood vessels and ducts within the human liver. Am J Anat, 90：59-111, 1952.

⑥ Couinaud C.I. Portal segmentation：Ⅱ. Suprahepatic segmentation. in Couinaud C（ed）；Controlled hepatectomies and exposure of the intrahepatic bile ducts. Paris, Couinaud C, 1981, p9-24.

⑦ Nakamura S, Tsuzuki T：Surgical anatomy of the hepatic veins and the inferior vena cava. Surg Gynecol Obstet ,152：43-50, 1981.

⑧ Rex H：Beitrage zur Morphologie der Saugerleber. Morphol Jahrb, 14：517-616, 1888.

⑨ Hjortsjo C H：The topography of the intrahepatic duct systems. Acta Anato（Basel）,11：599-615, 1951.

⑩ Couinaud C：Lobes et segments heptiques. Notes sur l'architecture anatomique et chirurgicale du foie. La Presse Medicale,62：709-712, 1954.

⑪ van Leeuwen M S, Fernandez M A, van Es H W, et al：Variations in venous and segmental anatomy of the liver：Two-and three-dimensional MR imaging in healthy volunteers. AJR AM J Roentgenol, 162：1337-1345, 1994.

⑫ Healey J E, Schroy P C：Anatomy of the biliary ducts within the human liver. Anatomy of the prevailing pattern of branchings and the major variations of the biliary ducts. Arch Surg ,66：599-616, 1953.

⑬ Trinh Van Minh.Capitolo 1：Le differenti concezioni moderne sulla segmentazione del fegato second i diversi autori. in Trinh Van Minh（ed）；Ton That Tung Le resezioni epatiche pervia transparenchimale. Le varianti anatomishe del sistema portale intraepatico. Torino, Italy, Edizioni Minerva Medica, 1985, p9-20.

⑭ 日本肝癌研究会：第Ⅰ部 臨床的事項 A. 解剖学的事項, I. 肝葉と肝区域. 日本肝癌研究会（編）；原発性肝癌取扱い規約, 第 5 版補訂版. 金原出版, 2009, p8-12.

⑮ Cantlie J：On a new arrangement of the right and left lobes of the liver. J Anat Physiol（London）, 32：ⅳ-ⅸ, 1898.

⑯ Couinaud C：Ⅸ. Anatomical data for left liver surgery. in Couinaud C（ed）；Surgical anatomy of the liver revisited. Paris,Couinaud C, 1989, p83-89.

⑰ Makuuchi M：Could we or should we replace the conventional nomenclature of liver resection? Ann Surg ,257：387-

389, 2013.

⑱ Terminology Committee of the International Hepato-Biliary Association：The Brisbane 2000 terminology of liver anatomy and resections. HPB, 2：333-339, 2000.

⑲ Masselot R, Leborgne J：Anatomical study of the hepatic veins. Anatomia Clinica, 1：109-125, 1978.

⑳山口峰生：バルーンカテーテルを用いた肝静脈造影による左肝静脈の肝内分布形態のX線学的検討．東女医大誌 60：620-626，1990.

㉑小暮公孝，石崎政利，根本雅明，他：肝前区域の亜区域分けの再考．日消外会誌 34：423-423，2001.

㉒ Kogure K, Kuwano H, Fujimaki N, et al：Reproposal for Hjortsjo's segmental anatomy on the anterior segment in human liver.Arch Surg, 137：1118-1124, 2002.

㉓ Cho A, Okazumi S, Makino H, et al：Relation between hepatic and portal veins in the right paramedian sector：proposal for anatomical reclassification of the liver. World J Surg ,28：8-12, 2004.

㉔ Dickson A D：The development of the ductus venosus in man and the goat. J Anat, 91：358-368, 1957.

㉕ Kogure K, Ishizaki N, Nemoto M, et al：Morphogenesis of an anomalous ligamentum venosum terminating in the superior left hepatic vein in a human liver. J Hepatobiliary Pancreat Surg ,12：310-313, 2005.

㉖ Kogure K, Kojima I, Kuwano H, et al：Reconfirmation of the anatomy of the left triangular ligament and the appendix fibrosahepatis in human livers, and its implication in abdominal surgery. J Hepatobiliary ancreat Sci ,21：856-863, 2014.

㉗ Kawasaki S, Makuuchi M, Harada H, et al：A new alternative hepatectomy method for resection of segment 3 and 4 of the liver. Surg Gynecol Obstet,175：267-269, 1992.

㉘ Nagai M, Kubota K, Kawasaki S, et al：Are left-sided gallbladders really located on the left side? Ann Surg, 225：274-280, 1997.

㉙高崎健，小林誠一郎，武藤晴臣，他：巨大右葉肝癌に対する拡大肝右葉切除術―non touch isolation をめざして．消外 7：1545-1551，1984.

㉚ Soyer P：Segmental anatomy of the liver：utility of a nomenclature accepted worldwide. AJR AM J Roentgenol,161：572-573, 1993.

㉛ Faitot F, Vibert E, Salloum C, et al：Importance of conserving middle hepatic vein distal branches for homogeneous regeneration of the left liver after right hepatectomy. HPB（Oxford）,14：746-753, 2012.

㉜ Sugawara Y, Makuuchi M, Sano K, et al：Vein reconstruction in modified right liver graft for living donor liver transplantation. Ann Surg, 237：180-185, 2003.

㉝ Fan S T, Lo C M, Liu C L, et al：Safety and necessity of including the middle hepatic vein in the right lobe graft in adult-to adult live donor liver transplantation. Ann Surg, 238：137-148, 2003.

㉞ Shilal P, Tuli A：Anatomical variations in the pattern of the right hepatic veins draining the posterior segment of the right lobe of the liver. J Clin Diagn Res ,9：8-12, 2015.

㉟ Cecchis L D, Hribernik M, Ravnik D, et al：Anatomical variations in the pattern of the right hepatic veins：possibilities for type classification. J Anat, 197：487-493, 2000.

㊱ Sledzinski Z, Tyszkiewicz T：Hepatic veins of the right part of the liver in man. Folia Morphol（WARSZ）, 34：315-322, 1975.

㊲ Dai Y H：Applied anatomic study of the drainage of the human segmental hepatic veins. Zhonghua Wai Ke Za Zhi,26：568-571, 1988.

㊳奥脇秀男，豊原邦夫：食肉類肝静脈の鋳型解剖学的研究．東京慈恵会医科大学解剖学教室業績集（通号

10）：1-15，1953.

㊴ Kogure K, Ishizaki M, Nemoto M, et al：A comparative study of the anatomy of rat and human livers. J Hepatobiliary Pancreat Surg ,6：171-175,1999.

㊵ Lassau J P, Bastian D：Organogenesis of the venous structures of the human liver：a hemodynamic theory. Anat Clin, 5：97-102, 1983.

㊶ Xing X, Li H, Liu W G：Clinical studies on inferior right hepatic veins. Hepatobiliary Pancreat Dis Int ，6：579-584, 2007.

㊷ Li X, Xuesong X, Jianping G：Clinical significance of inferior right hepatic vein. Am J Med Case Reports, 4：26-30, 2016.

㊸ Texler M L, Jamieson G G, Maddern G J：Left extended hemihepatectomy with preservation of large inferior right hepatic vein：a case report. HPB Surg, 11：265-270, 1999.

㊹ Hirai I, Kubota K, Aoki T, et al：Use of ultrasonographic demonstration of hepatic venous flow to aid decisions on venous reconstruction during hepatectomy in a patient with an inferior right hepatic vein. J Ultrasound Med, 20：549-552, 2001.

㊺ Sugawara T, Makuuchi M, Imamura H, et al：Outflow reconstruction in extended right liver grafts from living donors. Liver Transplant,9：306-309, 2003.

㊻公文正光：肝鋳型標本とその臨床応用―尾状葉の門脈枝と胆道枝．肝臓 26：55-61，1985.

㊼ Kogure K, Kuwano H, Fujimaki N, et al：Relation among portal segmentation, proper hepatic vein, and external notch of the caudate lobe in the human liver. Ann Surg ,231：223-228, 2000.

㊽ Kanamura T, Murakami G, Hirai I, et al：High dorsal drainage routes of Spiegel's lobe. J Hepatobiliary Pancreat Surg,8：549-556, 2001.

㊾ Sato T J, Hirai I, Murakami G, et al：An anatomical study of short hepatic veins, with special reference to delineation of the caudate lobe for hanging maneuver of the liver without the usual mobilization. J Hepatobiliary Pancreat Surg,9：55-60, 2002.

㊿ Kogure K, Kuwano H, Yorifuji H, et al：The caudate processus hepatic vein. A boundary hepatic vein between the caudate lobe and the right liver. Ann Surg, 247：288-293, 2008.

51 Goldsmith N A, Woodburne R T：The surgical anatomy pertaining to liver resection. Surg Gynecol Obstet,105：310-318, 1957.

52 Mehran R, Schneider R, Franchebois P：The minor hepatic veins：anatomy and classification. Clin Anat,13：416-421,2000.

53 Takayama T, Makuuchi M, Kubota K,et al：Living-related transplantation of left liver plus caudate lobe.J Am Coll Surg 190：635-638,2000.

54 Kikuchi Y, Yoshida H, Mamada Y, et al：Huge caudate lobe of the liver due to Budd-Chiari syndrome. J Nippon Med Sch,77：328-332, 2010.

55 Makuuchi M, Yamamoto J, Kosuge T, et al：Extrahepatic division of the right hepatic vein in hepatectomy. Hepato-Gastroenterology,38：176-179, 1991.

56 Wyburn G M.The digestive system. The liver. in Romanes GJ（ed）；Cunningham's textbook of anatomy, 11th ed. London, Oxford University Press, 1972, p45-59.

57 Kogure K, Ishizaki M, Nemoto M, et al：Close relation between the inferior vena cava ligament and the caudate lobe in the human liver. J Hepatobiliary Pancreat Surg,14：297-301, 2007.

58 Hikspoors J P J M, Peeters M M J P, Kruepunga N, et al：Human liver segments：role of cryptic liver lobes and vascular physiology in the development of liver veins and left-right asymmetry. Sci Rep, 7：17109, 2017.

肝胆胰篇

肝尾状叶门静脉支的变异

东北大学大学院消化外科

益田邦洋／中川圭／青木修一／海野伦明

厦门弘爱医院　　魏伟　译

肝尾状叶及背扇区（dorsal sector）的区域划分

肝尾状叶位于肝左右叶及肝门部背侧，包绕着下腔静脉。一般来说，肝叶切除时，选择只切除一侧肝叶或保留肝尾状叶。但是肝门部胆管癌多累及肝尾状叶胆管分支，因此，在其根治性切除术中肝尾状叶的切除很重要。

在日本，公文正光教授[1,2]将肝尾状叶定义为门静脉主干或一级分支所支配的区域。一般又细分为下腔静脉旁部、Spiegel 叶、尾状突三个部分（图3-6-1）。但是，Couinaud[3]认为，形态学上"从肝门到主肝静脉的背后包绕下腔静脉的区域"是背扇区（dorsal sector），从肝门到主肝静脉根部，自门静脉一级分支汇合部与肝中静脉根部连接，与下腔静脉平行的断面将其分为左右2个区域：右背扇区和左背扇区，将肝门尾侧与下腔静脉之间区域称作尾状突（图3-6-2）。右背扇区是下腔静脉前面的区域，可细分为b静脉供血的b段、c静脉供血的位于下腔静脉右侧到肝右静脉根部前面的c段、d静脉供血的位于下腔静脉右背侧到肝右静脉根部背侧的d段。肝尾状叶和背扇区的概念有所不同，两者的区域并不完全一致。

根据 Couinaud 的分类，背扇区划分为右背扇区（d-region、c-region、b-region）、左背扇区和尾状突。本篇以肝门部胆管癌术前的 MDCT 为基础[4]，对其分区的各分支血管走行情况进行了研究[4]。本节将基于以上研究，对肝尾状叶各区域门静脉的走行及其变异进行阐述。以下将供血各区

域的门静脉支，简称为 P-b（b-region，b 段）、P-c（c-region，c 段）、P-d（d-regin，d 段）、P-l（left dorsal sector，左背扇区）、P-cp（caudate process，尾状突）。将 P-l、P-cp 供血的区域分别对应 Spiegel 叶和尾状突，将 b 段、c 段供血的区域合并作为下腔静脉旁部进行研究。此外，为了避免产生混淆，公文正光教授的分类将被标注为【公】。

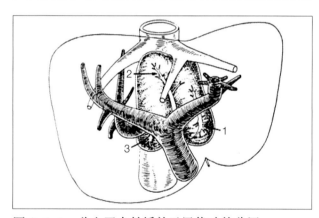

图 3-6-1　公文正光教授关于尾状叶的分区

1：Spiegel 叶；2：下腔静脉旁部；3：尾状突（图片转载自文献[1]）。

肝尾状叶门静脉支的走行模式

●肝尾状叶／背扇区的门静脉分支数和分支形态

在110例肝门部胆管癌术前MDCT中，背扇区各区域的门静脉分支共计360支，分别为：P-d 60支、P-c 34支、P-b 42支、P-l 163支、P-cp 61支（见表3-6-1）。

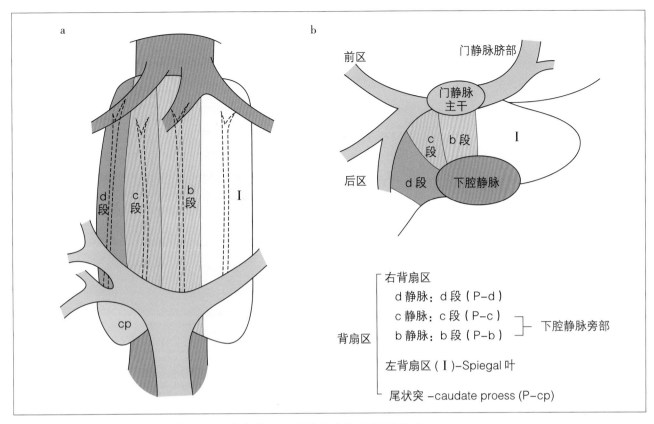

图 3-6-2　Couinaud 定义的背扇区对应的公文正光教授分类中的尾状叶

a：背扇区由右背扇区、左背扇区、尾状突三个部分构成。右背扇区是下腔静脉前面的区域，可分为 b 静脉（P-b）供血的 b 段，c 静脉（P-c）供血的位于下腔静脉右侧到肝右静脉根部前面的 c 段，d 静脉（P-d）供血的位于下腔静脉右背侧到肝右静脉根部背侧的 d 段。

b：背扇区对应的横断位图示。

表 3-6-1　尾状叶 / 背扇区中各区域的门静脉分支数

公文正光分类	后区	下腔静脉旁部		Spiegel 叶	尾状突
Couinaud 分类	P-d	P-c	P-b	P-1	P-cp
门静脉的前后支（二级以上分支）	51（85%）	3（9%）	1（2%）	0（0%）	0（0%）
门静脉右支（一级分支）	9（15%）	26（76%）	17（41%）	26（16%）	39（64%）
门静脉主干	0（0%）	3（9%）	1（2%）	15（9%）	17（27%）
门静脉左支（一级分支）	0（0%）	2（6%）	23（55%）	122（75%）	5（9%）
合计	60（100%）	34（100%）	42（100%）	163（100%）	61（100%）

注：表格根据文献④修改调整。

● P-d 具有代表性的分支形态和变异（图 3-6-3a）

P-d 的 60 个分支中，51 支（85%）由门静脉二级分支的前支或后支分出，剩下的 9 支（15%）由门静脉一级分支分出。P-d 是肝左叶切除时确定肝尾状叶切除边缘的重要区域。从门静脉分段的角度来定义肝尾状叶的话，我们认为前者（即

85% 的分支）不是肝尾状叶，而是将其作为后区的一部分更为妥当④。在具有代表性的例子中（图 3-6-4a），P-d 从肝后区门静脉的 P7 分出，该情况下，d 段是肝后区的一部分，肝尾状叶的右侧边界与 c 段和 d 段的边界一致。另一方面，在图 3-6-4b 所示的病例中，P-d 从门静脉右支分出，d 段被认为是肝尾状叶，肝尾状叶的右侧边界向 d

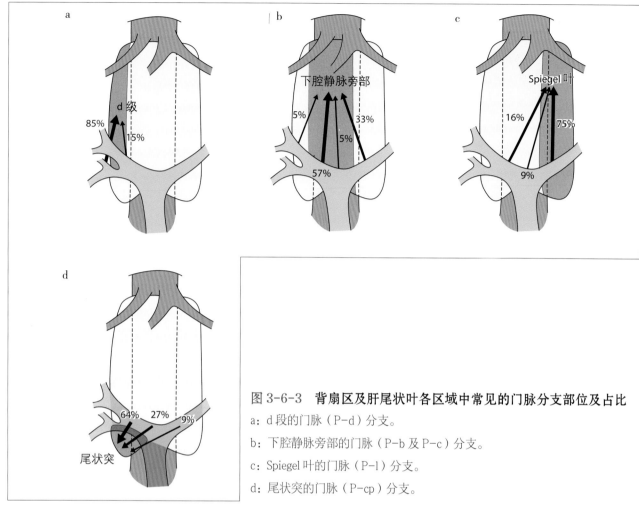

图 3-6-3　背扇区及肝尾状叶各区域中常见的门脉分支部位及占比

a：d 段的门脉（P-d）分支。

b：下腔静脉旁部的门脉（P-b 及 P-c）分支。

c：Spiegel 叶的门脉（P-l）分支。

d：尾状突的门脉（P-cp）分支。

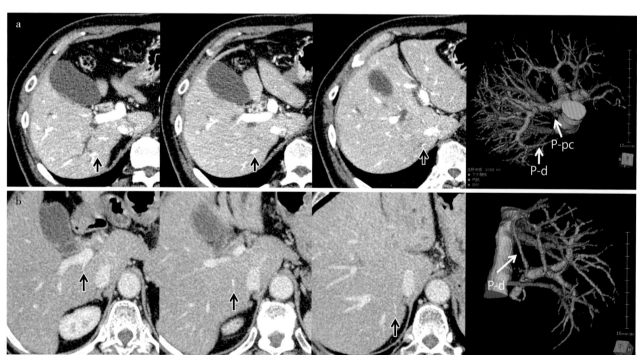

图 3-6-4　P-d 分支的图像

a：P-d 从肝后区门静脉的 P7 分支发出的病例（MDCT，门静脉 3D 图像）。　▶视频 1 　▶视频 2

b：P-d 从门静脉右支发出的病例（MDCT，门静脉 3D 图像）。　▶视频 3 　▶视频 4

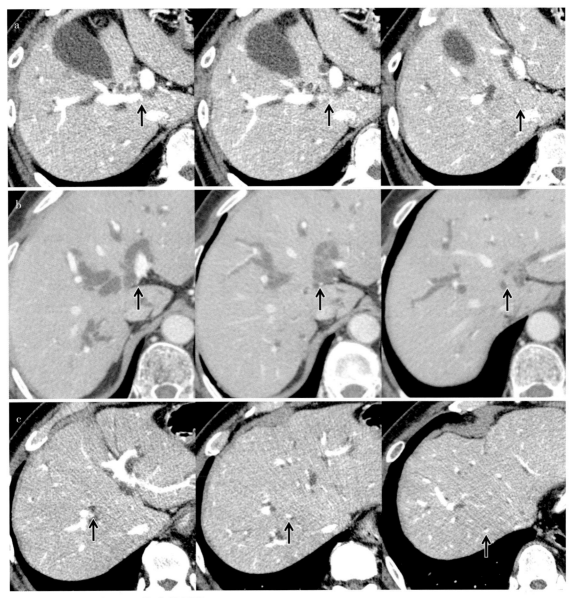

图 3-6-5　P-b 与 P-c 分支的图像

a：P-b 与 P-c 从门静脉右支发出分支的病例（MDCT）。　视频 2

b：P-b 与 P-c 从门静脉左支发出分支的病例（MDCT）。

c：P-b 与 P-c 从门静脉前方发出分支的病例（MDCT）。　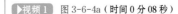视频 2

段一侧偏移。像这样，我们确认了由门静脉血流导致的肝尾状叶右侧边界偏移的病例[④]。

● P-b 与 P-c 具有代表性的分支形态和变异（图 3-6-3b）

　　P-b、P-c 合并发往下腔静脉旁部【公】的门静脉分支共有 76 个。发自门静脉右支（一级分支）的有 43 支（57%），发自门静脉左支的有 25 支（33%），发自门静脉主干的有 4 支（5%），另有 4 支（5%）发自肝前区的门静脉分支。P-b 与 P-c 多发自门静脉右支的同一侧分支（图 3-6-5a），

▶视频 1　图 3-6-4a（时间 0 分 08 秒）

▶视频 2　图 3-6-4a，图 3-6-5a，图 3-6-5c

（时间 0 分 19 秒）

▶视频 3　图 3-6-4b（时间 0 分 04 秒）

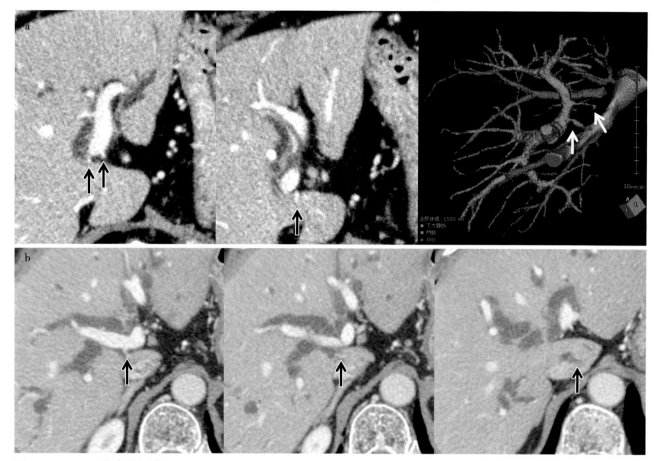

图 3-6-6　P-1 分支的图像

a：P-1 从门静脉左支发出的病例（MDCT，门静脉 3D 图像），P-1 有 3 个。　　▶视频 5　　▶视频 6

b：P-d 从门静脉右支发出的病例（MDCT）。

从左支反向分支的也不少（图 3-6-5b）。也有自肝前区门静脉发出分支的病例（图 3-6-5c），通常被称为 P-8d。肝前区门静脉支向下腔静脉侧延伸，该区域为 S8 的一部分。

●P-l 具有代表性的分支形态和变异（图 3-6-3c）

向 Spiegel 叶【公】供血的门静脉支（P-l）有 163 支，发自门静脉左支（一级分支）的分支有 122 支（75%），发自门静脉右支的分支有 26 支（16%），发自门静脉主干的分支有 15 支（9%）。与门静脉左支同侧走行并供血的较多（图 6a），但也有从门静脉右支反向流入的例子（图 3-6-6b）。

▶视频 4　图 3-6-4b（时间 0 分 16 秒）

●P-cp 具有代表性的分支形态和变异（图 3-6-3d）

尾状突【公】的门静脉分支（P-cp）有 61 支，发自门静脉右支（一级分支）的分支有 39 支（64%），发自门静脉主干的分支有 17 支（27%），发自门静脉左支的分支有 5 支（9%）。多从门静脉右支流入（图 3-6-7a），但也存在从门静脉左支流入的路径（图 3-6-7b）。

●肝尾状叶门静脉共干形成（表 3-6-2）

分布在肝尾状叶的门静脉分支的共干有 18 支，其中 10 支（56%）由 P-b + P-c 和 P-l 门静脉分支形成，是由两侧的门静脉分支形成的共干。在共干的分叉部位，门静脉左支和门静脉右支的数量各占一半。剩下的 8 支（44%）门静脉支共干与 P-cp 形成共干。

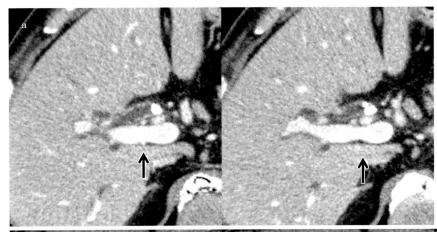

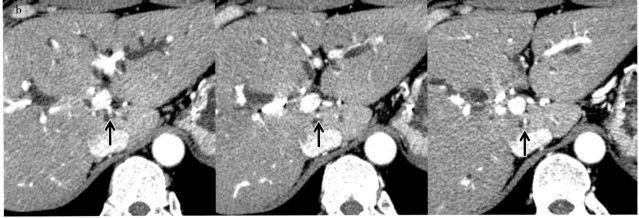

图 3-6-7　P-cp 分支的图像

a：P-cp 从门静脉右支发出的病例（MDCT）。　▶视频5　▶视频6

b：P-cp 从门静脉左支发出的病例（MDCT）。

表 3-6-2　肝尾状叶门静脉分支形成共干数及发出部位

门静脉共干	样本数	门静脉右支	门静脉主干	门静脉左支
P-b+P-c 和 P-l	10	5	0	5
P-cp 和 P-l	6	4	1	1
P-b+P-c 和 P-cp	2	2	0	0

肝尾状叶的理解

　　现在，肝尾状叶为门静脉主干或门静脉一级分支的回流区域这一概念正被广泛接受[1,2]。肝尾状叶被分为 Spiegel 叶、下腔静脉旁部和尾状突【公】。如上所述，33% 的下腔静脉旁部门静脉分支（P-b+P-c）从门静脉左支分出，16% 的 Spiegel 叶门静脉分支（P-l）从门静脉右支分出，这些肝尾状叶门静脉分支来自对侧分支，跨过肝门走行（图 3-6-3）。另外，两侧的肝尾状叶门静脉分支有时会形成共干从肝门部分分出（表 3-6-2）。肝尾状叶的门静脉支走行很复杂。公文正光教授提出的 Spiegel 叶、下腔静脉旁部和尾状突三分法采用的是形态学分类，与门静脉的起始和流出的区域关系不一致。

　　在针对肝门部胆管癌所进行的肝尾状叶切除术中，虽然可根据胆管离断线结合控制门静脉分

▶视频5　图 3-3-6a，图 3-3-7a（时间 0 分 07 秒）

▶视频6　图 3-3-6a，图 3-3-7a（时间 0 分 19 秒）

支的血流，确定应切除的肝尾状叶胆管分支，并针对病例逐个研究肝尾状叶的切除范围。但特别需要注意的是，肝尾状叶胆管分支没有扩张以致难以识别时，多需切除全肝尾状叶。对于无肝尾状叶分支扩张的肝转移及肝细胞癌进行单侧肝尾状叶切除和肝尾状叶部分切除时，需根据术前影像确认肝尾状叶门静脉的走行，在识别肝尾状叶的缺血区域的同时，假如遇到从肝尾状叶断面向切除侧流出的胆管分支，为预防横断型胆汁漏应考虑充分结扎管腔结构等。

如从背扇区的角度研究 d 段的门静脉分支模式（图 3-6-3a），按照门静脉分段的观点，d 段多不是肝尾状叶而是肝后区。10% 的病例出现肝尾状叶右侧边界向 d 段侧、或 c 段侧偏移[4]，因此，当针对肝门区胆管癌进行左肝切除时，术前应充分研究右肝尾状叶离断线的边界。

小结

本节基于肝门部胆管癌术前 MDCT 检查，研究了肝尾状叶门静脉分支的走行和变异。肝尾状叶的胆管、门静脉分支形态复杂，若从形态学上设定肝尾状叶的离断线，则可能导致残留区域缺血，增加胆汁漏、肝门部胆管癌残留的可能性。因此，肝尾状叶切除需要根据每个病例的影像进行详细的评估。

◆ 文献出处

①公文正光：肝鋳型標本とその臨床応用　尾状葉の門脈枝と胆道枝．肝臓 26：1193-1199，1985.

② Kumon M: Anatomical study of the caudate lobe with special reference to portal venous and biliary branches using corrosion liver casts and clinical application.Liver Cancer, 6：161-170,2017.

③ Couinaud C: Surgical anatomy of the liver revisited.Acheve Dimprimer Sur Les Presses, Paris,1989.

④青木修一，水間正道，坂田直昭，他：Dorsal sector における門脈胆管枝の走行形態をもとにした尾状葉右側境界の検討．日消外会誌 50：1-8，2017.

腹腔镜下胆囊切除术： 避免胆管损伤的局部解剖

上尾中央综合医院外科

尾崎贵洋 / 中村和德 / 五十岚一晴 / 若林刚

莆田涵江医院　　祝智军　译

●要点

● 了解胆囊切除术的治疗策略。

● 理解胆囊切除术中必要的解剖标志及其意义。

● 了解胆囊切除术中必要的解剖层面及 CVS（critical view of safety）的暴露方法。

手术步骤和注意事项

自 Tokyo Guidelines（胆囊炎诊疗指南）2007 版（TG07）[①]与 2013 版（TG13）[②]出版之后，日本国内胆囊炎的治疗方针就大致统一了。在 Tokyo Guidelines 2018 版（TG18）中，以 TG13 以后的日本和中国台湾的联合研究报告为基础，不仅针对 Grade I 和 Grade Ⅱ 的病例，甚至对于相对能维持全身状态的 Grade Ⅲ 阶段的病例，都推荐采用早期的腹腔镜下胆囊切除术（early laparoscopic cholecystectomy，early LC）。但是，这并不意味着在所有的医疗机构都推荐采用该术式。对 Grade Ⅱ 和 Grade Ⅲ 的病例推荐采用 early LC，前提是该医疗机构拥有完成高难度手术[③]的能力。腹腔镜下胆囊切除术（laparoscopic cholecystectomy，LC）即使在内镜手术中，已经属于积累了丰富经验的手术方式，但根据胆囊的炎症程度和纤维化程度，也有可能成为难度非常高的手术。当存在严重的炎症和粘连时，对于确认 CVS[④]来说，解剖学知识和手术策略必不可少。本节将遵循 TG18 所提倡的手术安全步骤[⑤, ⑥]，按照实际手术顺序，针对 LC 所需的治疗策略、解剖学标志、CVS 的暴露方法逐一进行说明。

● 手术步骤

（1）确认胆囊切除术的治疗方案。

（2）确认胆囊状态和解剖标志（步骤 1~2）。

（3）从剥离胆囊浆膜至剥离胆囊床（步骤 3~4）。

（4）从显露胆囊管（象鼻）到显露胆囊颈（象颚），确认 CVS（步骤 5~6）。

● 确认胆囊切除术的手术路径

在胆囊切除术中，采用避免损伤胆管的治疗策略时，CVS 的确认十分重要，无论如何强调也不为过。在 TG18 中，在不能确认 CVS 情况下，推荐进行开腹手术或者胆囊大部切除术（subtotal cholecystectomy）（图 3-7-1）[⑤]。这既是保障安全的非常重要的方法，也是紧急避难性手术。首先，有必要使这种治疗策略成为共识。众所周知，胆管损伤大多发生在 CVS 完成前[⑦]。在对炎症和粘连十分严重的病例进行胆囊切除术时，采用的治疗策略是，在保持随时都可切换成紧急避难性

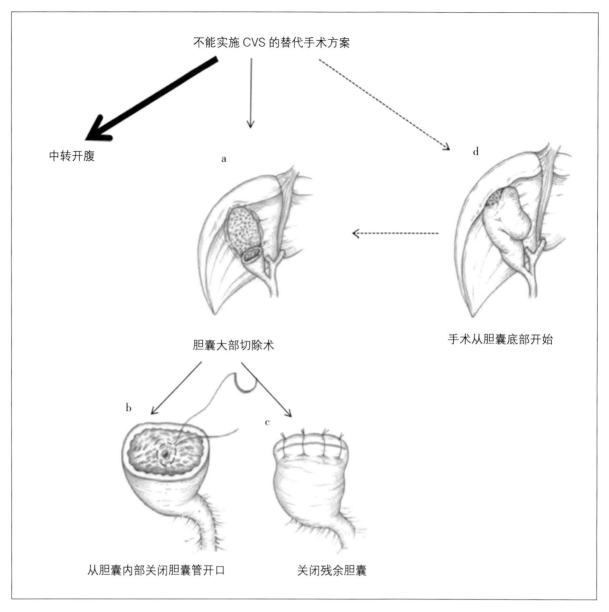

图 3-7-1　不能实施 CVS 时的对策（TG18 的情况）

a：胆囊次全切除术。

b：结扎胆囊管开口（打开胆囊，从内部关闭胆囊管）。

c：关闭残余胆囊（剩余胆囊壁的封闭）。

d：手术由胆囊底部开始。

（图片转载自文献⑤）

手术的状态的同时，按照可安全确认 CVS 的步骤进行操作。在 TG18 中，推荐以下的手术步骤⑤,⑥。与普通的操作相比，有必要提前适应这个手术步骤。

步骤 1：胆囊胀满时，以减压为目的进行穿刺引流。

步骤 2：充分抬起胆囊，确认胆囊三角（即 Calot 三角）。

步骤 3：在腹侧，从 Rouviere 沟切开胆囊颈的腹膜，显露胆囊壁。

步骤 4：术中要注意显露胆囊壁的解剖层面。

步骤 5：为了实施 CVS，将与胆囊相连的胆囊床的底部至少离断 1/3。

步骤 6：展开 CVS 并进行确认。

需要记住的局部解剖及其操作方法

● 确认胆囊的状态及解剖标志（步骤 1~2）

在腹腔内插入腹腔镜后，确认胆囊的状态。如果胆囊处于胀满状态，首先进行穿刺引流减压。接着，充分抬起胆囊，确认 Calot 三角。胆囊炎症严重时，要设计紧急避难性手术，将 Rouviere 沟和 S4 基部作为解剖标志进行确认（图 3-7-2）。术中胆管损伤除了胆总管损伤以外，还必须考虑到后区域胆管、前区域胆管的损伤。实际上，胆囊的后区域 Glisson 系统、前区域 Glisson 系统和胆总管上都覆盖着被膜。因此，必须先确认后区域胆管的肝脏连接部——Rouviere 沟，进而确认前区域 Glisson 系统的肝脏连接部——S4 的基部。通过设想连接 Rouviere 沟和 S4 基部的直线，可判断胆囊床位于该直线腹侧[⑧,⑨]。只要沿直线腹侧离断胆囊，就可以避免前区域、后区域 Glisson 系统的损伤。假设向紧急避难手术转移，这将是极其重要的信息。

● 胆囊浆膜的剥离至胆囊床的剥离（步骤 3~4）

在早期急性胆囊炎中，浆膜下层会发生水肿，因此容易剥离。但是，多数情况下，慢性胆囊炎常出现急性发作，胆囊壁因炎症和纤维化而变得硬且肥厚。根据胆囊解剖层次的划分，胆囊分为黏膜层（m）——固有肌层（mp）—浆膜下层（ss）—浆膜（s）。一般情况下，在胆囊切除术中，推荐在浆膜下层（ss-inner layer）进行分离[⑩,⑪]。根据炎症程度的不同，有时在全层胆管切除的层面进行剥离比较容易，但有损伤前区域 Glisson 系统的风险，因此，要尽可能在浆膜下层进行剥离。首先，要意识到连接 Rouviere 沟和 S4 基部的直线，从其腹侧开始，沿着胆囊壁进行分离（图 3-7-3）。从胆囊的右侧开始进行宽、浅、包围式的游离操作，以尽可能地显露胆囊床，并使其与胆囊的左侧相连（图 3-7-4）。通过该操作，在确保后区域、

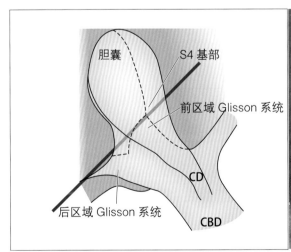 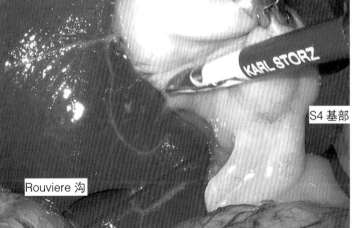

图 3-7-2　确认 Rouviere 沟和 S4 底部的解剖标志　▶视频

▶视频　图 3-7-2（时间 0 分 27 秒）

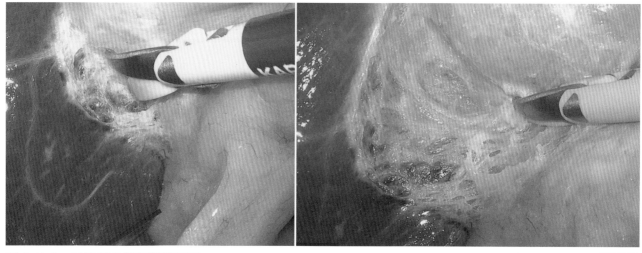

图 3-7-3　开始剥离胆囊浆膜下层　　▶视频

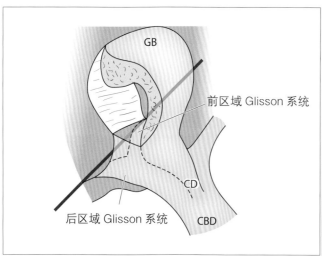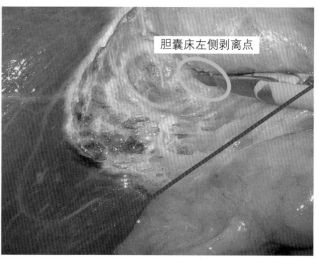

图 3-7-4　从胆囊床剥离胆囊　　▶视频

前区域 Glisson 系统安全的同时，可以游离胆囊体部，使手术部位变得灵活易操作，也使视野展开变得容易。在以上一系列操作中，不推荐行顺行性的胆囊摘除（dome down）术，因为若从头侧开始剥离，有误伤肝动脉和前区域 Glisson 系统的可能[12]、[13]。

● 从胆囊管（象鼻）到胆囊颈（象颚）的显露，确认 CVS（步骤 5~6）

分离胆囊床之后，从胆囊颈切开胆囊管的浆膜，游离胆囊管周围（显露象鼻）（图 3-7-5~6）。显露胆囊管表面之后，利用马里兰钳的弯曲进行

▶视频　图 3-7-3~4（时间 3 分 08 秒）

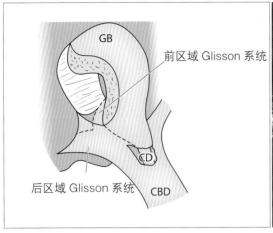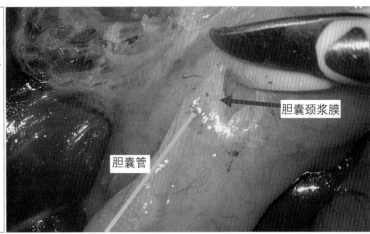

图 3-7-5　胆囊管浆膜的切开和游离

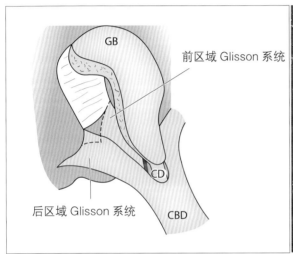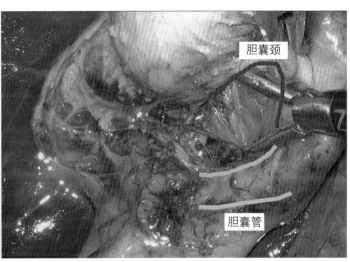

图 3-7-6　胆囊管周围至胆囊颈的游离

▶视频

剥离，露出胆囊颈（显露象颚）（图 3-7-7）[14]。在确保胆囊壁层次正确的同时扩大游离是最重要的。通过这项操作，可以安全地分离后区域胆管、前区域胆管、胆总管之间的部分。最后进行 Calot 三角的分离。分别识别胆囊管、胆囊动脉，并确认 CVS（图 3-7-8）。处理胆囊管、胆囊动脉后，

摘除胆囊。在一般的"漏斗技术"（infundibular view technique）中，不仅很难切换到紧急避难性手术，而且有将胆总管误认为胆囊管而发生误切的可能。根据以上所示的步骤，充分确认胆囊颈到胆囊管的连续性，可以降低胆管损伤的发生概率，从而更安全地完成手术。

▶视频　图 3-7-5~8（时间 1 分 14 秒）

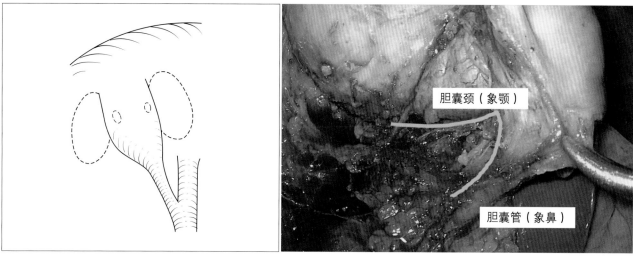

图 3-7-7 胆囊管、胆囊颈（象鼻、象颚）的显露（图片转载自文献⑭） ▶视频

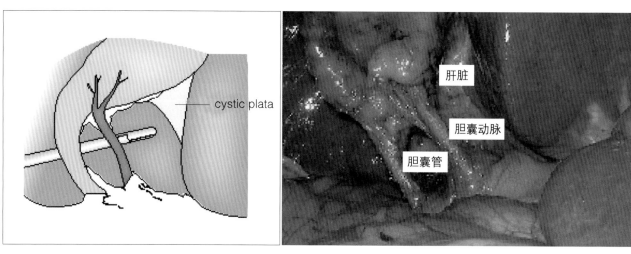

图 3-7-8 CVS 的确认（图片根据文献④绘制） ▶视频

◆ 文献出处

①Yamashita Y，Takada T，Kawarada Y，et al：Surgical treatment of patients with acute cholecystitis：Tokyo guidelines. J Hepatobiliary Pancreat Surg, 14：91–97，2007．

②Yamashita Y，Takada T，Strasberg SM，et al：TG13 surgical management of acute cholecystitis. J Hepatobiliary Pancreat Sci ,20：89–96，2013．

③Kohji O，Kenji S，Tadahiro T，et al：Tokyo Guidelines 2018：flowchart for the acute cholecystitis. J Hepatobiliary Pancreat Sci, 25：55–72, 2018.

④Strasberg S M，Brunt L M：Rationale and use of the critical view of safety in laparoscopic cholecystectomy. J Am Coll Surg, 211：132–138，2010．

⑤Wakabayashi G，Iwashita Y，Hibi T，et al：Tokyo Guidelines 2018：surgical management of acute cholecystectomy for acute cholecystitis（with videos）. J Hepatobiliary Pancreat Sci, 25：73–86，2018．

⑥Iwashita Y，Hibi T，Ohyama T，et al：Delphi consensus on bile duct injuries during laparoscopic cholecystectomy：

an evolutionary cul-de-sac或birth pangs of a new technical framework？ J Hepatobiliary Pancreat Sci, 24：59 1-602，2017．

⑦Hugh T B：New strategies to prevent laparoscopic bile duct injury. Surgeons can learn from pilots. Surgery, 132：826-835, 2002.

⑧Hugh T B，Kelly M D，Mekisic A，et al：Rouviere 's sulcus：a useful landmark in laparoscopic cholecy stectomy. Br J Surg, 84：1253-1254，1997.

⑨Singh K，Ohri A：Anatomic landmarks：their usefulness in safe laparoscopic cholecystectomy. Surg Endosc, 20：1754-1758，2006.

⑩Honda G，Tomohiro I，Masanao K，et al：The critical view of safety in laparoscopic cholecystectomy isoptimized by exposing the inner layer of the subserosal layer. J Hepatobiliary Pancreat Surg, 16：445-449，2009.

⑪本田五郎：層を意識したラパコレ．消外, 38：1151-1159，2015.

⑫Steven S，Dirk G："Extreme" vasculobiliary injuries：association with fundus-down cholecystectomy in severely inflamed gallbladders. HPB, 14：1-8, 2012.

⑬Honda G，Hasegawa H，Umezawa A，et al：Universal safe procedure of laparoscopic cholecystectomy standardized by exposing the inner layer of the subserosal layer（with video）. J Hepatobiliary Pancreat Sci, 23：E14-19，2016．

⑭若林剛，大上正裕，高橋伸，他：腹腔鏡下胆嚢摘出における術中胆管損傷に対する処置と対策．手術 47：1915-1921，1993.

肝胆胰篇

胆囊动脉的变异

西谷医疗立体外科

梅泽昭子

莆田涵江医院　　祝智军　译

胆囊动脉

胆囊动脉从肝右动脉（right hepatic artery, RHA）分支，经过胆囊三角内分为浅支（superficial branch）和深支（deep branch）。浅支在胆囊的腹侧浆膜下走行；深支在肝脏和胆囊床之间走行，并进入胆囊[1]。通常，胆囊三角是指由胆囊管、肝总管、肝下缘构成的三角形区域[2]。位于胆囊颈与胆囊三角交界前面的前哨淋巴结（sentinel node），因其背侧有很多胆囊动脉行进，而作为胆囊切除术中的标志而广为人知（图3-8-1）[2]。

胆囊动脉变异

胆囊动脉出现在胆囊三角内的发生率为80%[3]，但在不同病例中，其分支形态和走行并不一样（图3-8-2）[1,4]。胆囊动脉有的走行于胆囊三角的腹侧或背侧，有的各自靠近胆囊颈，有的走行于胆囊管前面（或者与胆囊管并列走行），变化多样。胆囊动脉发起于肝总动脉、肝固有动脉或肝左动脉时，有时会分布在胆囊中，于腹侧横穿胆总管或者左肝管（图3-8-3）。肝右动脉多数在胆总管的左侧背侧走行，途中发出胆囊动脉。但是，胆囊动脉从肠系膜上动脉（SMA）发出开始，经过胰腺的后方，在肝十二指肠韧带内、门静脉

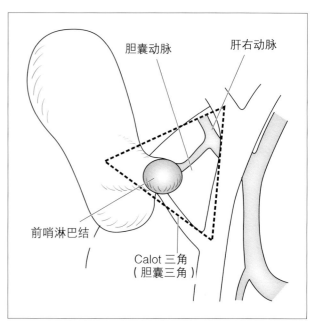

图 3-8-1　胆囊三角（图片根据文献②绘制）

后面走行，从门静脉的后方发出，分布于胆囊颈。也可以观察到沿着胆囊管在其正面（腹侧）走行、分布在胆囊颈的胆囊动脉（图3-8-4）。

肝右动脉靠近胆囊颈走行，有毛虫样隆起的情况（caterpillar hump）（图3-8-5~6）[4]。腹腔镜下胆囊切除术中，注意不要将隆起的肝右动脉误认为是胆囊动脉而误伤。另外，在剖腹手术中，常会观察到不起眼的小动脉从胆囊动脉分支到胆囊管。如果不将其小心离断，就会出现妨碍手术的出血（图3-8-7）。

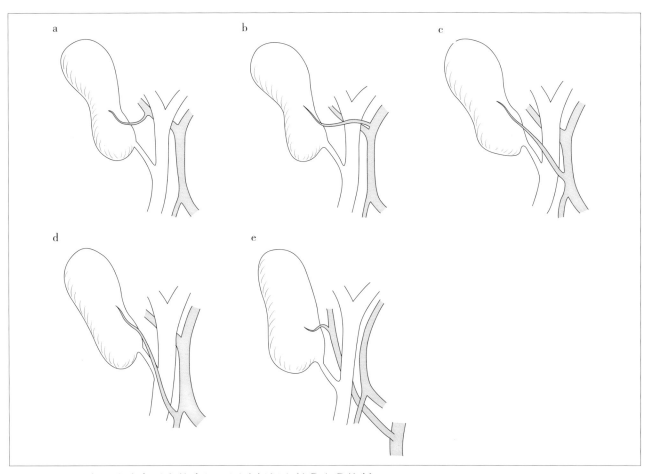

图 3-8-2　胆囊动脉分支形态的变异（图片根据文献①和④绘制 ）

a：正常形态。

b：分支始于肝左动脉。

c：分支始于肝固有动脉。

d：分支始于胃十二指肠动脉。

e：分支始于肝右动脉。

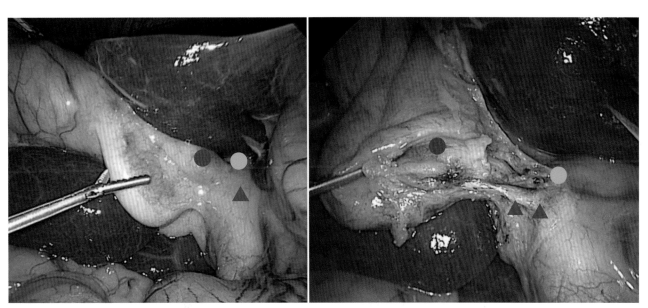

图 3-8-3　从肝总管（ ● ）的左侧穿过肝总管腹侧，到达胆囊颈的胆囊动脉（ ▲ ）

●：前哨淋巴结。

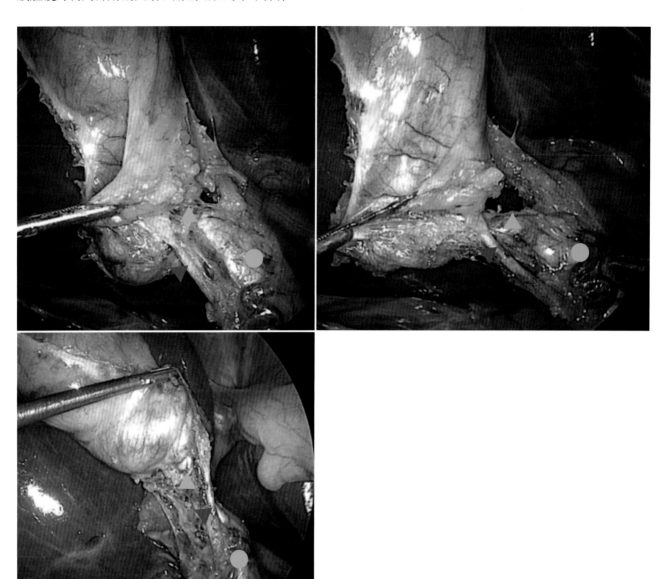

图3-8-4　分支始于胆总管(●)的背侧，穿过胆囊管(▲)腹侧，到达胆囊颈的胆囊动脉(▲)（同一病例）

蜿蜒走行的肝右动脉

图3-8-5　毛虫样隆起　　▶视频

在胆囊三角内，肝右动脉蜿蜒走行，其形态类似毛虫拱起的背部（caterpillar hump），并分支出胆囊动脉。

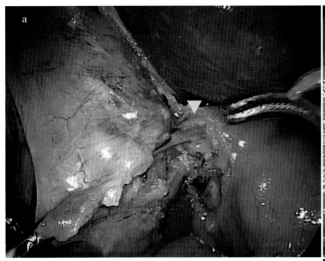

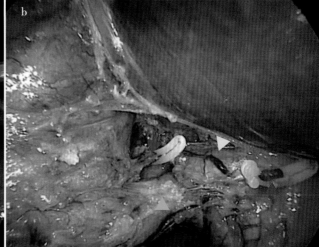

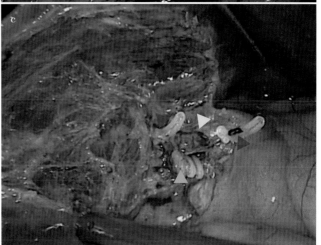

图 3-8-6　从胆囊三角内蜿蜒走行的肝右动脉（▲）（caterpillar hump）分支出胆囊动脉浅支（▲）和深支（▲）。　▶视频

▲：胆囊管。

a：显露的浅支和肝右动脉的一部分。

b：用血管夹结扎夹闭深支。浅支已被离断，可观察到离断端和血管夹。

c：胆囊摘除后，显露的胆囊三角内蜿蜒曲折的肝右动脉。

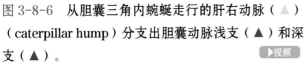

图 3-8-7　胆囊三角内的胆囊动脉的分支

可见在胆囊床附近分支的胆囊动脉浅支（▲）和深支（▲），以及分布在胆囊管（●）的分支（▲）。

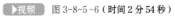
▶视频　图 3-8-5~6（时间 2 分 54 秒）

215

表 3-8-1　胆囊动脉的分支形态和位置

分支形态		位置	（%）
单支型胆囊动脉 75%	胆囊三角内		57
	肝总管的左侧		18
双支型胆囊动脉 25%	胆囊三角内	深支 & 浅支	14.5
		仅深支	7.0
		仅浅支	2.5
	非胆囊三角	深支 & 浅支	1

注：表格根据文献④制作。

Michels④根据 200 例的解剖调查，对胆囊动脉的走向和变异进行了分类（表 3-8-1）。此研究表明，200 例中，单支型胆囊动脉（single cystic artery）占 75%，另外 25% 是胆囊动脉的浅支和深支分别发出分支的双支型胆囊动脉（double cystic artery）。占 75% 的单支型胆囊动脉中，70%（占 200 例的 70%）是从肝右动脉开始的分支，5%（占 200 例的 5%）是从肝左动脉和肝中动脉等右肝动脉以外的动脉开始的分支。单支型胆囊动脉且分支位于胆囊三角内的占全体的 57%，18% 的分支位于胆总管或肝总管的左侧，多数横穿其腹侧到达胆囊。在胆管左侧分支的单支型胆囊动脉，13% 从肝右动脉分支，5% 从其他动脉分支的。双支型胆囊动脉（包含三支型胆囊动脉，triple cystic artery）的 50 例（25%）中，两个分支都在胆囊三角内的有 29 例（14.5%），只有深支在胆囊三角内的有 14 例（7%），只有浅支在胆囊三角内的有 5 例（2.5%），两个分支都在胆囊三角以外分支的有 2 例（1%）。

佐藤等⑤在腹腔镜下胆囊切除术中，从处理胆囊动脉的角度对其解剖类型进行了探讨。在 100 例腹腔镜下胆囊切除术中，根据实际术中夹闭并离断胆囊动脉的部位进行分类，其中，单一的胆囊动脉型为 81%，双支动脉型为 19%。

个人经验

在笔者所实施的 2336 例腹腔镜下胆囊切除术中，单支型胆囊动脉的病例占 70.9%，双支型占

25.2%，三支及以上型占 2.3%（表 3-8-2）。此外，胆囊动脉位于胆囊三角内，并在其腹侧离断的病例为 74.8%；在胆囊三角的背侧离断的病例为 12.3%；确认其沿胆囊管的腹侧行进后离断的病例为 11.3%。另外，离断的胆囊动脉为单支型且位于胆囊三角腹侧的病例为 54.9%；位于胆囊三角背侧的病例为 7.5%，合计有 62.4% 的单支型胆囊动脉在胆囊三角内。

表 3-8-2　2336 例的腹腔镜下胆囊切除术中的胆囊动脉走向（由梅泽昭子所进行的手术）

	（%）	单支型	双支型	3 支以上
胆囊三角腹侧	74.8	54.9	18.2	1.7
胆囊三角背侧	12.3	7.5	4.5	0.3
胆囊管腹侧	11.3	8.5	2.5	0.3
		70.9	25.2	2.3

注：数字表示百分数。在双支以上型的病例中，研究胆囊动脉的离断位置。

在腹腔镜胆囊切除术中，在寻找胆囊动脉分支之前几乎不会将其剥离，因此虽然有将分支的动脉认定为二重动脉或更多重动脉的可能，但是在胆囊三角只离断 1 条胆囊动脉的病例约占 6 成，若将在胆囊管腹侧走行的动脉也包括在内则占 7 成。在 3 成的病例中，应注意在推进剥离时提醒自己"需要处理的动脉可能还有 1 条"。

术前胆囊动脉成像的意义

由于炎症引起组织纤维化、瘢痕化、或解剖不清的病例中，基于 3D-CT 血管造影术的胆囊动脉成像可能有助于安全剥离脉管。凭借相应的摄影方法和成像方法，这种可能性会扩大。我们在急性胆囊炎病例中，创建 CT 血管造影术和 3D-CT 胆管造影术的联合图像（如图 3-8-8 所示）。在弥散性血管内凝血 CT（DIC-CT）之后，以 4.0ml/s 的速度静脉注射高浓度造影剂 100ml，屏住呼吸拍摄 4~5 次，通过使用 3D 绘制图像。根据 CT-血管造影术可以得到胆囊动脉的分支形态，以及

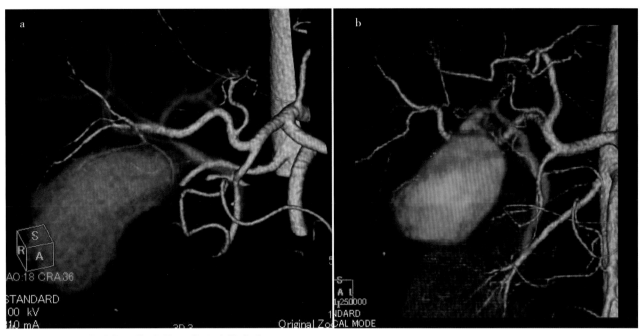

图 3-8-8　通过联合图像确认胆囊动脉的走向

CT- 血管造影术（黄茶色）和 DIC-CT 的胆管造影术（绿色）的联合图像。

a：正常形态。用红色表示从肝右动脉分支的胆囊动脉。

b：从肝中动脉分支的胆囊动脉（用红色表示）。

胆管和胆囊管的位置关系。将其作为术前信息，可能对手术的安全控制有所帮助。

小结

本节叙述了胆囊动脉的形态变异。若损伤血管导致出血，即使是在剖腹手术中不成问题的细血管出血，在腹腔镜下手术中也可能会妨碍视野，且盲目止血会导致重大的脉管损伤。目标是通过了解胆囊动脉的形态变异，尽可能做到术中没有出血。

◆ 文献出处

①斎藤和好：胆道系の血管分布．高田忠敬，二村雄次（編）：胆道外科—Standard & Advanced Techniques.医学書院，2005，p8-10.

②佐藤寿雄，高橋渉：胆道手術：総論．図説 標準外科手術 2 ［肝·胆·膵·脾］．へるす出版，1988，p30-33.

③万代恭嗣：理解すべき解剖．松本純夫（編）：動画でわかる腹腔鏡下胆囊摘出術 基本から技術認定まで．中山書店，2008，p5-15.

④ Michels N A：The hepatic, cystic and retroduodenal arteries and their relations to the biliary ducts with samples of the entire celiacal blood supply. Ann Surg, 133：503-524, 1951.

⑤佐藤四三，中島晃，中尾篤典，他：腹腔鏡下胆囊摘出術における胆囊動脈の解剖．日臨外医会誌 55：1119-1123，1994.

肝胆胰篇

经十二指肠乳头切除术的乳头部解剖
——安全操作最关键的要点

久留米大学医学部外科学讲座消化外科
安永昌史
中山大学附属第三医院　张彤　译

● 要点

● 由于胆总管、胰管的切除范围有限，因此术前对肿瘤进展程度的诊断非常重要。

● 将胆管、胰腺周围与十二指肠黏膜缝合、整形，并分别留置支架，预防胆总管、胰管狭窄。

手术步骤和注意事项

经十二指肠乳头切除术是局部切除手术，与胰头十二指肠切除相比，在安全性和器官功能保护方面更有优势，但由于该术式基本上不涉及淋巴结清扫，因此，对于把淋巴结转移作为强有力预后因素的乳头部癌而言，其适应证仅限于没有 Oddi 括约肌浸润的病例[1,2]。在实施本手术时，最关键的是保证边缘阴性而不进行淋巴结清扫。为此，一定要确保十二指肠黏膜和肿瘤的切缘而不是淋巴结清扫，还要尽可能将胆总管、胰管暴露至胰腺实质前方。

● 手术步骤

（1）切除胆囊后，经胆囊管向乳头部胆总管插入 C 型导管后，纵向切开十二指肠降段，术中

在直视下将 C 型导管引导至乳头部，确保胆总管作为乳头部切除时的解剖标记。

（2）在预定切断的乳头部边缘缝上悬吊线，一边牵引病变部位，一边牵引十二指肠肠壁，离断胰管和胆总管。

（3）切除乳头部后，插入胰管支架以确保胰管安全，之后，缝合、整形胆总管与胰管间的隔膜。

（4）把胆总管及胰管周围与十二指肠黏膜进行环形缝合、整形，为了预防术后胰腺炎与胰管狭窄，将胰管支架作为引流管留置，使用可收缩的硅胶 C 型导管，并将其固定在胆囊管上，作为不完全外瘘。

（5）在十二指肠降段切开部，为了预防十二指肠狭窄，采用长轴方向全层吻合或者短轴方向缝合闭锁术[3,4]。

需要记住的局部解剖及其操作方法

● 胆总管插管（图 3-9-1）

从上腹部正中切口开腹，使用 Kocher 手法游离十二指肠外缘与后腹膜间隙，直至下腔静脉充分暴露，游离十二指肠降段全部。然后实

施常规的胆囊切除术，将经由胆囊管插入的 C 型导管引导至胆总管乳头部，作为乳头部的解剖标记。之后，在乳头部对侧的十二指肠降段肠壁上缝上 2 根牵引线，在其间纵向切开并使之向左右展开。切开时要充分确认乳头口侧的

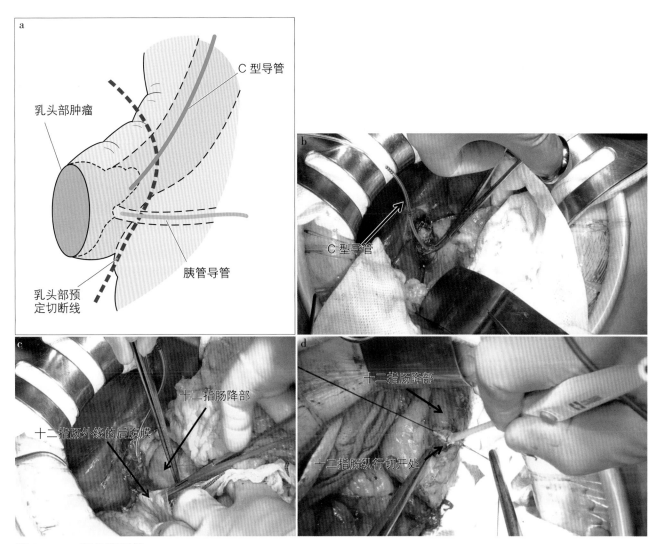

图 3-9-1　胆总管插管

a：乳头部整形手术。

b：从胆囊管插入 C 型导管至乳头部。

c：使用 Kocher 手法充分游离十二指肠降段。

d：乳头部对侧缝上标记线，纵向切开十二指肠肠壁。

隆起部位，沿乳头口侧切开约 5cm，确认十二指肠腔内的病变。切开十二指肠时，为了避免切开部位缝合之后发生的狭窄与变形，最理想的方式是横向切开，但是为了确保视野，我们选择沿着肠管轴纵向切开。

● 乳头部切除（图 3-9-2）

直视下确认乳头部病变部位后，在其边缘保留 5~10mm 的切除范围，用电刀在乳头部周围做环形标记。在十二指肠黏膜 - 肿瘤的上下左右缝

数针悬吊线作为术中牵引。然后在乳头部周围的十二指肠黏膜下环形注入生理盐水，防止出血以及方便剥离乳头部周围黏膜。接着，一边牵引悬吊线，一边沿着预定切断线使用电刀沿十二指肠肠壁垂直方向切除乳头部。在牵引肿瘤侧十二指肠黏膜上的悬吊线时，沿着胆总管与胰管周围的结缔组织切开剥离。剩下的管状结构用手术刀水平切断。将胰管环形切开，确认胰管断端后，一点一点地切开胆总管，胆总管切断后，十二指肠乳头部即被摘除。

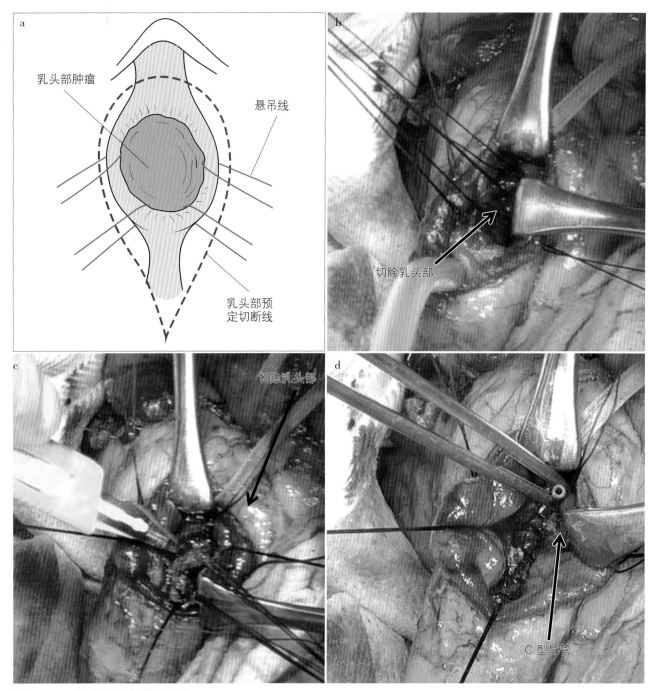

图 3-9-2　缝悬吊线切除乳头部

a：乳头部（正面像）模型。

b：使用悬吊线一边牵引乳头部位，一边切开十二指肠黏膜。

c：一边确认插管，一边切断胆总管。

d：离断胰管，摘除病变部位。

● 胆总管与胰管黏膜缝合（图 3-9-3）

　　乳头部切除后，胆总管切面与胰管切面可以看到有两个孔。首先，在胰管内插入胰管插管来确认胰管，之后，在胆总管和胰管中央部的隔膜部分，用5-0单丝可吸收线进行2~3针间断缝合，形成隔膜。在胆总管和胰管壁的整个周边，用5-0单丝可吸收线与十二指肠黏膜行间断缝合，形成胆总管-胰管口。剩余的十二指肠切开部分也将缝合封闭、黏膜。

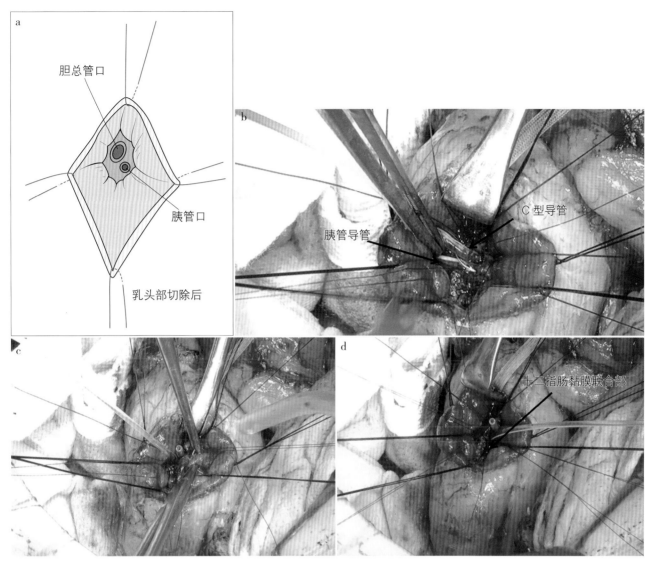

图 3-9-3　胆总管、胰管与黏膜缝合

a：乳头部切除后的示意图。

b：插入胰管导管以确认胰管。

c：对胆总管、胰管壁与十二指肠黏膜实施环形缝合。

d：缝合、闭锁十二指肠黏膜整形成乳头部。

● 胆总管与胰管 T 管的固定 （图 3-9-4）

在胰管中留置带结的胰管导管作为支架，用 4-0 多纤维可吸收线将其结扎固定在胰管口。胆囊切除后，将经胆囊管插入的 C 型导管作为胆总管导管，导管前端位于胆总管十二指肠开口处。用

弹性硅胶带将 C 型导管固定在胆囊管上，作为不完全外瘘。

为了预防十二指肠切开部狭窄，尽可能沿着长轴方向或者短轴方向使用可吸收线对黏膜层、浆膜肌层进行两层缝合闭合。在 Winslow 孔至十二指肠外缘留置一根闭式引流管后缝合切口。

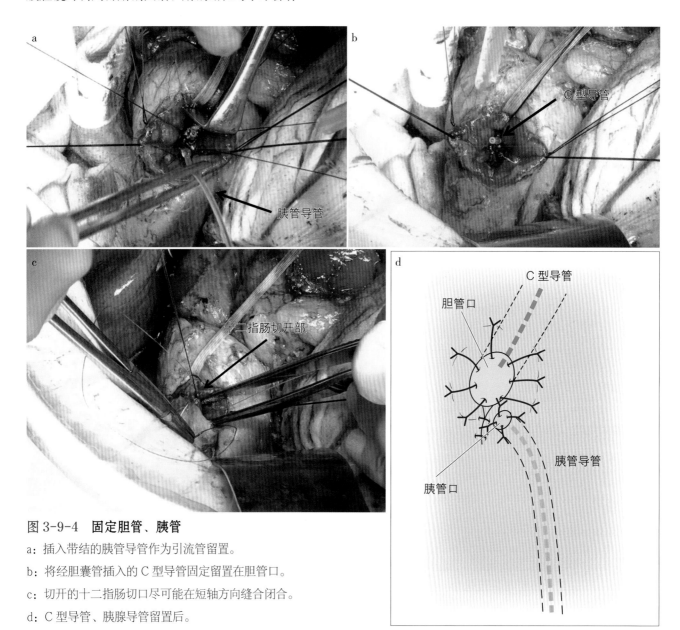

图 3-9-4　固定胆管、胰管

a：插入带结的胰管导管作为引流管留置。

b：将经胆囊管插入的 C 型导管固定留置在胆管口。

c：切开的十二指肠切口尽可能在短轴方向缝合闭合。

d：C 型导管、胰腺导管留置后。

◆**文献出处**

①木下壽文，原雅雄，青柳成明，他：経十二指腸的乳頭部切除．胆と膵 24：27-32，2003．

②Aiura K, Tanabe M, Kitagawa Y, et al：Proposed indications for limited resection of early ampulla of Vater carcinoma：clinic-histopathological criteria to confirm cure. J Hepatobiliary Pancreat Sci，19：707-716, 2012．

③相浦浩一，熊井浩一郎，北川雄光：経十二指腸乳頭部切除の工夫．肝胆膵 54：809-815，2007．

④大塚将之，吉富秀幸，宮崎勝，他：十二指腸乳頭部腫瘍の外科治療（胆道専門医講座⑨十二指腸乳頭部腫瘍）．胆道 29：991-996，2015．

胰十二指肠切除术局部解剖
——如何处理替代肝右动脉

东京大学医学部肝胆胰外科·人工器官移植外科[1]　杏林大学医学部消化外科·普通外科[2]

风见由祐[1] / 阪本良弘[2] / 赤松延久[1] / 有田淳一[1] / 金子顺一[1] / 长谷川洁[1]

福建省肿瘤医院　　滕文浩　译

●**要点**

● 替代肝右动脉（replaced right hepatic artery，ReRHA）* 作为肝动脉解剖学中的变异，约在 15% 的病例中被发现。在行胰十二指肠切除术（PD）的情况下，有必要通过术前 CT 图像事先确认患者是否存在 ReRHA。

● 在术前确认是否可以保留 ReRHA 或是需要合并切除。合并切除时，有必要提前采取相应的对策以维持肝血流。

解剖的变体：ReRHA 出现的概率和变异形态

ReRHA 是指肝右动脉从肠系膜上动脉（SMA）分支出的一种解剖学上的变异（图 3-10-1a）。从 SMA 分支出来的 ReRHA 通过胰头部背侧，在肝十二指肠系膜内，经胆总管背侧行走进入肝内。另外，也发现了其在胰实质内行走的例子。

Michels[1] 着眼于肝动脉和副肝动脉走行，并将肝左右动脉的分支走行分为 10 种类型。根据该报告，ReRHA 出现的概率为 11%。Hiatt 等人[2]

调查了 1000 例脑死亡肝移植供体的肝动脉分支，并将其分为 6 型。在 Hiatt 等人的分类中，没有区分副肝右动脉和 ReRHA，两者合计的发生概率为 13%。另外，他们还发现了肝总动脉（CHA）从 SMA 分支的变异病例（replaced CHA）（图 3-10-1b）。这种变异病例在 Michels 的分类中占 2.5%，在 Hiatt 等人的分类中占 1.5%。

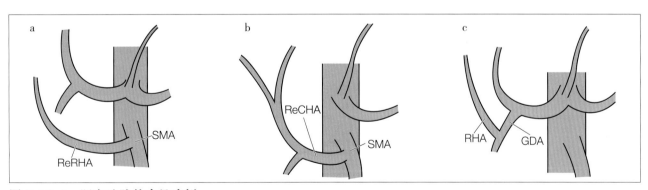

图 3-10-1　肝右动脉的变异病例
a：从 SMA 分支的 ReRHA（约 15%）；b：从 SMA 分支的 ReCHA（约 1.5%）；c：从 GDA 分支的 RHA。

＊本节英文缩写对照：PD：pancreaticoduodene ctorny 胰十二指肠切除术 / ReRHA：replaced right hepatic artery 替代肝右动脉 / SMA：superior mesenteric artery 肠系膜上动脉 / CHA：common hepatie artery 肝总动脉 / GDA：gastroduodenal artery 胃十二指肠动脉 / LHA：left hepatic artery 肝左动脉 / PV：portal vein 门静脉 / CBD：commonbile duct 胆总管 / PHA：proper hepatic artery 肝固有动脉 / IPDA：inferior pancreatico duodenal artery 胰十二指肠下动脉 / SpV：splenic vein 脾静脉 / SpA：splenic artery 脾动脉

与正常的动脉分支相比，ReRHA 由于其解剖位置关系，更容易在胰头癌病例中受到癌细胞浸润，因此，有必要在胰头癌术前确认有无存在 ReRHA 以及有无肿瘤浸润的情况。RHA 在胰头后面走行，由其分出的细支分布在胰头处，在能够保留 RHA 的情况下，必须将这些细支一边结扎离断，一边朝着 SMA 仔细地剥离。另一方面，如果不能保留 RHA，则要事先采取诸如 RHA 栓塞术或术中重建之类的措施，否则，可能会发生肝胀肿、肝功能不全和胆管吻合失败的情况。关于这一点将在后面叙述[3]。另外，RHA 也可以来自胃十二指肠动脉（GDA）（图 3-10-1c）。在这种情况下，即使进行 GDA 的钳夹测试，肝左动脉（LHA）的血流也不会减少，但是需要特别注意 GDA 的离断，因为它与 RHA 的离断具有同等意义。

无论是保留或是合并切除 ReRHA，如果进行了适当的评估和治疗，其并发症的发生率及预后情况没有差异[4,5]。

需要记住的局部解剖及其操作方法

图 3-10-2 显示的是一个 3D 模拟图像。这个模拟图像是由一个患有变异 ReRHA 的病例接受 PD 治疗后的 CT 图像合成的。这个病例虽然是胰腺癌，但如图 3-10-3 中的 CT 图像所示，因没有发现癌细胞浸润 ReRHA，故采用了保留的方案。ReRHA 从 SMA 分出，并在门静脉（PV）的背侧走行。LHA 是正常分支。

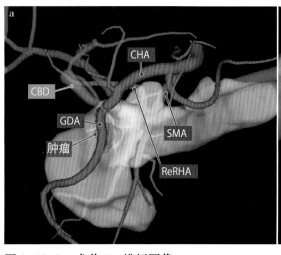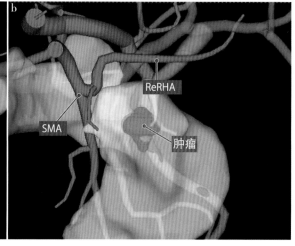

图 3-10-2　术前 3D 模拟图像
可以确认 ReRHA 从 SMA 分支出来并在胰头的背侧走行。

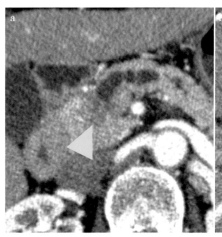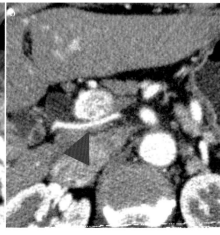

图 3-10-3　胰头部肿瘤 CT 造影
a：发现直径 19mm 的低强化区域（▲）和尾侧胰管的扩张；b：发现从 SMA 分支的 ReRHA（▲），距离肿瘤约 15mm。

● 保留 ReRHA 的 PD

（1）剥离肝十二指肠系膜时，首先将 ReRHA 的末梢固定在胆管的右侧并保持不动，然后将肠系膜尽可能朝着中央部位剥离。将 CHA、GDA、LHA、PV 和胆总管（CBD）固定（图 3-10-4）。切断 CBD 和 GDA 后，观察 ReRHA 的视野就展开了。在注意避免损伤 PV 的同时，朝着与 SMA 的分支处，将 ReRHA 从 PV 背面的结缔组织中向腹侧（朝前）拉出剥离即可。ReRHA 在胰头部背面走行，但是要将其从胰头的背面拉到背侧（朝后）剥离则十分困难。

（2）通过上述（1）的操作即使将 ReRHA 推向 SMA 的根部，视野也会逐渐变得不良。因此，最好从 SMA 侧固定 ReRHA 根部及其周边。图 3-10-5 是在胰腺粘连后，离断胰腺颈部，将 ReRHA 固定在 SMA 附近的照片。离断一部分 SMA 右侧神经丛，再朝 SMA 根部寻找的话，就可以确定胰十二指肠下动脉（IPDA）以及 ReRHA 的根部的位置。通过 ReRHA 的中枢侧以及其末梢侧的牵引带，可以从胰腺头处完全剥离 ReRHA。

（3）从标本摘除后的照片中可以看出，ReRHA 保留完好（图 3-10-6）。

● 联合切除 ReRHA 的 PD

如前所述，ReRHA 容易受到胰头部癌的浸润，为了完成 R0 切除，有时需要联合切除 ReRHA。如果存在除 ReRHA 之外的副 RHA 则无需特殊处理，但如果不存在，则预计切除后流向肝内和肝外胆管的血流将会减少，那就必须采取以下措施。

● 不重建

如果可以确定 ReRHA 因肿瘤浸润而受阻，或血流量极度减少，即使不进行合并切除和重建，也不会发生肝缺血。进行 ReRHA 钳夹测试以确认右肝中的动脉血流量，然后结扎离断。或者，即使 ReRHA 的血流量没有下降，但 LHA 存在侧支循环，即使夹住了 ReRHA，在某些情况下，右肝的血流也可以得到充分维持。但是，假如 ReRHA 是开放性的，虽然很难在术前预测不重建是否真正安全，但是术前血管造影可以确认是否存在侧支循环。

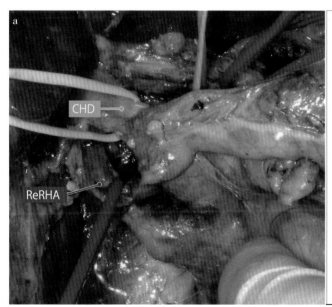
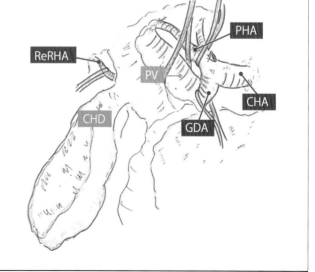

▶视频

图 3-10-4　廓清肝十二指肠系膜，固定 ReRHA

a：术中照片；b：示意图。

用牵引带绕过肝十二指肠系膜的各条脉管，将 ReRHA 固定在胆总管的右侧。

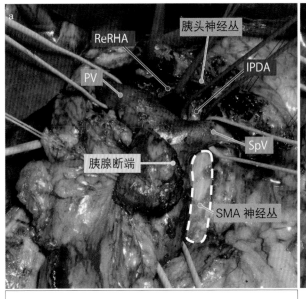

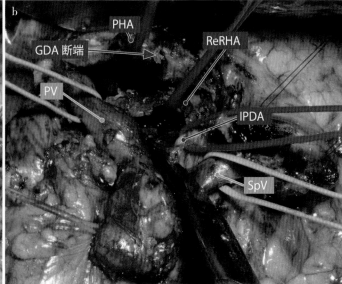

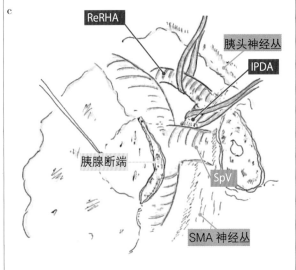

图 3-10-5 胰头神经丛与肠系膜上动脉神经丛的离断及胰十二指肠下动脉的固定 ▶视频

a：将 SMA 右侧神经丛从尾侧向头侧离断；b：离断胰头神经丛，固定 ReRHA 的重点部位和 IPDA；c：示意图。

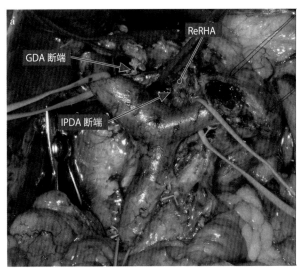

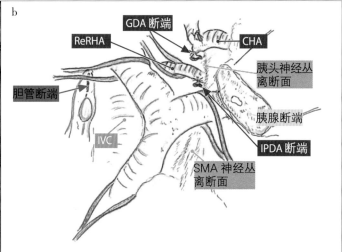

图 3-10-6 标本摘除后 ▶视频

a：IPDA 在根部离断，并保留 ReRHA；b：示意图。

▶视频 图 3-10-4~6（时间 3 分 08 秒）

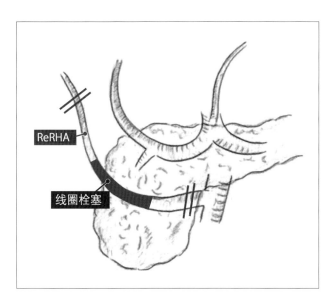

图 3-10-7　ReRHA 线圈栓塞术

深蓝色为栓塞线圈，红线为离断线。

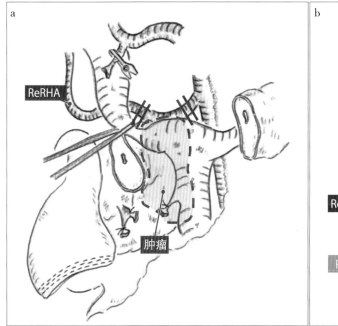

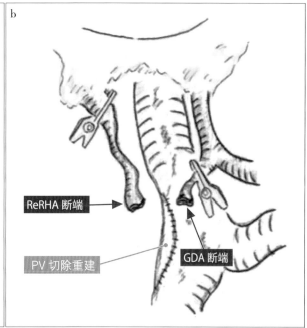

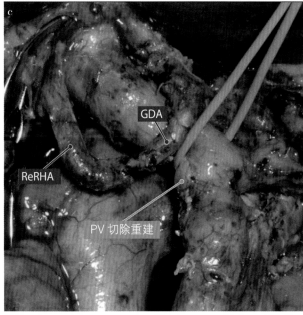

图 3-10-8　用胃十二指肠动脉重建 ReRHA

a：肿瘤的位置（虚线）和 ReRHA 的离断线（红线）；b：重
建前的 ReRHA 断端和 GDA 断端；c：重建后的照片。

这是对胰头部癌实施了胰头十二指肠切除、ReRHA 及 PV 合
并切除重建的病例。在显微镜下使用 GDA，通过端端吻合术
重建 ReRHA。PV 使用性腺静脉进行修补重建[⑤]。

227

● 线圈栓塞后不重建

术前将 ReRHA 进行线圈栓塞，促进肝门侧支循环，之后，可考虑进行联合切除并且无需行重建手术[6][7]（图 3-10-7）。尽管术前 CT 检查难以确认侧支血管的血流循环情况，但可通过血管造影来明确。

● 术中重建

对切除后的 ReRHA 行端端吻合术时，如果距离不够，可以使用和 GDA 或和脾动脉（SpA）进行吻合的方式，并通过性腺静脉和大隐静脉穿插的方法重建[8]。GDA 通常是首选，因为它具备血管直径与 RHA 相似、可省去插入血管（应用于穿插重建）的步骤、仅需吻合一处等优点（图 3-10-8）[9]。将 GDA 尽可能剥离得长一些，有利于重建。最好在显微镜下重建。

● 化疗后保留

在进行足够疗程的术前化疗后，如果 ReRHA 附近的软组织阴影消失，则也有可能有机会行保留 ReRHA 的 PD 手术。但是由于不能保证 R0，因此不能说这是绝对切实可行的方法。Okada 等[10]在报告中，根据肿瘤与 ReRHA 之间的距离将病例分为 3 类。他们表示，当肿瘤与 ReRHA 的距离在 10mm 或更小的范围内时，如果保留 ReRHA，则 R1 发生的概率将提高，并提示行术前治疗对达到 R0 切除是有帮助的。

◆ 文献出处

① Michels N A：Newer anatomy of the liver and its variant blood supply and collateral circulation. Am J Surg，112：337–347，1966.

② Hiatt J R，Gabbay J，Busuttil R W：Surgical anatomy of the hepatic arteries in 1000 cases. Ann Surg，220：50–52，1994.

③ Shukla P J，Barreto S G，Fingerhut A，et al：Vascular anomalies encounterd during pancreatoduodenectomy：do they influence outcome? Ann Surg Oncol，17：18 6–193，2010.

④ Kim P T，Temple S，McGilvray I D，et al：Aberrant right hepatic artery in pancreaticoduodenectomy for adenocarcinoma：impact on resectability and postoperative outcome. HPB，16：204–211，2014.

⑤ Jah A，Jamieson N，Praseedom R，et al：The Implication of the presence of an aberrant right hepatic artery in patients udergoing a pancreaticoduodenectomy. Surg Today，39：669–674，2009.

⑥ Ichida A，Sakamoto Y，Kokudo N，et al：Successful case of pancreaticoduodenectomy with resection of the hepatic arteries preserving a single aberrant hepatic artery for a pancreatic neuroendocrine tumor：report a case. Surg Today，45：363–368，2015.

⑦ Cloyd J M，Chandra V，Visser B C，et al：reoperative embolization of replaced right hepatic artery prior to pancreaticoduodenectomy.J Surg Oncol，106：509–512，2012.

⑧ Allendorf J D，Bellemare S：Reconstruction of the replaced right hepatic artery at the time of panreaticoduodenectomy.J Gastrointest Surg，13：555–557，2009.

⑨ 阪本良弘，國土典宏：手術の流儀. 南江堂，2017，p218–227.

⑩ Okada K，Kawai M，Yamaue H，et al：A replaced right hepatic artery adjacent to pancreatic carcinoma should be divided to obtain R0 resection in pancreaticoduodenectomy. Langenbecks Arch Surg，400：57–65，2015.

肝胆胰篇

胰头神经丛

东京医科齿科大学临床解剖学领域[1] · 肝胆胰外科[2]
秋田惠一[1] / 室生晓[1] / 伴大辅[2]
厦门弘爱医院　魏伟 译

以胰头神经丛为题目进行论述是相当困难的，因为解剖学术语中有"胰神经丛"，但没有"胰头神经丛"，因此"胰头神经丛"被认为是胰十二指肠切除术中胰神经丛的一部分。在本节中，我们将对被称为"胰头神经丛"的这一部分结构进行讨论。

胰腺神经主要来源于腹腔神经丛（由腹腔干和肠系膜上动脉根部周围神经纤维组成）的交感神经、副交感神经以及内脏感觉神经。其中交感神经来源于内脏大、小神经节，副交感神经来源于迷走神经。腹腔干和上肠系膜动脉从上下环绕位于胰腺头部和胰腺体部之间的胰腺颈部并向腹侧移行。这些动脉走行于胰头部的胰后筋膜（Treitz筋膜）和胰尾部的胰后筋膜（Toldt筋膜）之间的间隙。而神经也与动脉伴行，通过这些间隙分布于胰腺。

分布于胰腺的神经大多是伴随着动脉走行。分布于胰头的神经沿着肝总动脉、肠系膜上动脉、胰十二指肠上下动脉走行；分布于胰体和胰尾的神经沿着脾动脉、胰背动脉、胰大动脉、胰尾动脉走行。

进入胰腺钩突部内侧的带状神经束被称为胰头神经丛，提出这一概念的是Yoshioka和Wakabayashi[1]，他们把胰头神经丛分成了两部分。第一部分由右腹腔神经节发出，第二部分由肠系膜上动脉周围神经丛发出。参考图3-11-1所示静脉的位置，向外侧牵拉胰腺可显示胰头神经丛。在之前发布的《胰腺癌诊治规范（第6版）》（日本胰腺学会）[2]中加入了胰头神经丛的概念。但是从该图（图3-11-1）可以看到，第一部分和第二部分之间没有明确的界线，两部分之间的关系非常复杂，神经分布纵横交错。

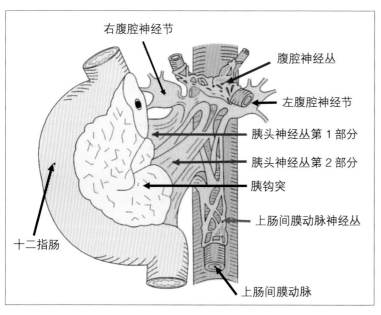

右腹腔神经节
腹腔神经丛
左腹腔神经节
胰头神经丛第1部分
胰头神经丛第2部分
胰钩突
上肠间膜动脉神经丛
十二指肠
上肠间膜动脉

图3-11-1　《胰腺癌诊治规范（第6版）》中胰头神经丛的图示（图片引用自文献②）

Yi 等人[3]详细报告了胰腺的神经支配，强调了伴随动脉的神经分支，特别是伴随胰十二指肠下动脉和胃十二指肠动脉的分支（图 3-11-2）。

《胰腺癌诊治规范（第 7 版）》（日本胰腺学会）[4]采纳了这一意见，修改了胰头神经丛的形状（图 3-11-3）。胰头神经丛的概念被保留了下来，但

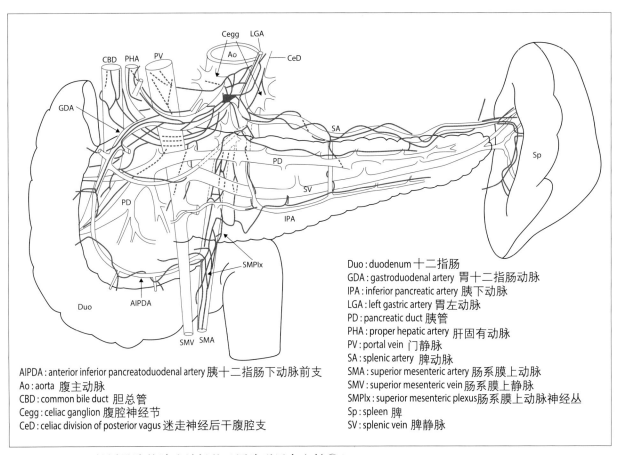

AIPDA : anterior inferior pancreatoduodenal artery 胰十二指肠下动脉前支
Ao : aorta 腹主动脉
CBD : common bile duct 胆总管
Cegg : celiac ganglion 腹腔神经节
CeD : celiac division of posterior vagus 迷走神经后干腹腔支

Duo : duodenum 十二指肠
GDA : gastroduodenal artery 胃十二指肠动脉
IPA : inferior pancreatic artery 胰下动脉
LGA : left gastric artery 胃左动脉
PD : pancreatic duct 胰管
PHA : proper hepatic artery 肝固有动脉
PV : portal vein 门静脉
SA : splenic artery 脾动脉
SMA : superior mesenteric artery 肠系膜上动脉
SMV : superior mesenteric vein 肠系膜上静脉
SMPlx : superior mesenteric plexus 肠系膜上动脉神经丛
Sp : spleen 脾
SV : splenic vein 脾静脉

图 3-11-2　Yi 教授描述的胰头神经丛（图片引用自文献③）

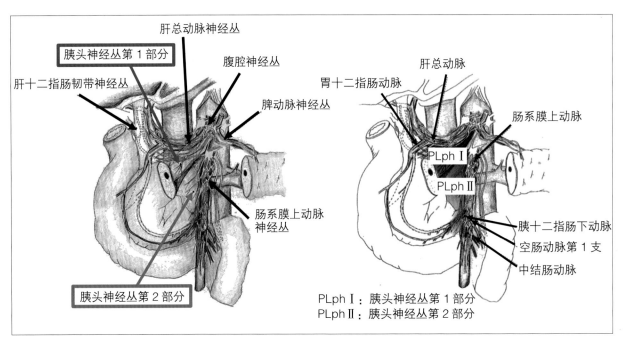

PLph I：胰头神经丛第 1 部分
PLph II：胰头神经丛第 2 部分

图 3-11-3　《胰腺癌诊治规范（第 7 版）》中胰头神经丛的图示（图片引用自文献④）

神经分支数量减少了，另外增加了伴随动脉的分支。如图 3-11-3 所示，胰头神经丛的第一部分由腹腔干动脉周围神经分支发出，第二部分由肠系膜上动脉周围神经发出。这些概念，与胰头部的上部来源于前肠的背侧胰芽，胰头部的下部来源于中肠的腹侧胰芽的理念相印证。但是，由于部分背侧胰芽和部分腹侧胰芽在胰腺头部相互融合[5,6]，神经来源与分布很难一一对应。

图 3-11-4 所示为腹主动脉切除及腹腔神经丛部分切除后的背侧观。腹腔神经丛大部分位于胰后筋膜的背侧，从其厚度可以看出胰腺富含神经组织，其周围被诸多神经丛包绕。

2007 年，Gockel 等人[7]提出将覆盖胰腺背部的神经纤维组织称为胰腺系膜（mesopancreas）（图 3-11-5）。他们认为肠系膜上静脉没有被胰腺系膜覆盖，可被分离。但是这样简单的理解是不合适的，因为从胰腺颈部切断胰腺，由腹侧观察胰腺，能看到分布于门静脉及肠系膜上静脉的神经分支（图 3-11-6）。

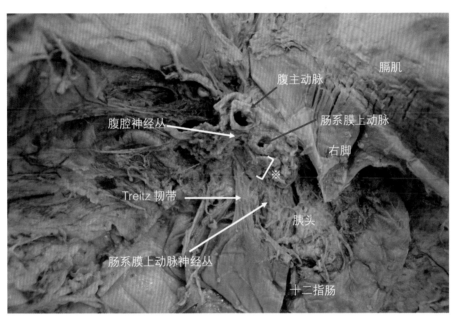

图 3-11-4　腹腔神经丛的背侧观

去除骨头及腹主动脉后，可发现腹腔神经丛非常丰富。

※ 腹腔神经丛的厚度。

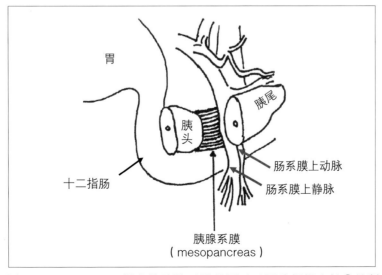

图 3-11-5　Gockel 提出的胰腺系膜的图示（图片根据文献④绘制）

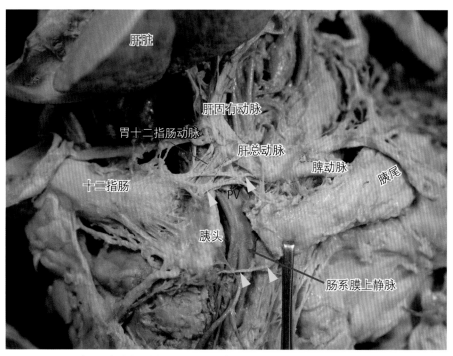

图 3-11-6 支配胰腺的神经中，可观察到分布于门静脉及肠系膜上静脉的神经分支

从胰腺颈部切断胰腺，从腹侧可显露肠系膜上静脉。

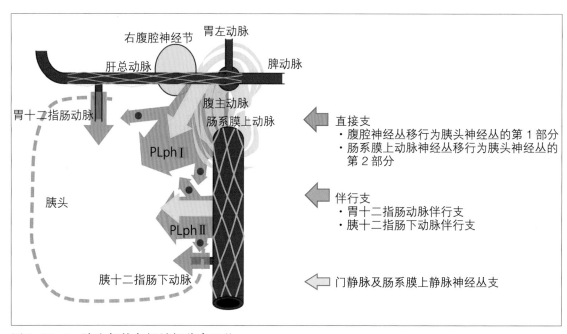

图 3-11-7 胰头部的各级神经分支汇总

Sharma 和 Isaji 等人[8]认为从解剖学术语的角度，胰腺系膜不符合"系膜"这一概念，并且提出了将覆盖胰腺背侧周围的神经称为胰头神经丛的第 2 部分，并把它作为解剖学上正确的名称。但将胰头神经丛的第 2 部分与第 1 部分区别开来是很困难的，第 2 部分广泛分布于胰头区域，需

要进一步详细研究和探讨。

关于神经的实际走行还需要进一步研究，我们汇总了胰头部的各级神经分支（图 3-11-7）。根据《胰腺癌诊治规范》[4]，胰头神经丛的第 1 部分和第 2 部分包括直接分布在胰腺的部分以及伴随着胃十二指肠动脉和胰十二指肠下动脉走行的

部分。但是各神经丛分支纵横交错，走行复杂，不仅有来自肠系膜上动脉神经丛的分支并移行为胰头神经丛第1部分和第2部分的深层和浅层，也能观察到来自门静脉及肠系膜上静脉神经丛的分支，因此神经的空间分布还需要进一步研究。

◆ 文献出处

① Yoshioka H, Wakabayashi T：Therapeutic neurotomy on head of pancreas for relief of pain due to chronic pancreatitis：a new technical procedure and its results. AMA. Arch Surg，76：546–554, 1958.

② 日本膵臓学会：膵癌取扱い規約，第6版. 金原出版，2009.

③ Yi S Q, Miwa K, Ohta T, et al：Innervation of the pancreas from the perspective of perineural invasion of pancreatic cancer. Pancreas, 27：225–229, 2003.

④ 日本膵臓学会：膵癌取扱い規約，第7版. 金原出版，2016.

⑤ Takahashi S, Akita K, Goseki N, et al：Spatial arrangement of the pancreatic ducts in the head of the pancreas with special reference to the branches of the uncinate process. Surgery, 125：178–185,1999.

⑥ 高橋定雄，秋田恵一，佐藤達夫：【肝胆膵の解剖を見直す】膵頭部膵管の配置について. 胆と膵 24：131–135，2003.

⑦ Gockel I, Domeyer M, Wolloscheck T, et al：Resection of the mesopancreas（RMP）：a new surgical classification of a known anatomical space. World J Surg Oncol, 5：44, 2007.

⑧ Sharma D, Isaji S：Mesopancreas is amisnomer：time to correct the nomenclature. J Hepatobiliary Pancreat Sci, 23：745–749, 2016.

肝胆胰篇

切除或保留 SMA 附近的 plexus（神经丛）的局部解剖

仓敷中央病院外科

北川裕久

海南省肿瘤医院　　涂瑞沙　译

● 要点

● 接近 SMA* 周围的 plexus（神经丛）时，应将 SMA 起始部用牵引带悬吊作为标记，以便迅速应对意外出血。

● 可在主动脉前方的左肾静脉上缘通过血管搏动确认 SMA 的起始部，做标记时应预先检查周围的 SMA 分支。

● 标准廓清应保留 SMA 周围 3mm 左右的纤维性组织（保留 SMA plexus），但若有直接浸润，则对其尽可能小地追加切除的范围。

概述

对于肠系膜上动脉（SMA）周围所谓的"神经丛"的解剖方法和组织构成，目前学术界还未完全明确。但是，它的切缘相当于 NCCN 指南的"SMA margin"[①]，被认为是进行胰头十二指肠切除手术时最重要的切缘。针对胰头癌手术切除 SMA 周围神经丛，在历史上也有很激烈的讨论。若完全切除 SMA 周围的神经丛，会引起难治性腹泻，导致消化吸收障碍，从而造成明显的生存质量（quality of life，QoL）下降，也无法充分进行术后辅助治疗，导致预后不良。作为外科医生，我们从完全切除肿瘤的理念出发，是希望进行完全廓清的，但从维持 QoL、保存功能的观点出发，又感到进退两难。至今还没有发现能够二者兼顾的方法。不同机构将各种治疗方法组合运用，都在为了寻求二者兼顾的折中办法而积累数据。由于对于胰腺癌"SMA 周围的神经丛"的研究还处在发展阶段，因此本节将以现有的相关知识为基础进行思考，并从胰腺外科的角度对其进行阐述。

神经丛的定义

关于胰腺外神经丛，由于到《胰腺癌诊治规范（第 6 版）》（日本胰腺学会）为止，所使用的图和注释存在多个问题和自相矛盾之处，因此，第 7 版以胰头神经丛为中心，从解剖学以及外科医生的角度出发，再度进行探讨研究[②]。研究的结果是，现行的规范的定义为"胰头神经丛第Ⅰ部分、第Ⅱ部分，是由于交感神经与来自迷走神经延伸出的副交感神经交错而被称为神经丛，而神经应该更细，数量应该更少""之前图片所指出的胰头神经丛第Ⅰ部分、第Ⅱ部分，不仅包含了神经组织，还包含了纤维组织、脉管、脂肪组织等厚度较大区域"。现在它的定义虽然改为了"不仅

---

* 本节英文缩写对照：SMA: superior mesenteric artery 肠系膜上动脉 / SMV: superior mesenteric vein 肠系膜上静脉 / IVC: inferior vena cava 下腔静脉 / IMV: inferior mesenteric vein 肠系膜下静脉 / PV: portal vein 门静脉

包含神经组织，还包含了纤维组织、脉管、脂肪组织等厚度较大区域"，但"神经丛"这个名称在病理诊断时仍引起了混淆。因此，有观点提出了只要单纯的发现该区域受浸润就判定为 PL（+）和即使该区域有浸润，但只要神经自身没有浸润就不判定为 PL（+）两种判定方法。虽然两者都在正确的范畴，但病理诊断的医生若不同，就没

有办法用相同的标准进行比较。现在，为了避免不同病理医生针对同一情况给出不同解释，业界正在以统一认识为基础，为实现诊断报告能得到普遍认可而努力。基于以上理由，这次论文中不使用"神经丛"这一名称，而使用 Yoshioka 等人论文[3]中的"plexus"（PL）这一名称。

SMA 周围 plexus 的肉眼解剖和组织构造

SMA 周围可见将 SMA 自身包围在里面的称为"厚血管鞘"的组织（图 3-12-1），该组织在规范中被命名为 SMA plexus（PLsma）[2]。PLsma 在中枢方向的起始部附近，与腹腔丛（celiac plexus，PLce）渐渐融合的同时，向动脉丛（aortic plexus）[3]移行。另一方面，其末梢能到达 SMA 血流支配区域的肠管，在中途会与从胰腺钩突延伸出的胰头 plexus 的第 II 部分（PLph-II）合并，像这样，SMA 周围的 plexus，肉眼看来是束状的沿特定方向走行的纤维性组织。

我们使用从尸体得到的标本进行了组织学的研究[4]。术中所见被称为血管鞘的 PLsma 的组织结构中，呈索状重叠的纤维组织以同心圆状分布。周围可见紧挨着它的毛细血管、神经纤维束、淋巴管，它们之间填充着脂肪组织（图 3-12-2）。与臂丛

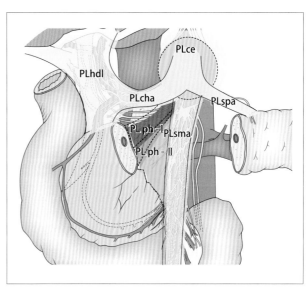

图 3-12-1　**外科医生在手术中感觉的 "plexus(PL)"**
图片根据文献[2]的神经丛的插图绘制。

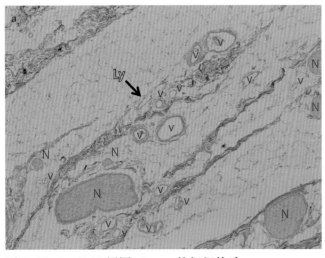
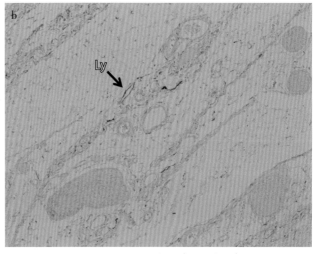

图 3-12-2　**SMA 周围 plexus 的组织构造**
a：EV 染色（Elastica van Gieson stain）；b：D2-40 免疫组化（Immunohistochemistry with D2-40）。
脂肪组织中纤维组织呈索状折叠重合。紧挨着该纤维组织周围存在毛细血管（v）、神经纤维束（N）和淋巴管（Ly）（×40）。

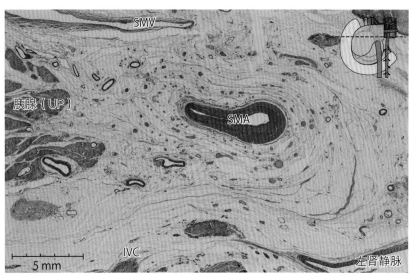

图 3-12-3　SMA 周围 plexus 的组织构造从尸体得到的标本
UP：胰腺钩突（uncinate process）。

神经等不同，神经纤维束不是主要构造。并且，PLsma 肉眼看与起始于胰腺钩突的 PLph-Ⅱ合并。在尸体的组织学研究中，也发现从胰腺钩突发出的几束索状折叠重合的纤维组织，与呈同心圆状的纤维组织所构成的 PLsma 合并（图 3-12-3）。另外，PLph-Ⅱ与 PLsma 合并的部位，沿着 SMA 的末梢方向移行至 SMA 背面。

SMA 周围 plexus 的作用

在 SMA 血流支配的区域，肠系膜中的淋巴管与神经，在以 SMA 及其分支为中心的血管附近走行，继而到达主动脉前面。在以往的淋巴系统与神经走行的研究中，没有考虑覆盖于后腹膜脏器的肾筋膜前叶以及融合筋膜的存在，所以显得相当复杂。而淋巴管与神经不会不沿着 SMA 走行而单独穿过这些膜到达主动脉周围。因此可以理解为，SMA 支配区域的淋巴管与神经在 SMA 起始部附近以 PLsma 为中心汇集，单纯与主动脉前面的动脉丛相交通。如前文所述，SMA 周围的 PL，在组织学上，是索状重叠的纤维组织，周围可见神经纤维束与淋巴管的构造。PL 被认为是神经与淋巴管的主要路径的中心。

另一方面，PLph-Ⅱ被认为是"主要以 PLsma 在胰腺钩突分布的神经为中心的区域"，PLsma 与 PLph-Ⅱ合并，向动脉丛移行，朝中央区延伸的同时变得越来越粗。PLph-Ⅱ在胚胎发生学上被认为是掌管腹侧胰腺区域的淋巴管与神经通路的部位[5],[6]。

综上所述，SMA 周围的 PL 是小肠至右半结肠、腹侧胰腺区域的神经、淋巴管的通路，其中折叠重合的纤维组织与脂肪组织被认为是保护这些神经与血管的支持组织。

SMA 周围 plexus 廓清的意义

胰头癌，特别是以腹侧胰腺为中心的癌，经常可见癌细胞向 PLph-Ⅱ与 PLsma 发展的情况。将合并切除 SMA 的标本做组织学研究后发现，这些向 PL 发展的癌全都属于直接浸润，伴有促纤维化的癌巢，随间质浸润与神经浸润有朝 SMA 方向扩散的趋势（图 3-12-4）。

制订胰腺癌手术计划时，最重要的是制订术后不会引起局部复发的方案，但如前文所述，若是完全切除 SMA 周围的 PL，会引起难治性腹泻，造成 QoL 明显下降。"针对胰头癌，扩大廓清范围不会改善生存率"的观点已在 4 篇的 RCT 中被证明，该观点否定了预防性大范围廓清的效果。

尤其在 SMA 周围的 PL 切除中，这个观点有"对肿瘤直接浸润范围进行准确切除即可达到 R0 标准，对淋巴引流区域的预防性切除应控制在标准范围内"的涵义。

通过影像与显微镜，常难以掌握淋巴转移的实际情况。其他脏器的癌症也需要通过回顾性数据确定 D1、D2 等的廓清范围，才能指导区域淋巴结的清扫。胰头癌，特别是以靠近胰腺钩突的腹侧胰腺区域为首的癌，其合理的标准廓清范围应该到 PLph-Ⅱ 为止，且应该保留 PLsma。但是，PLsma 与 PLph-Ⅱ 的范围与边界具体到何处，用肉眼并不能明确辨别。即使用显微镜确认也只能看到 SMA 周围呈同心圆状的纤维组织，以及胰腺钩突向它延伸出纤维组织，而边界甚至疑似边界的东西都完全无法得到确认。PL 的形态虽然有个体差异，但作为术前的影像诊断与实际手术时的参考，我们暂把 PLsma 定为"SMA 外膜周围 3mm 以内的范围"，把 PLph-Ⅱ 定为"胰腺钩突到 SMA 之间的区域"（图 3-12-5）。

随着影像诊断技术的进步，术前已经基本可以准确判断 SMA 周围向 PL 直接浸润的范围。若存在 PLsma 浸润，为了避免癌细胞残留，对该浸润部位周围在实施全切除的基础上，应计划对其采用追加切除手术。尽管本应以达到 R0 为目的，但为了尽可能保留健康的 PLsma，在设定离断线时要尤其注意适度。

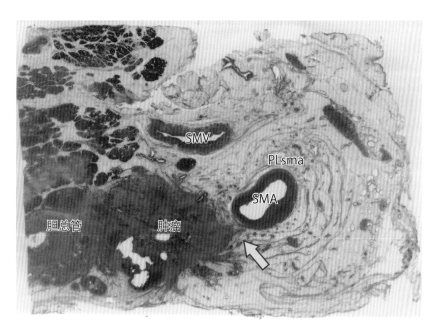

图 3-12-4　SMA 周围 plexus 的癌浸润
伴有纤维化的癌巢随间质与神经向 SMA 方向扩散。这里属于直接浸润。对术前影像进行详细研究，即可以弄清浸润范围。

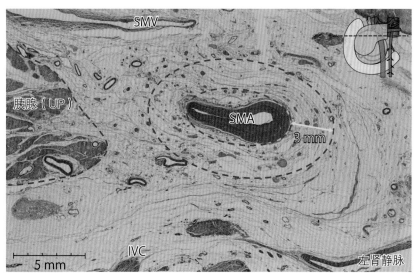

图 3-12-5　PLsma 与 PLph Ⅱ 的区分
暂定 PLsma 为"SMA 外膜周围 3mm 以内的范围"，PLph-Ⅱ 为"胰腺钩突到 PLsma 之间的区域"。术前影像诊断对决定手术方式有很大的影响。为了方便影像诊断，图中标示出了从 SMA 外膜向外的距离。

SMA 周围 plexus 切除的手法

标注 SMA 起始部（图 3-12-6）

从左侧 Treitz 韧带方向的入路游离十二指肠。向头侧方向牵引横结肠，使空肠起始部向右上方移动，纵向切开十二指肠第 4 部分左侧和肠系膜下静脉（IMV）之间的腹膜。从后面开始一边游离十二指肠第 3 部分，一边向右展开，显露 IVC。IVC 被肾筋膜前叶覆盖，切开肾筋膜前叶露

出 IVC 外膜，并将肾筋膜前叶切除。保持在这个层面进行剥离，沿下腔静脉向头侧方向前进，可见从左侧流入的左肾静脉，在它的背侧可触及主动脉。并且左肾静脉的头侧方向可触知从主动脉分支出的 SMA 起始部。在这个部位对 SMA 进行标记，但是必须在术前事先掌握它附近的胰背动脉与肝右动脉等分支的走行。小心剥离起始部周围的 PLsma，露出动脉外膜，以便于标记，但若

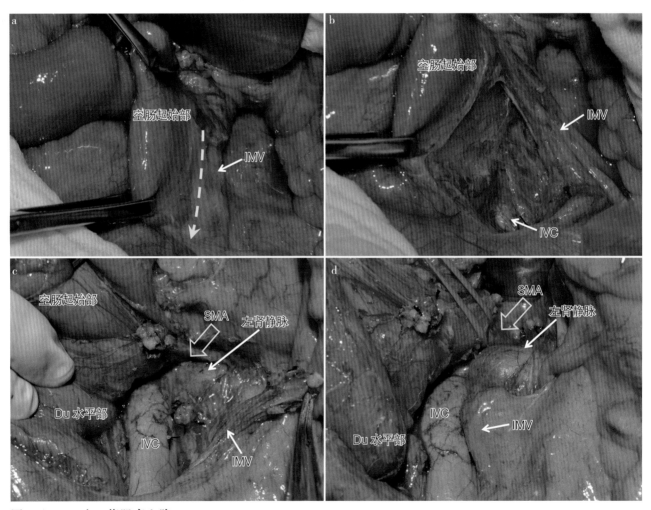

图 3-12-6　十二指肠旁入路

切开空肠起始部与 IMV 之间的腹膜（a），将十二指肠（Du）水平部游离并向右侧推进，可从主动脉到达 IVC 前面（b）。在 IVC 前面，将覆盖其上的肾筋膜前叶向上翻起并使其贴向切除侧的胰头部，保持现有剥离层的同时，继续向头侧剥离，就能到达左肾静脉的汇入部（c）。充分剥离左肾静脉上缘，能触及在它的头腹侧从主动脉向上发出的 SMA 的搏动。在这个部位对 SMA 做标记（d），术前充分确认胰背动脉与肝右动脉等是否在 SMA 起始部附近分支是非常重要的。

Du：十二指肠。

保留 PLsma，则要将 PLsma 整个从周围剥离后再进行标记。这个操作使 SMA 起始部成为一个解剖学标志，从而使术者不会迷失 SMA 的走向，且在操作中即使不小心损伤 SMA，也可以在起始部立刻截断血流进行修复，提高手术安全性。我们称这个入路为十二指肠旁入路[7]。这样一来，从十二指肠第 3 部分的后面开始，胰头后部会广泛地被

肾筋膜前叶所包围而游离。

● 小肠系膜根部的廓清（图 3-12-7~8）

在十二指肠水平段正上方，将 SMA 及 SMV 远端游离标记，作为廓清的远端（图 3-12-7）。

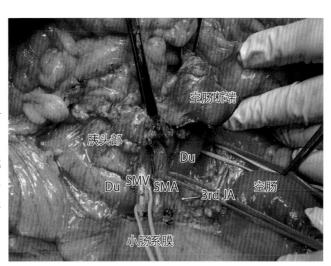

图 3-12-7 在十二指肠水平部高度的 SMA 与 SMV 剥离

对 PLsma 作全周保留，而将其他软组织全部切除。此操作即为胰头癌的标准廓清术。距离胰腺钩突前方下缘水平 1cm 左右的位置为尾侧廓清的下缘。图片所示的 SMA 为纤维结缔组织，即被 PLsma 覆盖住的状态。图中的操作保留了第 3 空肠动脉（3rd JA）。

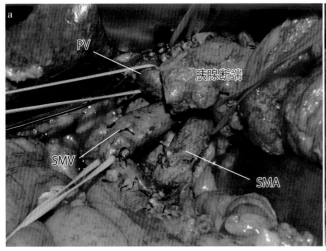
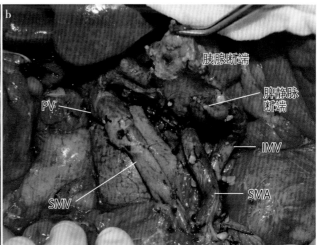

图 3-12-8 SMA 周围的 plexus 切除

a：PLsma 保存案例；b：PLsma 切除案例。

针对胰头癌，PLsma 的全周性保留被视为标准廓清。若有 PLsma 直接浸润，为了达到组织学上避免残留癌细胞的 R0 标准，应计划以最小限度进行 PLsma 的部分切除。

小结

胰腺癌的标本经常无法定位，特别是在显微镜标本上，经常无法确定胰腺断端、肠系膜上静脉/门静脉（SMV/PV）的剥离面、后方剥离面、前方被膜，尤其是 SMA margin 的位置。这不仅让医生无法作出正确的病理诊断，也无法判断术前对癌症进展范围的诊断是否正确。SMA 及 SMV 周围的小肠系膜切除要注意系膜内上行的丰富的淋巴管，远端离断处要小心结扎或闭合，以防止术后淋巴漏。为了防止这样的失误，NCCN 指南[1]和《胰腺癌处理规范（第7版）》[2]推荐使用标本标记。此操作应该在切除的组织标本用甲醛固定前，由充分了解切除标本准确位置的外科医生而不是病理医生（可能的话由术者）进行。

◆ 文献出处

[1] Network NCC：NCCN Clinical Practice Guidelines in Oncology. Pancreatic Adenocarcinoma. 2018.
（https://www.nccn.org/professionals/physician_gls/default.aspx）

[2] 日本膵臓学会（編）：膵癌取扱い規約，第7版. 金原出版，2016.

[3] Yoshioka H, Wakabayashi T：Therapeutic neurotomy on head of pancreas for relief of pain due to chronic pancreatitis；a new technical procedure and its results. AMA Arch Surg 76：546–554, 1958.

[4] Terakawa H, Kitagawa H, Makino I, et al：Location of the meso-pancreatoduodenum as a regional lymphatic basin for pancreatic head carcinoma. Oncology letters 14：397–403, 2017.

[5] Kitagawa H, Ohta T, Makino I, et al：Carcinomas of the ventral and dorsal pancreas exhibit different patterns of lymphatic spread. Front Biosci 13：2728–2735, 2008.

[6] Makino I, Kitagawa H, Ohta T, et al：Nerve plexus invasion in pancreatic cancer：spread patterns on histopathologic and embryological analyses. Pancreas 37：358–365, 2008.

[7] 三輪晃一，宮崎逸夫，逸見稔：上腹部癌性癒痛の対策一術中腹腔神経叢ブロックを中心に一. 外科治療 37：157–164，1977.

SMA 周围廓清的 Treitz 韧带解剖

东京医科齿科大学肝胆胰外科[1]・临床解剖学[2]
伴大辅[1] / 室生晓[2] / 秋田惠一[2] / 田边稔[1]
海南省肿瘤医院　余书勇　译

● 要点

● Treitz 韧带为从十二指肠肠壁开始连续移行的纤维肌性韧带，附着于 SMA* 起始部的左侧壁。
● 将第 1、第 2 空肠动脉与 Treitz 韧带分离后，可使小肠系膜更容易向左侧展开。
● Treitz 韧带背后为左肾静脉。

概述

对于胰头癌是否应该廓清肠系膜上动脉（SMA）神经丛，目前学术界对此问题还存在分歧。但由于肿瘤靠近 SMA 的情况并不少见，因此，为了在术中确保一定切缘，"精准地将神经丛从 SMA 剥离"是胰头十二指肠切除术所必需的技法。也就是说，即使采用 artery first 入路方式，也需要具备将从 SMA 分支出去的第 1 空肠动脉与胰十二指肠下动脉的动脉支准确分离的技术。

作为 SMA 的入路方式，有术者从右侧显露胰头部的十二指肠系膜入路、肠系膜入路[1]、从 SMA 左侧入路等方式。这些入路方式都是已有的技术，尤其是肠系膜入路被认为是 SMA 周围视野最好的入路方式。其中，有意识地解剖 Treitz 韧带对 SMA 入路很有帮助。

特别是从左侧入路时，有以下优点：a. 能够确认 SMA 左侧的神经丛，从此决定切入点；b. 便于显露出第 1 空肠动脉和胰十二指肠下动脉的起始部；c. 便于确认第 1 空肠静脉等静脉系等。正确认识 Treitz 韧带是打开连接十二指肠第 4 部分与近端空肠、胰腺钩突部位肠系膜的关键。

另外，针对胰尾部癌，将胰腺尾部切除后，进行 RAMPS 切除时，会将露出的左肾静脉作为背侧的解剖标识，如同时将 Treitz 韧带作为参照物则会使操作变得更加容易。

本节将对目前为止关于 Treitz 韧带的一般报告、Treitz 韧带对于胰头十二指肠切除手术的意义以及 Treitz 韧带对于胰腺尾部切除手术的意义进行概述。

截至目前关于 Treitz 韧带的报告

1853 年，Treitz 提出"从十二指肠空肠移行部向头部方向竖起的肌束"这一概念，该肌束被命名为"Treitz 韧带"[2]（图 3-13-1）。文献记载，Treitz 韧带是衔接十二指肠的肠壁与 SMA 根部附

---

* 本节英文缩写对照：CA：celiac artery 腹腔干 / IMV：inferior mesenteric vein 肠系膜下静脉 / IPDA：inferior pancreaticoduodenal artery 胰十二指肠下动脉 / J1A：1st jejunal artery 第 1 空肠动脉 / J2A：2nd jejunal artery 第 2 空肠动脉 / Lt.RV：left renal vein 左肾静脉 / MCA：middle cerebral artery 中结肠动脉 / SMA：superior mesenteric artery 肠系膜上动脉 / SMV：superior mesenteric vein 肠系膜上静脉 / SpA：plenic artery 脾动脉

近的膈肌脚的含有肌组织结构的索状物[②]。再三翻阅过去的手术书，Treitz韧带不是被描述为"将十二指肠上行部向头部方向牵引的没什么用处的索状物"，也就是被描述为"从十二指肠移行到空肠之间的肠系膜的一部分"。令人遗憾的是，除去一部分的专业书籍，关于它的正确记载很少。Treitz（1853）也被记载为连接膈肌脚向尾侧方向延伸的骨骼肌（hilfsmuskel）。在此之后，关于Treitz韧带的报道开始增多。

有报道表明，Treitz韧带由2~3个部位构成。上部是从右侧膈肌脚呈裙摆状延伸连接的骨骼肌，作为条索状纤维组织，并且在腹腔动脉干和SMA的左侧走行，这个部分向肌腱组织移行[③]；下部连接十二指肠肠壁，被称为十二指肠悬韧带或"suspensory muscle of the duodenum"。它被记载为将十二指肠向头侧方向吊起的平滑肌组织[④,⑤]。这种不同种类的骨骼肌和平滑肌混合组成1个索状结构的发生机制，目前还不明确[⑥]。但是，也有说法提出它不是由骨骼肌和平滑肌组成的结构，而是腹腔干附近相连接的不同发生过程的结构所组成的构造[⑦]。

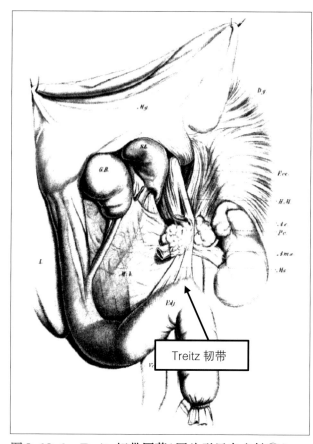

图 3-13-1　Treitz 韧带原著（图片引用自文献②）

从十二指肠向上竖起的肌束的范围和厚度因人而异。它的形式和范围很广，有从水平部到空肠移行部呈膜状的展开型，有局限在狭窄范围内的竖立型，有分成好几束的束拢型等。

Treitz 韧带的解剖学见解

Treitz韧带从十二指肠肠壁水平部到空肠移行部的后壁延伸，呈膜状竖起，与十二指肠纵行肌相连，是将十二指肠向头部方向吊起的具有肌纤维结构的纤维束。它的宽度和肌纤维的丰富程度都有个体差异，与年龄和性别的关系目前还没有研究明确，但较多观念认为年轻人留有更多肌纤维成分。Treitz韧带沿着十二指肠长轴起始的膜状肌纤维束向着SMA起始部的左侧收拢，形成三角形的膜状物，在SMA起始的平面部位呈一束腱束，基本不含有肌纤维成分。这束腱束在SMA与腹腔干起始部的高度于左侧走行，附着于右侧膈肌脚（图3-13-2）。

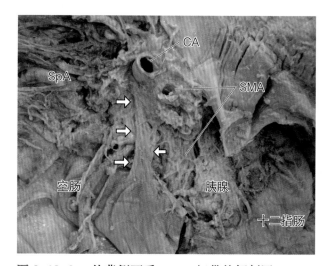

图 3-13-2　从背侧面看 Treitz 韧带的解剖图

Treitz 韧带入路与手术的意义

● 胰头十二指肠切除的情况

❶ 从 SMA 左侧的 Treitz 韧带入路（图 3-13-3a）

不知能否将其称为经典的手术技法，笔者最初学习的胰头十二指肠切除术是从左、右侧将十二指肠充分游离后，向右侧翻转十二指肠近端空肠，术者用左手向右牵引胰头部，将钳子穿过紧绷的胰头神经丛，将 Treitz 韧带结扎后自 SMA 剥离。此时，手术的诀窍在于从左侧充分游离近端空肠和十二指肠，即使不辨识 Treitz 韧带也一定会在术中的某个阶段将它切断。但由于用这个方法无法到达 SMA 左侧 Treitz 韧带的根部，因此，应该将 SMA 左侧的胰十二指肠系膜切除到何处并不明确。并且，若 Treitz 韧带切开不充分，则从右侧打开时，将无法展开十二指肠系膜，从而使视野变差。

从左侧分离 Treitz 韧带，再切开十二指肠系膜后就能确定 SMA 神经丛、胰头神经丛预期切除范围的离断线，并且有利于确定十二指肠到近端空肠系膜的切除范围。这个操作不论是从左侧入路还是右侧入路都应该尽早进行。

下面阐述从 SMA 左侧向 Treitz 韧带入路的步骤以及手术意义。肠系膜下静脉（IMV）从降结肠系膜向横结肠系膜立起的十二指肠空肠皱襞（plicaduodeno-jejunalis）的背侧通过[8]。切开这条褶皱，沿着中央方向将 IMV 与十二指肠分开，可识别从十二指肠肠壁向 SMA 起始部收拢的 Treitz 韧带的肌束。起于十二指肠的 Treitz 韧带起始部是连接十二指肠背侧壁的肌束，呈膜状向 SMA 起始部的左侧神经丛收拢。Treitz 韧带的背侧是向胰后筋膜移行的无血管层。Treitz 韧带的内侧与 SMA 神经丛的左侧到背侧面相连接，是潜在的可剥离层。确认 Treitz 韧带后，它的背侧可剥离，Treitz 韧带的内侧相当于 SMA 神经丛的外层。这个区域是无十二指肠营养血管分支的无血管区，因此，牵引 Treitz 韧带穿入钳子并不会出血。但是 Treitz 韧带里有血管，若穿透膜部的话会发生意外出血。Treitz 韧带朝着 SMA 根部方向在其左侧走行，沿着 Treitz 韧带向头侧方向就能找到 SMA 根部。在中央切开 Treitz 韧带，即可发现该部位就是 SMA 神经丛外层，也可见 Treitz 韧带从左侧将 SMA 神

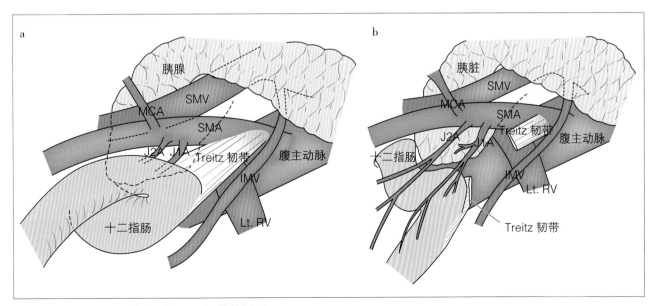

图 3-13-3　从 SMA 左侧看 Tritz 韧带的图示

a：离断前；b：离断后。

经丛的后壁包绕。将它剥开就能从 SMA 神经丛的左侧露出后壁。不管是保存神经丛的情况还是将半周神经丛廓清的情况，都能明确保留范围或是廓清范围，所以露出 SMA 起始部的左侧壁对手术操作是有利的。

❷ Treitz 韧带的离断（图 3-13-3b）

十二指肠空肠移行部被 Treitz 韧带向头侧方向吊起，因为后壁固定松散，十二指肠到近端空肠之间形成了弯曲的肠系膜。从左侧进行十二指肠空肠移行部的血管处理时，这个弯曲使肠的展开变得复杂。肠管以扇状展开时，血管像扇柄一样收集聚拢，如果 Treitz 韧带附着在上面，则"扇子"就无法展开。首先，切断 Treitz 韧带以便更好地展开。这个操作对于从右侧扇状展开十二指肠空肠移行部时也同样重要。对从右侧展开还是从左侧展开，时常还有争论，但笔者认为不必拘于形式，可以最初从左侧入路，然后从左侧将左侧壁展开，从右侧将右侧壁展开。

❸ SMA 神经丛的廓清

我们在廓清 SMA 神经丛时，从左侧开始，将

SMA 神经丛廓清的头侧缘作为 Treitz 韧带的 SMA 中央侧离断端。通常情况下，沿 SMA 长轴切开神经丛，注意背侧半周的廓清，以 J2A 起始部为 SMA 神经丛廓清的足侧端，而后延续到对侧即右侧进行廓清。在右侧也在同样的水平进行背侧半周廓清（图 3-13-4）。

● 胰体尾部切除的情况

对于胰体尾部癌，确认背侧切除边界时，以左肾静脉为标志。若能在手术的早期阶段预先明确左肾静脉的位置，则之后判断 SMA 神经丛连接到背侧的边缘将变得容易。在进行胰头十二指肠切除时，即便不辨识 Treitz 韧带，也会在某个阶段将它切断。但是若能在术中明确辨识出这个条索状的肌束，在进行以 SMA 为首的周围组织操作时，它会成为解剖学上有用的标识。有从 Kocher 游离到左肾静脉的入路、胰下缘和横结肠系膜前面向背侧剥离的入路、分开 Treitz 韧带与 IMV 向背侧剥离的入路，但笔者认为从 Treitz 韧带向背侧剥离的入路方法最简便。此入路方法对腹腔镜下手术也很有用（图 3-13-5）。

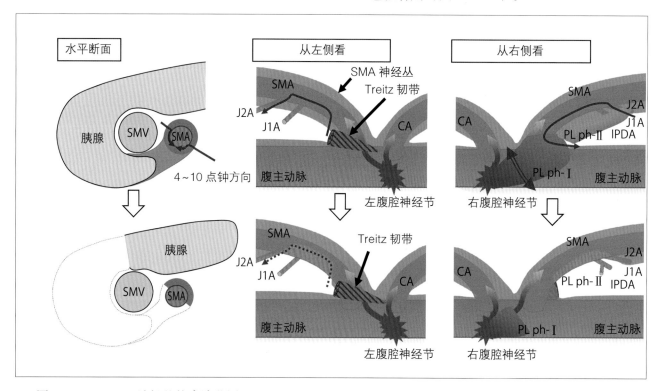

图 3-13-4 **SMA 神经丛的廓清范围**

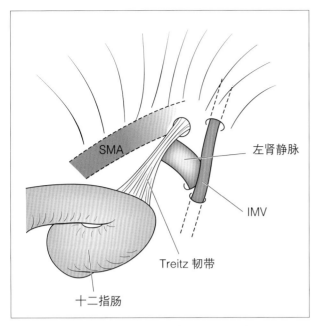

图 3-13-5　从 SMA 左侧剥离 Treitz 韧带与 IMV，确认左肾静脉的图示　▶视频

与前述步骤相同，将横结肠系膜向头侧方向牵引，十二指肠向右侧牵引，IMV 向左侧牵引，从它们之间剥离。确认 Treitz 韧带的左缘，将其背侧钝性剥离后可在其背侧确认左肾静脉。此方法也十分适用于用腹腔镜手术，使术者易于确认左肾静脉。由于剥离的部位为 SMA 起始部的左侧，因此从后腹侧向 SMA 头侧方向朝左侧分离时，便于手术操作连贯成线。

过去针对胰腺癌进行胰体尾部切除时，会对胰体部背侧的 SMA 神经丛进行腹侧半周廓清。但是，在操作的过程中，胰体部几乎都会自然剥离，导致很多情况下实际只廓清了胰实质外的神经丛。现在，除了疑似直接浸润的情况，对胰体尾部切除已不进行 SMA 神经丛廓清。

小结

对于胰体尾部癌，确认背侧切除边界时，以左肾静脉为标志。若能在手术的早期阶段预先明确左肾静脉的位置，则之后判断 SMA 神经丛连接到背侧的边缘将变得容易。

▶视频　图 3-13-5（时间 1 分 33 秒）

◆ 文献出处

① Nakao A：The Mesenteric Approach in Pancreatoduodenectomy. Dig Surg, 33：308-313, 2016.

② Treitz V D：Ueber einen neuen muskel am duodenum des menschen, über elastische sehnen, und einige andere anatomische verhaltnisse.Viertel jahrschrift für Praktische Heilkunde, 37：113-144, 1853 .

③ Low A：A note on the crura of the diaphragm and the muscle of Treitz. J Anat Physiol, 42：93-96, 1907 .

④ Haley J C, Perry J H：The suspensory muscle of the duodenum. Am J Surg, 59：546-550, 1943 .

⑤ Jit I：The development and the structure of the suspensory muscle of the duodenum. Anat Rec, 113：395-407, 1952 .

⑥ Yang J D, Ishikawa K, Hwang H P, et al：Morphology of the ligament of Treitz likely depends on its fetal topographical relationship with the left adrenal gland and liver caudate lobe as well as the developing lymphatic tissues：a histological study using human fetuses. Surg Radiol Anat, 35：25-38, 2013.

⑦ Kim S K, Cho C D, Wojtowycz A R：The ligament of Treitz（the suspensory ligament of the duodenum）：anatomic and radiographic correlation. Abdom Imaging, 33：395-397, 2008.

⑧ Crymble P T：The muscle of Treitz and the plica duodeno-jejunalis. Br Med J, 1156-1159, 1910.

肝胆胰篇

三重大学肝胆胰·移植外科
种村彰洋／伊佐地秀司
中山大学附属第三医院　张彤　译

胰头十二指肠切除＋肝动脉切除后肝动脉重建的空肠动脉解剖

●要点

- ●在重建第 1 空肠动脉时，由于第 1 空肠动脉多数与胰十二指肠下动脉形成共同主干，因此有必要通过术前影像进行确认。
- ●第 1 空肠动脉的发育情况、血管内径、走行存在个体差异，当其不适合重建时，也有使用第 2 空肠动脉的情况。
- ●第 1 空肠动脉通常从肠系膜上动脉（SMA）背侧向左下方发出分支，为了吻合血管，使血管上提时形成环状，需要确保这部分的长度。

胰头十二指肠切除术＋肝动脉切除后，重建肝动脉时解剖空肠动脉的重要性

在需要合并切除肝总动脉的胰头十二指肠切除（PD）术中，我们会优先考虑将第 1 空肠动脉用于肝动脉带蒂重建。使用空肠动脉时，根据术前动态 CT 掌握的情况，把握好空肠动、静脉的解剖结构非常重要。在大多数病例中，第 1 空肠动脉与胰十二指肠下动脉（IPDA）形成共同主干（66%），从 SMA 的背侧发出分支。其余病例中的第 1 空肠动脉单独从 SMA 发出分支（34%）[1]。

第 1 空肠动脉的血管内径和长度存在个体差异，血管支配范围不同，有时也存在第 2 空肠动脉明显更加粗大的病例，所以非常有必要在重建时充分确认需要使用哪支血管。重建时使用的血管内径，需要与预计吻合的肝固有动脉或者肝左、右动脉内径保持一致。此外，需要注意的是，第 1 空肠动脉越接近末梢直径越小。

血管的长度则需要根据 CT 的前后切面确认吻合所需的距离来确定。使用第 1 空肠动脉时，由于分支走向是从 SMA 背侧朝向左下方，与进行吻合的方向相反，而上提血管时需要形成环状，因此，一定要将血管吻合的长度多预留数厘米。

手术时有必要将空肠静脉从伴行静脉进行剥离，但是空肠静脉的走行有不同变化[1]，为了避免术中不慎造成损伤，有必要在术前通过 CT 对其解剖结构进行确认。

此外，根据空肠动脉的走向，如果带蒂重建时长度不足，也存在将游离的移植血管用于血管重建的情况。这种情况下，也需要通过术前影像，在切除区域的肠系膜动脉分支中，确认并选取适用于血管重建的部分，尽量采用走行笔直且分支少的部分。

空肠动脉的解剖细节及其操作方法

● 空肠动脉的解剖（图 3-14-1）

第 1 空肠动脉是由 SMA 向左下方走行的第一分支。通常有 4~6 支空肠动脉分支和 9~13 支回肠动脉分支。空肠动脉从 SMA 分支后，首先分成 2 支，与前后的空肠动脉分支形成拱形，之后，再分支 2~4 次，同样与各自前后的动脉形成拱形，最终变成边缘动脉[②]。

术前不仅要进行动态 CT 的冠状位检查，还需矢状位的最大密度投影（maximum intensity projection，MIP）构建成像与三维重建成像，以检查并确认血管走行。同时，静脉的走行也有必要将重建成像作为确认，特别是离断空肠系膜和对第 1 空肠动脉作为移植物剥离时，要事先了解动脉走行是在静脉的前面还是后面[①]。术前根据 CT 影像画出血管走行图，然后仔细研究术前影像便可将其记在脑海。这样做也有助于术者、助手之间信息共享。

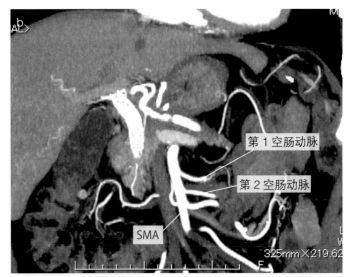

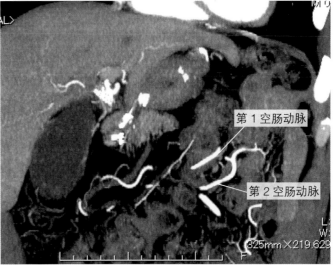

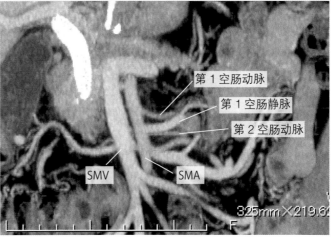

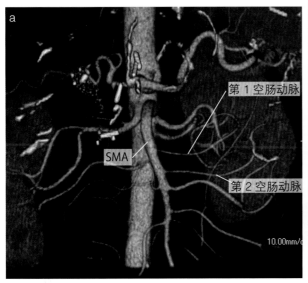

图 3-14-1　空肠动脉的解剖

● 采用前入路清扫肠系膜根部并确认空肠动脉起始部位（图3-14-2）

对胰腺癌患者采用 PD 治疗时，为了清扫淋巴结需要在肠系膜根部鉴别肠系膜上动脉（SMA）与肠系膜上静脉（SMV）（前入路）[3]。先识别由 SMA 分出的结肠中动脉根部，并用牵引带将其固定。在胰腺癌手术中，离断结肠中动脉，打开横结肠系膜。

在与胰十二指肠下动脉（IPDA）形成共同主干的类型中，一般认为，第 1 空肠动脉根部即从结肠中动脉根部开始，沿 SMA 靠中枢侧大约 2cm 以内的部分[4]。剥离 SMA 并用牵引带固定时，要在同一水平上确认并固定好第 1 空肠动脉和第 2 空肠动脉。第 1 空肠动脉的根部更靠近中枢侧，在这一点上没有必要深究。

剥离动脉时，注意不要损伤血管壁。结扎空肠动脉后，扩大至空肠系膜，大致确认空肠动脉的走行。与术前影像结果对照，确认其有无差异。

需要注意，在胰头癌中肿瘤位于钩突时，有可能会导致癌细胞向空肠动脉根部浸润，并沿着空肠动脉的淋巴结转移。这种情况下，一般推荐使用其他动脉重建。

● 离断空肠时，如何识别及剥离第 1 空肠动脉（图3-14-3）

在肠系膜展开的状态下，确认第 1 空肠动脉的走向直至末梢。预估吻合所需动脉的长度，在它附近离断空肠。尽管要确保血管长度足够，但越靠近末梢方向其内径会越来越细，所以要在长度与直径之间寻找平衡点。

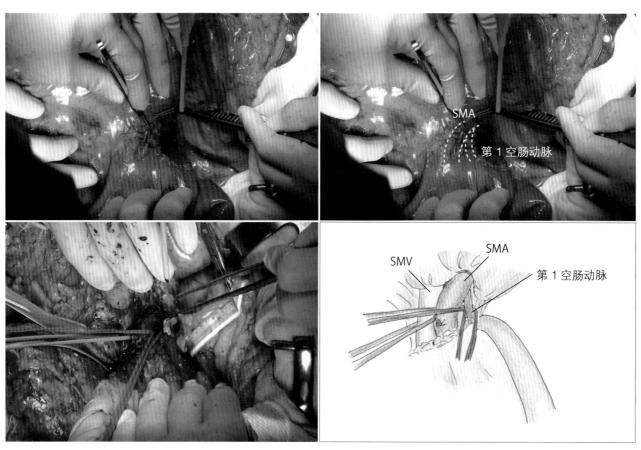

图 3-14-2　采用前入路清扫肠系膜根部并确认空肠动脉的起始部位　▶视频

▶视频　图 3-14-2（时间 1 分 19 秒）

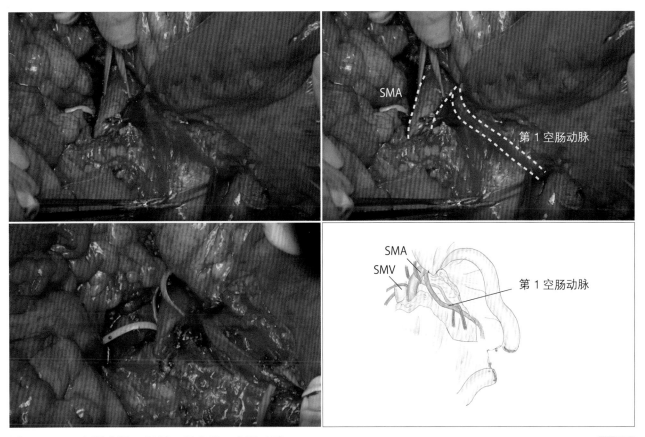

图 3-14-3　离断空肠，识别、剥离第 1 空肠动脉　　▶视频

沿着第 1 空肠动脉的走行切开肠系膜的浆膜，从脂肪层中剥离动脉，露出血管壁。将动脉从肠系膜中游离开时，要处理好朝向肠管的细小分支。此时需注意不要损伤动脉主干，可以在动脉主干血管壁稍远处离断分支。处理分支时，粗的分支可以结扎离断，细的分支可以使用血管闭合系统（vessel sealing system）。对第 1 空肠动脉从 SMA 分支的根部采取此操作，实施完全游离。

在与 IPDA 形成共同主干的类型中，第 1 空肠动脉根部向左背侧下方分开（以腹侧为 0° 的话约 148°）[5]。因此，为了与肝动脉吻合，需将血管向腹侧反转约 180°。

▶视频　图 3-14-3（时间 2 分 48 秒）

◆ 文献出处

①Ishikawa Y, Ban D, Matsumura S, et al：Surgical pitfalls of jejunal vein anatomy in pancreaticoduodenectomy. J Hepatobiliary Pancreat Sci, 24：394–400, 2017.

②Geboes K, Geboes K P, Maleux G：Vascul ar anatomy of the gastrointestinal tract. Best Pract Res Clin Gastroentero, l 15：1–14, 2001.

③伊佐地秀司，櫻井洋至，臼井正信，他：下部胆管癌·乳頭部癌に対する幽門輪温存膵頭十二指腸切除―前方到達法による膵頭側切除術. 手術 61：821–827，2007.

④堀口明彦，伊東昌広，古田晋平，他：手術に役立つ 3D 画像診断. 臨外 73：268–273，2018.

⑤Terakawa H, Kitagawa H, Makino I, et al：Location of the meso-pancreatoduodenum as a regional lymphatic basin for pancreatic head carcinoma. Oncol Lett, 14：397–403, 2017.

肝胆胰篇

联合腹腔干切除的胰体尾切除术（DP-CAR）应注意的胃左动脉的变异

和歌山县立医科大学第2外科

冈田健一／山上裕机

厦门弘爱医院　　魏伟　译

● 要点

● 不但要切除预定的动脉，还要确切保护门静脉在内的主要血管，安全游离腹腔干。

● 结合术前影像学检查，确定动脉周围神经丛浸润的部位，必要时行术中快速活检，以确定胃左动脉起始部和腹腔干根部的切缘。

概述

联合腹腔干切除的胰体尾切除术（DP-CAR）是针对胰体尾癌中腹腔干受侵犯的病例而实施的手术方式。临床上，术后常见难治性胃溃疡和坏死性胃炎等缺血性胃病（IG）等并发症[1]。但是，基于动脉解剖和肿瘤的位置关系，保留胃左动脉血供，可在不影响手术根治效果的同时减少 IG 的发生，术后结合 QoL 或联合辅助化疗亦能改善生活质量。对胰腺癌病例实施 DP-CAR 时，应注意胃左动脉的变异。本节将基于该变异针对相应的手术技巧展开叙述。

解剖变异

关于腹腔干解剖分型的论文有很多[2,3]，而目前较能被学术界所接受的是西班牙学者 Marco-Clement 在 2016 年提出的分型[4]。该分型对过去分型做了很好的总结和完善（图 3-15-1）。根据该分型，约 90% 为 I 型即腹腔干动脉正常型，其中 I a 型（正常 2 支分支型，胃左动脉先发出）占 57.6%，I b 型（正常 3 支分支型）占 32.1%；变异的腹腔干被归类为 II 型，II a 型（肝脾干型）占 4.5%，II b 型（胃脾干型）占 5%。

在腹腔干、肝总动脉、脾动脉根部受侵犯的胰体尾癌病例中，仅凭解剖学因素根本无法保留胃左动脉的即为 I b 型。对于其他类型，应该根据胃左动脉与肿瘤之间的距离、胃左动脉根部的位置，进行个案研究，在保证 R0 切除的基础上，决定手术方式及分离界限，尽可能保留胃左动脉[5]。

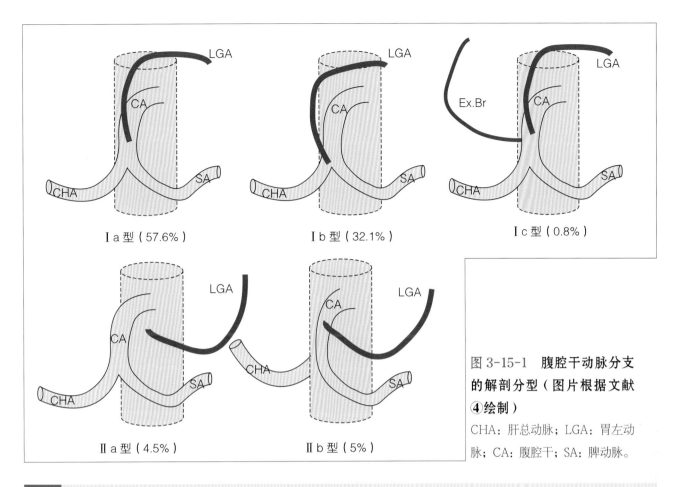

Ⅰa 型（57.6%）　　　　Ⅰb 型（32.1%）　　　　Ⅰc 型（0.8%）

Ⅱa 型（4.5%）　　　　Ⅱb 型（5%）

图 3-15-1　腹腔干动脉分支的解剖分型（图片根据文献 ④绘制）

CHA：肝总动脉；LGA：胃左动脉；CA：腹腔干；SA：脾动脉。

需要记住的局部解剖及其操作方法

● 胃网膜右动静脉、胃右动静脉、胃左动静脉的悬吊和固定

本手术方式是离断腹腔干的基本术式，不管是否离断胃左动脉，为了确保肝脏和胃的血供，应常规游离与悬吊胃网膜右动静脉、胃右动静脉（图 3-15-2），以及打开小网膜囊后显露的胃左动静脉（图 3-15-3），便于术者及助手互相掌握解剖结构。

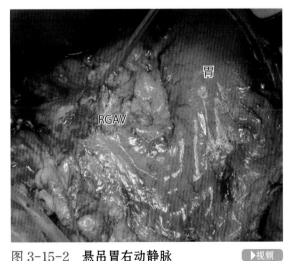

图 3-15-2　悬吊胃右动静脉　▶视频

RGAV：胃右动静脉。

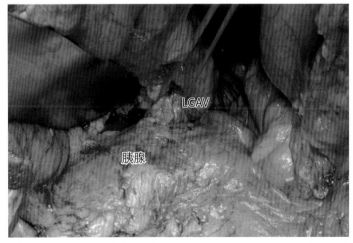

图 3-15-3　悬吊胃左动静脉　▶视频

LGAV：胃左动静脉。

● 确认肿瘤侵犯范围和离断肝总动脉

经肠系膜上动脉至胰头动脉弓、胃十二指肠动脉向肝固有动脉的逆向血流是肝总动脉离断后肝脏所必需的代偿性血流。应尽早探明肝总动脉起始部、胃十二指肠动脉、肝固有动脉周围有无肿瘤浸润，将动脉周围神经丛进行术中快速冰冻活检，确认有无肿瘤侵犯。

廓清肝固有动脉周围、肝总动脉周围淋巴结，裸化肝总动脉至起始部，在末端侧将其悬吊起来，然后用血管夹临时夹闭肝总动脉（图3-15-4），触摸确认胃十二指肠动脉和肝固有动脉的搏动，离断肝总动脉（图3-15-5）。

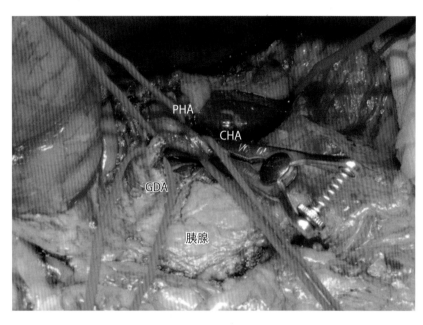

图3-15-4　肝总动脉的图片

PHA：肝固有动脉；GDA：胃十二指肠动脉。

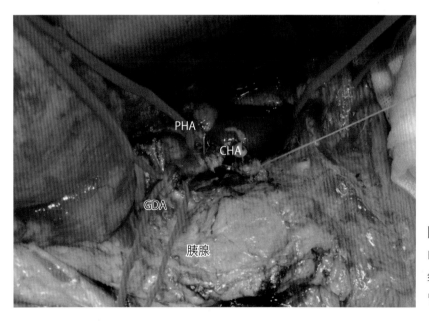

图3-15-5　从末端离断肝总动脉

由于血管呈"く"字形分支，因此要注意结扎部位，以免因结扎导致固有肝动脉和胃十二指肠动脉狭窄。

▶视频

▶视频　图3-15-2~3，图3-15-5

（时间2分57秒）

● 游离并廓清胃左动脉和肠系膜 上动脉起始部

离断肝总动脉远端后，沿腹腔干向根部深处进行游离，将已悬吊的胃左动静脉远端一边向腹侧牵拉，一边朝根部剥离，然后再重新悬吊胃左动脉根部（图3-15-6）。清扫肠系膜上动脉起始部淋巴结，至腹腔干预定切除部位。

● 处理受肿瘤侵犯的门静脉

门静脉受肿瘤侵犯时，动脉紧贴门静脉血管，若出现动脉及门静脉同时出血的情况，止血将十分困难。因此可事先打开Kocher切口，悬吊门静脉、肠系膜上静脉，即可用左手从胰头处开始，抬高门静脉血管以控制出血，或用血管夹夹闭已悬吊的血管实现紧急止血。胰体癌常伴有脾静脉—门静脉主干受肿瘤侵犯的情况。针对血管受侵病例，切除胰腺后，显露出门静脉主干及肠系膜上静脉，先切除受累门静脉段再行重建（图3-15-7）。之后，就可以安全地探查腹腔干动脉。

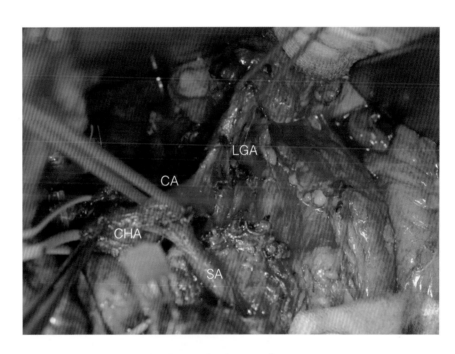

图 3-15-6 胃左动脉根部的游离
再次悬吊胃左动脉。

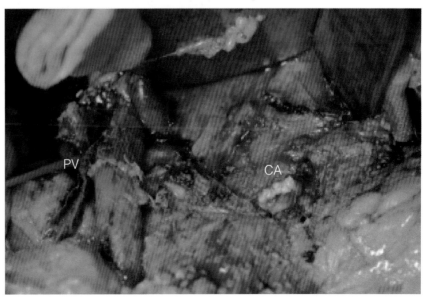

图 3-15-7 门静脉切除重建后，行腹腔动脉离断后的手术视野

● 接近腹腔干：胃左动脉的切除或保留

在常规的 DP-CAR 手术中，需切除胃左动脉，沿腹主动脉向上分离，显露出右侧膈肌脚。肿瘤压迫腹主动脉时，分离筋膜，显露出腹腔干根部周围的腹主动脉壁，通过术前的 MD-CT 了解左右膈下动脉的分支及走行。在没有肿瘤侵犯时，保留行走在筋膜前面的左右膈下动脉，以补充 DP-CAR 后肝脏、胃的血流。显露腹主动脉前壁，在根部结扎离断腹腔干。

保留胃左动脉的改良 DP-CAR 手术，需沿着肝总动脉向中间游离，显露出胃左动脉根部。重点取约 5 处靠近肿瘤的胃左动脉周围神经丛组织，进行术中快速冰冻活检，确认有无肿瘤侵犯。假如没有肿瘤侵犯，可保留胃左动脉，结扎离断除胃左动脉外的腹腔干的其他分支（图 3-15-8）。

● 完成切除

整块移除廓清的淋巴结及切除的血管，确保胰腺肿瘤后方切缘留有足够的空间，由右侧向左侧游离胰腺，完整地切除胰体尾部。对于肿瘤侵犯左侧肾上腺者，沿左肾静脉游离至左肾显露，完整切除左肾前筋膜。

● 重建胃左动脉预防缺血性胃病

作为 DP-CAR 术后问题，胃左动脉切除后伴随的难治性胃溃疡和坏死性胃炎等 IG 是需要长时间才能恢复的严重并发症。分析研究本中心 50 例病例后，我们发现同时切除胃左动脉和膈下动脉的病例全都出现了 IG。

为了预防 IG，本中心也开始利用中结肠动脉行胃左动脉重建[6]。关于其安全性和有效性，我们正积极地积累相关经验[7]。对术前计划行胃左动脉重建的病例，不用特意分离至胃左动脉根部，在保证留有足够动脉重建的位置的情况下，用血管夹临时夹闭胃左动脉后切断，以备标本移除后重建。

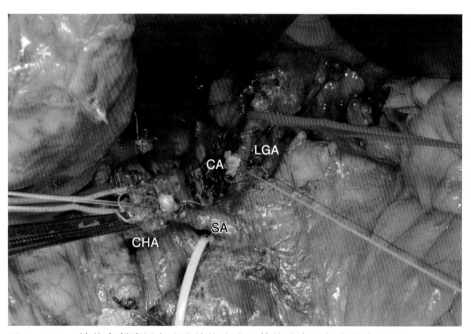

图 3-15-8　结扎离断除胃左动脉外的腹腔干其他分支（保留胃左动脉）

小结

DP-CAR 是联合动脉切除治疗胰腺癌的手术方式。可以预测，随着化疗疗效的提高，越来越多的病例适合行该手术治疗。若为控制手术切除范围而施行本手术，结果造成肿瘤残留，这种行为是本末倒置的。综合治疗是以根治性切除为目标的。只有基于胃左动脉变异的实际情况，针对有条件保留胃左动脉的病例，才能采用该手术方式。

◆ **文献出处**

① Kondo S, Katoh H, Hirano S, et al：Ischemic gastropathy after distal pancreatectomy with celiac axis resection. Surg Today, 34：337-340, 2004.

② Song S Y, Chung J W, Yin Y H, et al：Celiac axis and common hepatic artery variations in 5002 patients：systematic analysis with spiral CT and DSA. Radiology, 255：278-288, 2010.

③ Panagouli E, Venieratos D, Lolis E, et al：Variations in the anatomy of the celiac trunk：a systematic review and clinical implications. Ann Anat ,195：501-511, 2013.

④ Marco-Clement I, Martinez-Barco A, Ahumada N, et al：Anatomical variations of the celiac trunk：cadaveric and radiological study. Surg Radiol Anat, 38：501-510, 2016.

⑤ Okada K, Kawai M, Tani M, et al：Preservation of the left gastric artery on the basis of anatomical features in patients undergoing distal pancreatectomy with celiac axis en-bloc resection（DP-CAR）.World J Surg, 38：2980-2985, 2014.

⑥ Sato T, Saiura A, Inoue Y, et al：Distal pancreatectomy with en bloc resection of the celiac axis with preservation or reconstruction of the left gastric artery in patients with pancreatic body cancer. World J Surg, 40：2245-2253, 2016.

⑦ Okada K I, Hirono S, Kawai M, et al：Left gastric artery reconstruction after distal pancreatectomy with celiac axis en-bloc resection：how we do it. Gastrointest Tumors, 4：28-35, 2017.

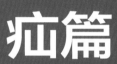

疝篇

腹腔镜外科局部解剖图谱：
解剖路径与手术操作

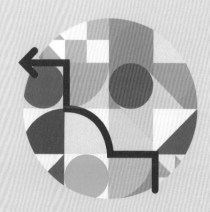

<table>
<tr><td rowspan="2">疝
篇</td><td colspan="2"># 基于局部解剖之腹股沟管重建术式：
Lichtenstein 法</td></tr>
</table>

基于局部解剖之腹股沟管重建术式：Lichtenstein 法

庆应义塾大学医学部一般・消化外科
和田则仁／古川俊治／北川雄光
海口市人民医院　　赵国栋　译

●要点

●游离提睾肌耻骨支，从超过耻骨结节 2~3cm 的阴囊侧开始剥离，平铺补片。

●辨识提睾肌筋膜，游离其外侧附着部位的髂耻束，确定固定留置补片的外侧边缘。

●保留提睾肌筋膜可以避免损伤输精管、血管、神经，避免精索扭转，减少并发症。

手术步骤和注意事项

Lichtenstein 法[1]是一种只进入腹股沟管内的手术方式。修复原理是利用补片在横贯精索的部位重建内环，同时修补、加强腹股沟管后壁。由于要在疝最易复发的腹股沟管后壁的最内侧放入补片，因此手术的重点是：离断提睾肌耻骨支，越过耻骨结节处，在反转韧带上方充分剥离，然后在阴囊侧，充分嵌入并展开补片[2]。考虑到不损伤精索可降低并发症，必须清楚确认并保留精索最外侧的提睾肌筋膜后谨慎游离，维持此分离层面，即可保证最小限度的出血。

● 手术步骤（图 4-1-1）

（1）切开腹外斜肌腱膜，从腹外斜肌开始游离提睾肌筋膜和壁侧间筋膜，从精索内侧开始，分离精索后方与腹横筋膜之间的间隙。

（2）游离精索外侧至腹股沟韧带，在耻骨部游离耻骨结节至反转韧带。

（3）游离提睾肌筋膜外侧附着部位，在其连接精索的内侧和外侧剥离。

（4）游离腹股沟管内侧，显露精索内筋膜和腹横筋膜，在内环口外侧游离提睾肌筋膜。

（5）从精索前面确认膜的构造，继续切开，寻找疝囊，游离至高位后结扎，放置、展开补片。

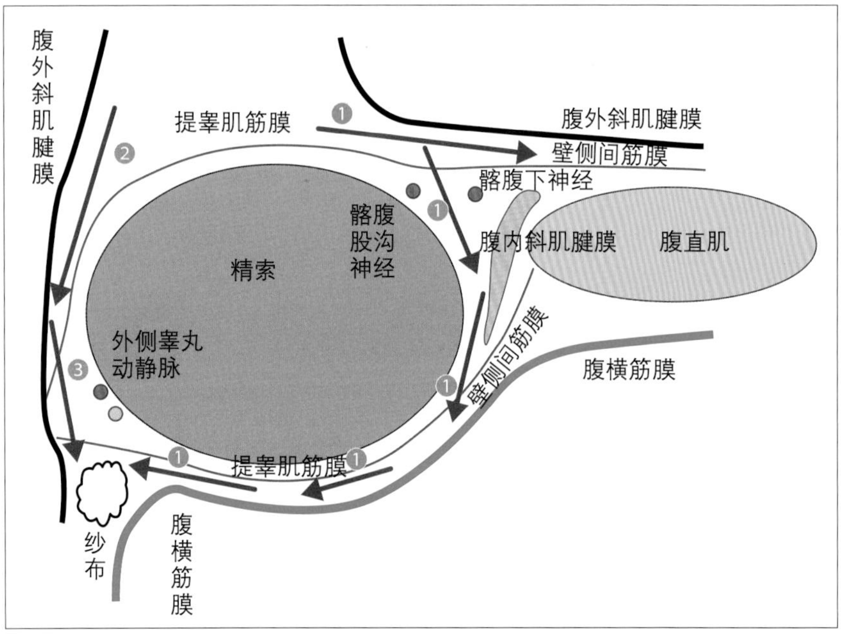

图 4-1-1　腹股沟管断面

需要记住的局部解剖及其操作方法

❶精索内侧的处理

切开腹外斜肌腱膜，打开腹股沟管后，游离腹外斜肌腱膜后方间隙，包括附着在精索最外层的包含毛细血管的提睾肌筋膜（cremasteric fascia）。提睾肌筋膜从精索内侧开始改称为壁侧间筋膜（inter-parietal fascia），将其游离至腹外斜肌腱膜和腹直肌鞘的结合部位。此时，若髂腹下神经影响到补片的展开，则将其切除。末端剥离至结合腱（conjoint tendon）。在精索内侧边缘，切开极薄的壁侧间筋膜，露出白色的腹内斜肌腱膜时（图 4-1-2a），把白色组织移入背侧，继续进行精索后面的剥离，可看到在微薄膜（壁侧间筋膜）背侧的黄白色腹横筋膜。然后，在它前面继续剥离，直至可透视到腹外斜肌腱膜（图 4-1-2b）。为准备外侧剥离，在精索背侧置留细纱布标记。

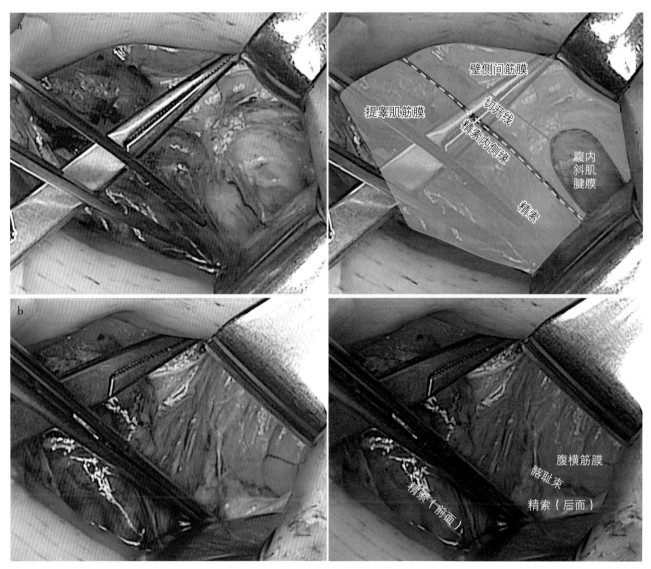

图 4-1-2　**精索内侧的处理**

▶视频

▶视频　图 4-1-2（时间 0 分 41 秒）

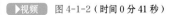

❷耻骨部的剥离

在外侧，从腹外斜肌腱膜分离提睾肌筋膜时，如进入适合的剥离层，则不会有出血现象。因腹侧的提睾肌筋膜附着于腹股沟韧带，一旦剥离到腹股沟韧带，也就很容易剥离到耻骨结节（图

4-1-3a）。在耻骨结节的阴囊侧剥离精索，可确认反转韧带。在反转韧带和精索后面之间剥离，即可确认耻骨结节（图4-1-3b）。游离反转韧带是放置补片的重要操作，游离范围须超过耻骨结节2cm以上。

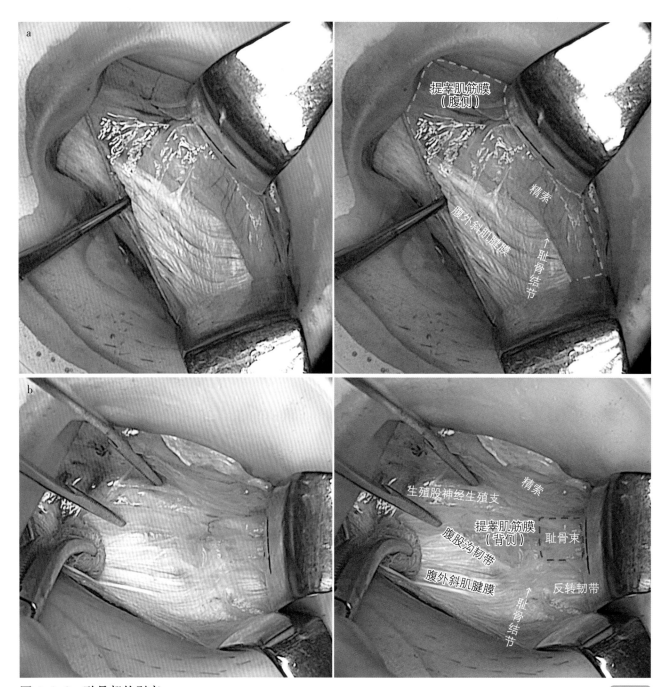

图 4-1-3　耻骨部的剥离

▶视频

▶视频 图 4-1-3（时间 0 分 46 秒）

❸精索外侧的剥离

在精索外侧，提睾肌筋膜腹侧附着于腹股沟韧带，背侧附着髂耻束，应在附着部进行分离。分离时，可见腹侧的提睾肌筋膜呈浅白色，背侧的提睾肌筋膜因含脂肪多，通常呈稍厚的膜状（图4-1-4a）。分离这两张膜并确认步骤1留置的纱布（图4-1-4b）后，用分离钳通过精索背侧，用牵引带牵拉、保护精索。无论疝的种类是什么，

一般的解剖都可保留耻骨部，这对保护精索很有利。在附着部向头侧分离两侧提睾肌筋膜。这是为了保证在腹股沟韧带下放置补片时能有足够空间的重要操作。然后，从耻骨部取出之前的留置纱布。以精索内侧视角看，这个操作更易确认耻骨结节在纱布上的位置，从而达到安全分离。这样便完成了在距耻骨结节2cm以上的阴囊侧放入补片的操作。

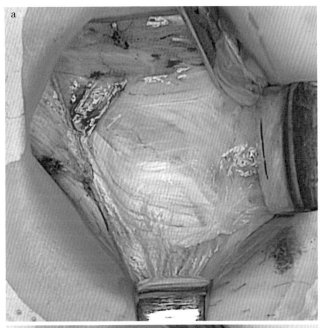
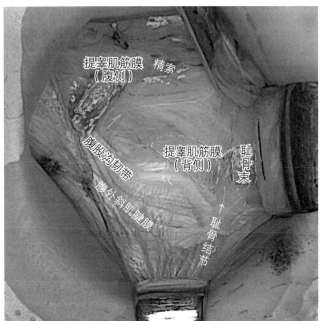
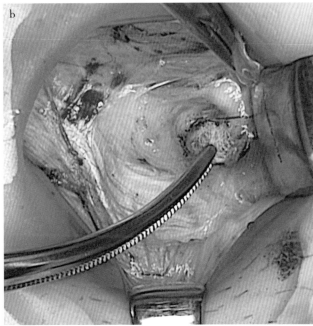
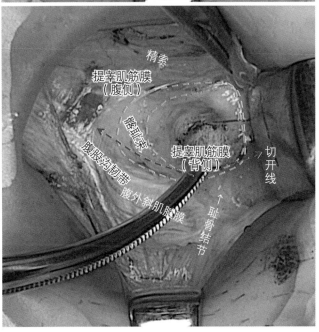

图 4-1-4　**精索外侧的剥离**

▶视频

▶视频　图 4-1-4（时间 0 分 44 秒）

❹ 腹股沟管内环的剥离

对于依据 Lichtenstein 法，利用补片重建腹股沟管内环的手法而言，分离腹股沟管内环周围部位尤为重要。首先，在精索内侧确认提睾肌筋膜、壁侧间筋膜后沿内侧缘切开，要注意避免髂腹股沟神经的损伤（图 4-1-5a）。接着，显露腹内斜肌及其在精索的附着部位，然后，一层一层地将其分离（图 4-1-5b）。分离腹内斜肌，牵拉精索，将精索内筋膜层与下方的腹横筋膜分离开，使腹股沟管后壁形成一平面。另外，精索内筋膜、腹横筋膜极为薄弱，需要小心，仔细分离。在外侧，确认提睾肌筋膜附着部位后，置入纱布。以精索外侧为视角，在纱布前面也可确认提睾肌筋膜的附着部位，在该处进行分离。游离完精索，再在外侧进行腹外斜肌腱膜和精索之间的分离。

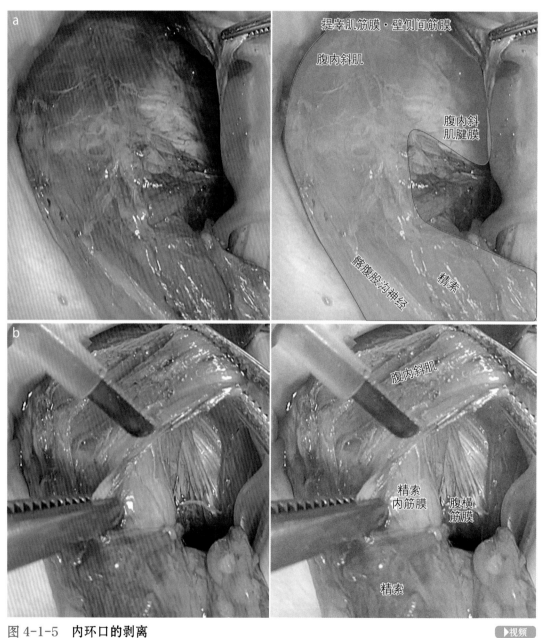

图 4-1-5　内环口的剥离　　　　　　　　　　　　▶视频

▶视频　图 4-1-5（时间 1 分 31 秒）

❺疝囊的鉴别与处理

避开髂腹股沟神经，切开精索前面，即可鉴别疝囊（图4-1-6a）。向精索内注射局部麻醉药，使其膨胀湿润，以便于疝囊的鉴别和分离。切开提睾肌筋膜、精索内筋膜，确认含脂肪的层面，再继续切开，按腹膜前筋膜浅层—薄脂肪层—腹膜前筋膜深层—疝囊的顺序逐步确定分离层面（图4-1-6b）。腹膜前筋膜深层和腹膜的分离有时有一定难度。从腹膜前筋膜深层再剥离至高位，保护精索内的输精管、精索动静脉、神经等，然后处理疝囊。一般切开疝囊，确认内腔，同时实行高位游离，再从内环的内腔侧向腹膜前间隙，即所谓的疼痛三角区注射麻醉，减轻患者疼痛。在反转韧带上方放置并充分展开补片，可预防内侧的Ⅱ-1型的复发现象。同时，也必须注意由于在精索贯通部位放置补片不当而引起的Ⅰ型复发。

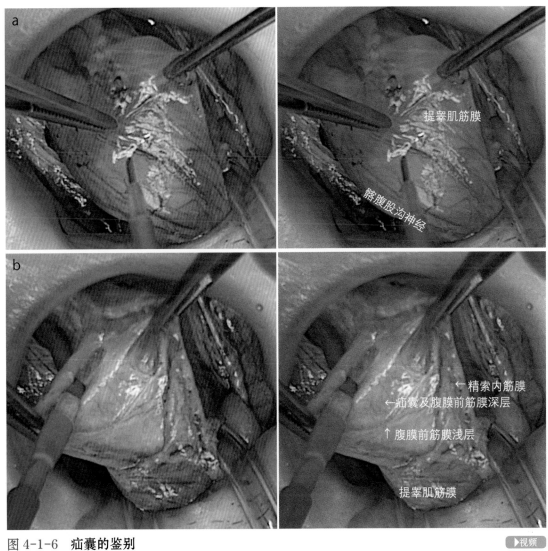

a

提睾肌筋膜

髂腹股沟神经

b

← 精索内筋膜
← 疝囊及腹膜前筋膜深层
↑ 腹膜前筋膜浅层
提睾肌筋膜

图4-1-6　疝囊的鉴别　　　　　　　　　▶视频

▶视频　图4-1-6（时间4分10秒）

◆文献出处

① Lichtenstein I L, Shulman A G, Amid P K, et al：The tension-free hernioplasty. Am J Surg. 157：188-193, 1989.

②和田则仁，古川俊治，北川雄光：腹部ヘルニア手術のすべて，成人の鼠径部ヘルニア手術，リヒテンシュタイン法．手術 72：991-997，2018.

疝篇

腹腔镜下腹股沟疝修补术局部解剖：TEP 法

津田沼中央综合医院外科
朝阴直树
内蒙古民族大学附属医院　王墨飞　译

● **要点**

●伴随着腹壁的形成，腹横筋膜和腹膜前间隙形成了腹膜外间隙的三维结构。
● TEP 法有经腹直肌前鞘法和正中法两种入路。
●本节介绍从 Retzius 间隙进入腹膜前间隙寻找疝囊这一过程中，所需要确认的解剖标志和手术技巧。

手术步骤和注意事项

腹膜外间隙的概念

做 TEP（totally extraperitoneal inguinal hernia repair，全腹膜外腹股沟疝修补术）手术时，有必要了解构成腹膜外间隙的腹横筋膜、腹膜前间隙或腹膜前筋膜群的三维结构。腹膜外间隙是腹壁肌肉与腹膜之间的间隙，由腹横筋膜和腹膜前间隙构成。虽不必完全拘泥于膜的解剖结构，但是了解以上概念非常重要[1]（图 4-2-1）。腹横筋膜是由大动静脉筋膜移行过来的壁层筋膜，从腹直肌背侧覆盖于耻骨、Cooper 韧带、髂外动静脉及腹横肌的疏松结缔组织，并包绕腹壁下动静脉[1]（图 4-2-2）。由脐索腹壁化所形成的腹膜前间隙为局限性腔隙，并未向侧腹壁及脐上腹壁扩展[1]，其内包含肾筋膜（输尿管腹下神经筋膜）、膀胱腹下筋膜、输精管、睾丸动静脉筋膜等腹膜前筋膜群（图 4-2-2~4）。而 Retzius 间隙是通过分离腹横筋膜和腹膜前间隙之间的疏松结缔组织而形成的人为腔隙[1]（图 4-2-4~5）。

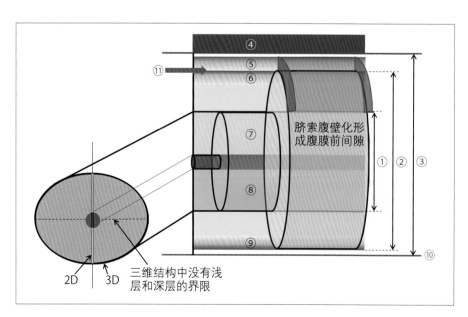

图 4-2-1　腹膜外间隙概览
①腹膜前筋膜；②腹膜前间隙；③腹膜外间隙；④腹壁肌；⑤腹横筋膜；⑥ Fowler 所描述的腹膜前筋膜膜层（preperitoneal fascia-membranous layer）；⑦腹膜前筋膜的浅层；⑧腹膜前筋膜的深层；⑨ Fowler 所描述的腹膜前筋膜细隙层（preperitoneal fascia-areolar layer）；⑩腹膜；⑪ Retzius 间隙。

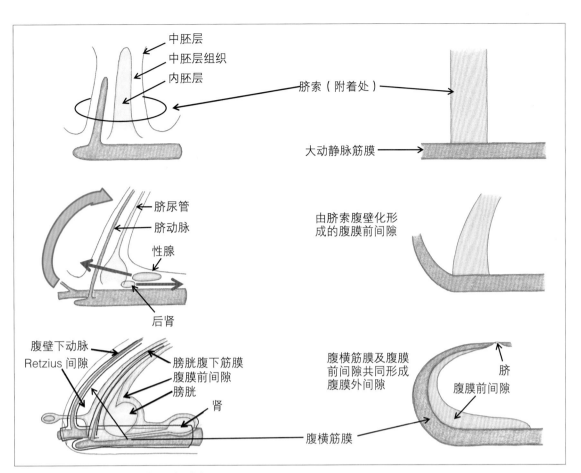

图 4-2-2　腹膜外间隙的形成过程

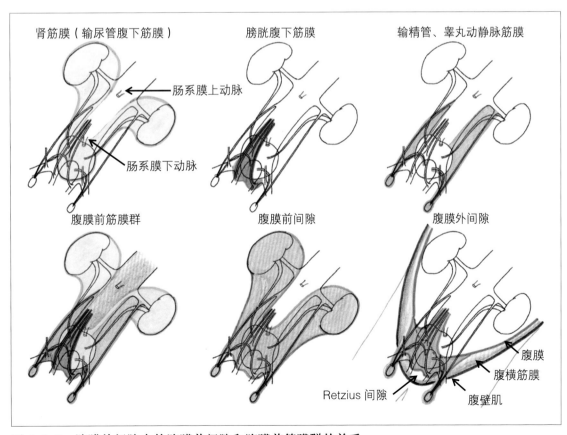

图 4-2-3　腹膜外间隙中的腹膜前间隙和腹膜前筋膜群的关系

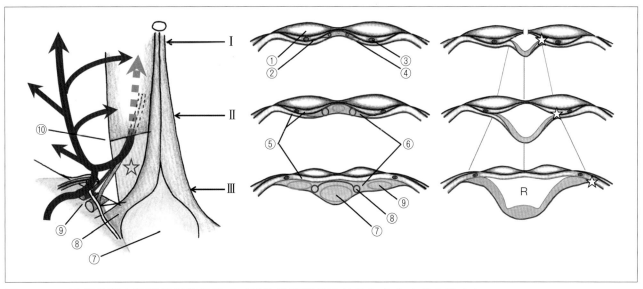

图 4-2-4 腹横筋膜和腹膜前间隙的关系以及腹横筋膜的连续性和广度（紫色箭头）

Ⅰ：脐尾侧；Ⅱ：弓状线头侧；Ⅲ：弓状线尾侧；①腹直肌；②腹直肌后鞘；③腹壁下动静脉；④腹膜；⑤腹横筋膜；⑥腹膜前间隙；⑦肾筋膜（输尿管腹下神经筋膜）；⑧膀胱腹下筋膜；⑨输精管、睾丸动静脉筋膜；⑩弓状线；☆：APRS；✩：愈合线；R：Retzius 间隙。

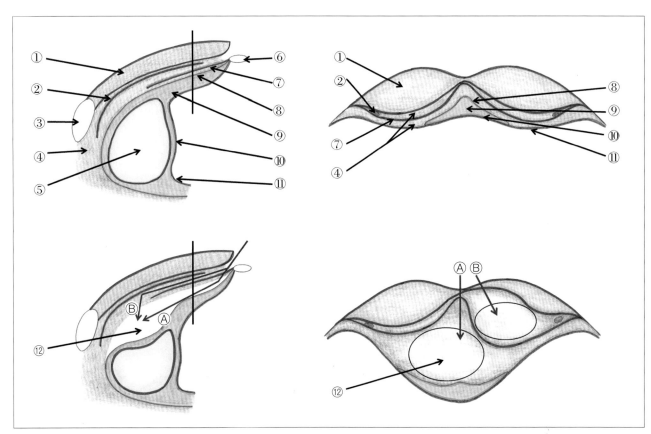

图 4-2-5 作为人为腔隙的 Retzius 间隙

左侧：矢状面；右侧：左侧黑线部分横断面。

①腹直肌；②腹壁下动静脉；③耻骨；④腹横筋膜；⑤膀胱；⑥脐环；⑦腹直肌后鞘；⑧"浅层"（腹膜前筋膜浅层）；⑨腹膜前间隙；⑩"深层"（腹膜前筋膜深层）；⑪腹膜；⑫Retzius 间隙；Ⓐ正中法；Ⓑ经腹直肌前鞘法。

● TEP 入路解析

TEP 手术中进入 Retzius 间隙的入路主要有两种，即经腹直肌前鞘法（分离腹直肌与腹直肌后鞘之间的间隙）和正中法（切开白线进入腹直肌后鞘和腹膜之间的间隙）入路[2]（图 4-2-5）。

由于经腹直肌前鞘法是在单侧腹直肌的鞘内操作，初始入路如同瓶颈般狭窄，因此需注意勿损伤腹壁下动静脉。而沿腹直肌后鞘是向 Retzius 间隙分离，相对容易掌握，而且该入路基本上不越过中线，不破坏健侧解剖结构，因此，将来对侧发病时，可以应用同种方法进行操作。

正中法在扩张气囊的作用下，可以广泛拓展腹横筋膜和腹膜前间隙之间的 Retzius 间隙，尤其利于处理双侧发病的病例（图 4-2-5）。但该入路难度较大，容易发生腹膜破损。

● 手术步骤

（1）经腹直肌前鞘法：切开患侧腹直肌前鞘，将腹直肌内侧缘拉向外侧，沿着腹直肌后鞘经弓状线、APRS（attenuated posterior rectus sheath）进入 Retzius 间隙。所谓"正中法"即于脐下正中寻找并切开白线进入 Retzius 间隙。

（2）了解腹膜外间隙的三维结构，依次分离并显露从 Retzius 间隙到达腹膜前间隙的解剖标志：耻骨、Cooper 韧带及腹壁下动静脉。

（3）注意于腹膜前间隙的边界——"浅层"的腹膜前筋膜膜层[3]处，进入腹膜前间隙并确认腹膜返折部（peritoneal edge，PE）。

（4）在腹膜前间隙内牵拉分离疝囊，完成精索腹壁化，确保补片有横跨 Retzius 间隙和腹膜前间隙的展开空间。

需要记住的局部解剖及其操作方法

● 进入 Retzius 间隙

❶ 经腹直肌前鞘法

经腹直肌前鞘法是于中线偏患侧切开腹直肌前鞘，将腹直肌内侧缘拉向外侧，沿着腹直肌后鞘进行分离，最后经 APRS 进入 Retzius 间隙的一种方法（图 4-2-5~6）。此方法引发腹膜损伤的风险较低，尤其适用于皮下脂肪较薄的体型较瘦的病例。沿着白线进入腹直肌与腹直肌后鞘之间的间隙后，会发现腹直肌后鞘沿着白线像屏风状竖起，形成瓶颈般狭窄的操作空间（图 4-2-6a）。腹直肌与腹直肌后鞘间的疏松结缔组织是腹横筋膜的延续，外侧分布着腹壁下动静脉[4]（图 4-2-4~5）。沿腹直肌筋膜推进至疏松结缔组织的腹侧时（图 4-2-6a④），为了进入 Retzius 间隙，必须突破分布有腹壁下动静脉分支的疏松结缔组织层，进入其背侧（腹腔侧）间隙。该区域的分离应沿着正中白线的屏风状突起部分，边处理从腹壁下动静脉向正中横向分布的血管分支，边向前推进，同时要避免损伤腹直肌后方的腹壁下动静脉主干。沿腹直肌后鞘腹侧进入疏松结缔组织的背侧时（图 4-2-6a⑤），应将疏松结缔组织留在腹直肌侧，在保留腹壁下动静脉细小分支的同时，进入 Retzius 间隙。无论选择何种路径，只要越过弓状线，操作空间就如突破瓶颈般豁然开朗。从腹直肌后鞘向白线呈屏风状竖立的疏松结缔组织变得非常稀薄。在其背侧，腹直肌后鞘向 APRS 移行，在耻骨附近呈游离状态，形成 Retzius 间隙[4]（图 4-2-6c、d）。

❷ 正中法

正中法是指通过切开脐下白线直接到达腹直肌后鞘背侧，从而进入 Retzius 间隙的方法（图 4-2-5，图 4-2-7）。但准确地寻找并切开中线相当困难，常会意外进入经腹直肌前鞘法的分离空间（腹直肌、腹直肌后鞘之间）。此时，应继续向下切开正中白线一侧的后鞘，重新进入背侧的 Retzius 间隙。作为剥离进入 Retzius 间隙的方法，虽然包括球囊扩张和腹腔镜直视下剥离，但由于

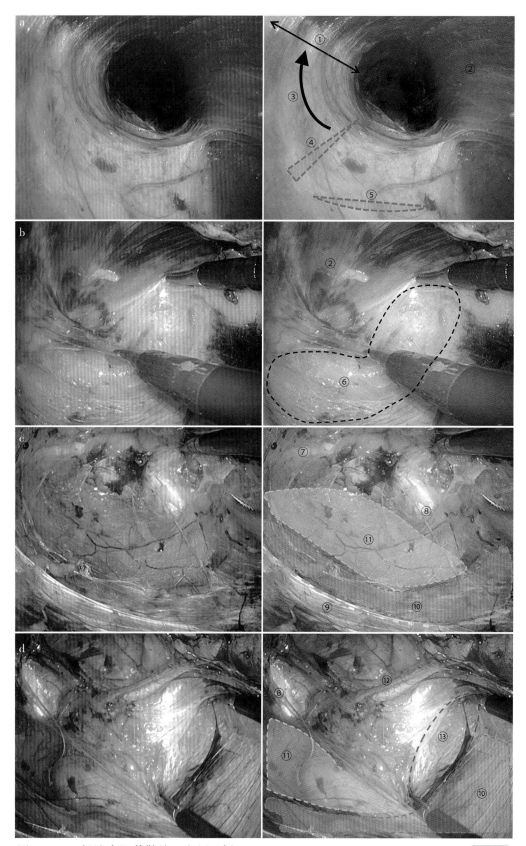

图 4-2-6　经腹直肌前鞘法（右侧示例） ▶视频 1

①正中线（白线）；②腹直肌；③沿着白线从像屏风状竖立的腹横筋膜延续的腹直肌与腹直肌后鞘间的疏松结缔组织；④疏松结缔组织的腹侧路径；⑤沿腹直肌后鞘走行的疏松结缔组织的背侧路径；⑥ Retzius 间隙（黑色虚线内）；⑦耻骨；⑧ Cooper 韧带；⑨弓状线（绿色虚线）；⑩ APRS（橙色虚线内）；⑪ APRS 尾侧的游离端（黄色虚线内）；⑫腹壁下动静脉；⑬腹膜前间隙（红色虚线内）。

在腹横筋膜与腹膜前间隙交界处为疏松无血管区，所以也可以选择盲视剥离[5]。

● 从 Retzius 间隙进入腹膜前间隙

经腹直肌前鞘法是沿着腹直肌后鞘，经弓状线、APRS，稍向腹膜侧进入 Retzius 间隙（图4-2-6b、c），而正中法是自白线切开处向耻骨方向推进，进入位于正中部位的疏松间隙，之后在扩张球囊的作用下，将位于腹横筋膜与腹膜前间隙之间的 Retzius 间隙向腹膜侧扩展，从而确保更大范围的操作空间（图4-2-7a）。Retzius 间隙是通过分离腹横筋膜与腹膜前间隙之间的疏松结缔组织并使用球囊扩张形成的人为腔隙。从 Retzius 间隙观察到的包含腹侧（壁侧）脂肪的疏松结缔组织层为腹横筋膜，覆盖着腹壁肌肉、耻骨、Cooper 韧带、髂外动静脉、腹壁下动静脉。背侧（腹侧）分布着作为腹膜前间隙边界的包含膀胱表面（腹侧）的"浅层"（腹膜前筋膜浅层）[1,4]（图4-2-4~5，图4-2-7a）。

首先，在正中部位将 Retzius 间隙的疏松结缔组织向尾侧分离，确认第1标识——耻骨联合（图4-2-7a）。在耻骨背侧和膀胱表面的分界处有前列腺静脉丛，若损伤则有出血的危险，因此在分离过程中要注意确认耻骨的位置。

继而确认从耻骨向背外侧延续的第2标识——Cooper 韧带（图4-2-7b）。Cooper 韧带表面有发达的"死亡冠"（corona mortis），分离过程中有意外出血的可能，因此注意不要过度剥离覆盖在耻骨、软骨表面的疏松结缔组织层（腹横筋膜）[1,2,4,5]（图4-2-7）。

需要注意的是 Cooper 韧带外侧被腹横筋膜所覆盖的髂外动静脉[1,2,4,5]（图4-2-7c、d），在其外侧寻找并确认第3标识——从髂外动静脉分出的腹壁下动静脉的走向（图4-2-7b~d）。沿被腹横筋膜包覆的腹壁下动静脉，可见腹膜前间

 图4-2-6（时间2分52秒）

隙边界的腹膜前筋膜浅层呈屏风状竖起，并与腹横筋膜融合，形成 Retzius 间隙的外侧缘（浅层）[1,2,4,5]。（见图4-2-4，图4-2-5，图4-2-7b 中的黄箭头）。

● 腹膜前间隙的开放和精索腹壁化（parietalization）

Retzius 间隙的外侧缘是沿着腹壁下动静脉呈屏风状竖起的"浅层"，形成与腹膜前间隙交界的界面（图4-2-7b 黄箭头）。从尾侧骨盆底到弓状线、腹膜与腹横筋膜间存在腹膜前间隙，但腹膜前间隙向脐呈三角形收敛，在弓状线附近，腹膜与腹侧体壁相邻（图4-2-4~5，图4-2-7b），因此，为了在不损伤腹膜的前提下进入腹膜前间隙，要尽量避免在弓状线附近操作，应在腹壁下动静脉的根部附近，剥离作为与腹膜前间隙的交界面的呈屏风状的"浅层"，这是一个诀窍（图4-2-6d，图4-2-7b、c）。与之前的 Retzius 间隙不同，此边界相当于 Fowler[3]所说的膜层，结构相对致密。将其分开后，在气囊的作用下，"浅层"则像开窗一样展开，继而使腹膜前间隙得以拓展（图4-2-6d，图4-2-7c、d）。剥离腹膜前间隙内的疏松结缔组织，同时确认第4标识——PE（图4-2-7c、d）。PE 的确认可以说是在 TAPP术中不存在而 TEP 术中特有的解剖步骤。将展开的腹膜前间隙的疏松结缔组织层留在腹壁侧（即腹壁化，parietalization）（图4-2-7c、d），向外侧剥离至髂前上棘附近。接着以 PE 为引导牵拉疝囊，边从周围剥离作为疏松结缔组织的"深层"[1]边向精索推进。用2把钳子交替牵拉疝囊（rolling technique），从外侧尽量剥离直到能够确认输精管为止，同时需向内侧方追加剥离，操作中注意只剥离疝囊，避免过度剥离输精管、睾丸动静脉筋膜（spermatic sheath）（图4-2-7d）。此时自疝囊开始剥离的疏松结缔组织被认为是相当于 Fowler[3]所说的细隙层，但并不像"浅层"那样致密，在实际手术中几乎感觉不到这层"深层"。将疝囊完全剥离到输精管向膀胱背侧弯曲的程度为止（图4-2-7d）。

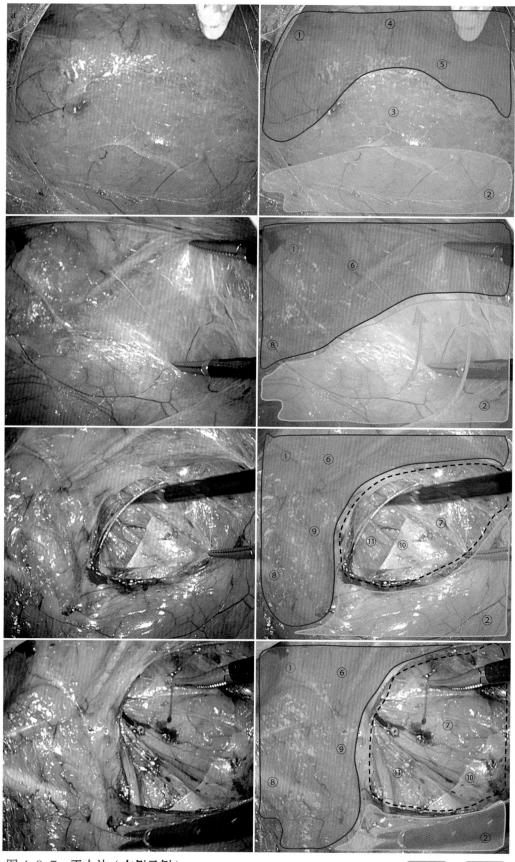

图 4-2-7 正中法（右侧示例）

①腹横筋膜（紫色面）；②"浅层"（腹膜前筋膜浅层，即腹膜前间隙边界的膜层）（黄色区域）；③Retzius 间隙；④腹直肌；⑤耻骨；⑥腹壁下动静脉；⑦腹膜前间隙（黑色虚线内）；⑧Cooper 韧带；⑨髂外动静脉；⑩PE；⑪输精管、睾丸动静脉筋膜（spermatic sheath）。

▶视频2　▶视频3

● 补片的放置

TEP 是从 Retzius 间隙分离腹膜前间隙的"浅层"进入腹膜前间隙，自腹膜开始剥离被认为是"深层"的疏松结缔组织，从而分离疝囊[①、②、⑤]（图4-2-6~7，图4-2-8 左上段红色箭头）。而 TAPP 是在腹壁下动静脉外侧切开腹膜进入腹膜前间隙，然后在腹壁下动静脉和脐动脉索之间，从腹膜前间隙内分离出"浅层"进入 Retzius 间隙[①、②、⑤]（图4-2-8 左下段红色箭头）。因此，无论是 TEP 还是 TAPP，补片的展开空间都是横跨 Retzius 间隙和腹膜前间隙的范围[①、②、⑤]（图4-2-8 左上段红线）。即以腹壁下动静脉为界，内侧为 Retzius 间隙，外侧为腹膜前间隙，这样的剥离层面在 TEP 和 TAPP 中均相同。

TEP 复发的主要因素是腹膜剥离范围不够充分，以致补片展开不完全或在 PE 处补片进入腹侧，因此在腹壁下动静脉外侧，应朝背侧充分剥离腹膜至显露髂腰肌（图4-2-9b、c 箭头）。

充分覆盖疝环（距边缘 3cm 以上），使补片下缘不与 PE 重叠，并展开补片使之完全覆盖于具有三维结构的耻骨肌孔（myopectineal orifice）上（图4-2-9）。

再次自脐环向骨盆侧观察，在腹壁下动静脉外侧隔着腹膜隐约可见展开的补片，而其内侧覆盖至耻骨内面的补片则被包裹膀胱的腹膜前间隙所遮挡（图4-2-8 右箭头）。如前所述，可以理解补片的展开空间跨越 Retzius 间隙和腹膜前间隙的范围（图4-2-8 的左上段红线）。

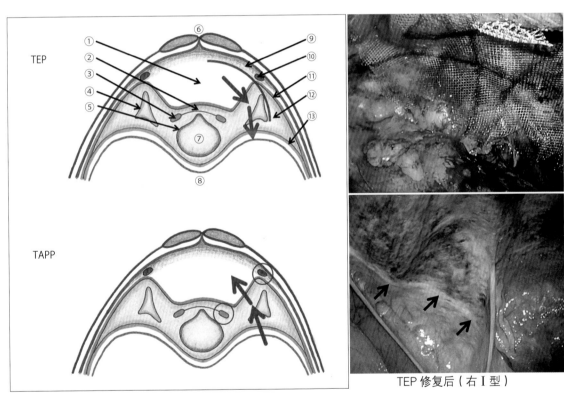

TEP 修复后（右Ⅰ型）

图 4-2-8　TEP、TAPP 入路及补片的展开空间

① Retzius 间隙；② 膀胱腹下筋膜；③ 脐动脉索；④ 输精管、睾丸动静脉筋膜；⑤ 肾筋膜（输尿管腹下神经筋膜）；⑥ 腹壁肌；⑦ 膀胱；⑧ 腹膜；⑨ 腹横筋膜；⑩ 腹壁下动静脉；⑪ "浅层"（腹膜前筋膜浅层）；⑫ 腹膜前间隙；⑬ "深层"（腹膜前筋膜深层）。

红色箭头：入路；红色线条：补片展开位置。

▶视频2　图 4-2-7（时间 2 分 55 秒）　

▶视频3　图 4-2-7（时间 4 分 03 秒）

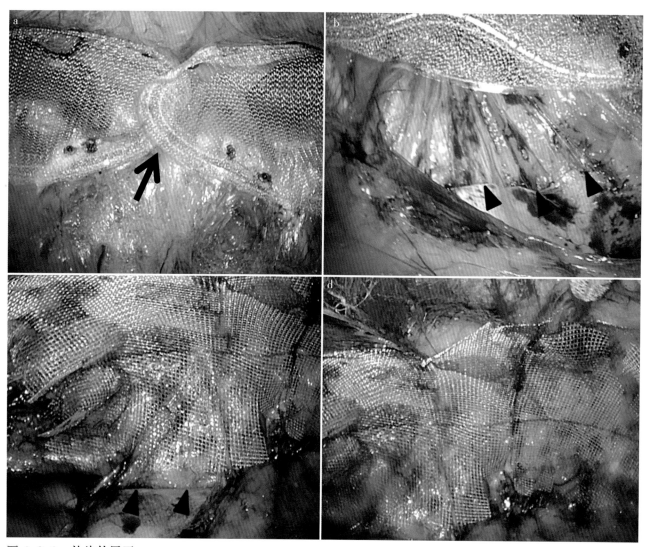

图 4-2-9 补片的展开

箭头：正中部补片重叠；箭头：PE。

◆文献出处

①朝蔭直樹：特集 腹腔鏡下鼠径部ヘルニア手術の最新手技 TEP 法の解剖—腹膜外腔とはどこか？ TAPP も TEP も解剖は同じです—. 手術 70：1445-1459，2016.

②朝蔭直樹：腹膜前腔とはどこか？ —正中アプローチ TEP（Totally ExtraPeritoneal repair）における進入経路の解剖. 日ヘルニア会誌 1：13-18，2014.

③ Fowler R：The applied surgical anatomy of the preperitoneal fascia of the groin and the "secondary" internal ring. Aust NZ J Surg, 45：8-14, 1975.

④朝蔭直樹：Attenuated Posterior Rectus Sheath（APRS）と横筋筋膜・腹膜前腔・Retzius 腔に関する一考察. 日本ヘルニア学会誌 3：10-17，2017.

⑤朝蔭直樹：特集 最新 腹腔鏡下ヘルニア修復術—エキスパートのコツと工夫Ⅲ. さらなる工夫 1. TANKO-TEP は難しくない！ —正中アプローチの手術手技. 手術 69：1581-1591，2015.

疝

篇

腹腔镜下腹股沟疝修补术局部解剖：TAPP 法

东京医科齿科大学消化外科学[1]·肝胆胰外科学[2]　东京外科诊所[3]

星野明弘[1] / 山口和哉[1] / 久米雄一郎[1] / 了德寺大郎[1] / 冈田卓也[1] / 松山贵俊[1] / 东海林裕[1] /
川田研郎[1] / 中岛康晃[1] / 小岛一幸[1] / 大桥直树[3] / 田边稔[2] / 绢笠祐介[1]
内蒙古民族大学附属医院　　王墨飞　译

● 要点

● 了解进行 TAPP 手术所需的腹股沟区解剖，准确识别并确认具有标识意义的解剖结构，对充分剥离腹膜前间隙具有至关重要的作用。

● 在补片固定过程中，了解相应区域血管（副闭孔动静脉和腹壁下血管耻骨支等）和神经（生殖股神经和股外侧皮神经等）的解剖位置是不可或缺的。

手术步骤和注意事项

腹腔镜下腹股沟疝修补术（TAPP 法）是在腹腔内侧对腹股沟区的缺损进行修补的一种手术方式。了解透过腹膜可见的重要脏器和切开腹膜后剥离过程中应注意的解剖标识非常重要。它有助于安全、充分地实施修补术，有效减少疝术后复发。

详细内容已在相关文献中有所阐述[1,2]，本节仅就基本的手术步骤和 TAPP 手术中所需要了解的局部解剖进行说明。

● 手术的步骤

（1）腹股沟斜疝手术中，采取沿疝环边缘呈圆环状切开腹膜的方式，将疝囊保留在腹股沟管里。腹股沟直疝手术中，由脐内侧壁至髂前上棘附近横行切开腹膜。

（2）根据疝环和耻骨肌孔（myopectineal orifice，MPO）的大小、形状等因素选择合适的补片，充分剥离腹膜前间隙，以便补片可以覆盖整个 MPO。关于剥离范围的界定：内侧剥离至左右腹直肌之间（腹股沟斜疝的情况下）和对侧腹直肌（腹股沟直疝的情况下）；外侧剥离至髂前上棘附近；腹侧的剥离尽量将 APRS[3] 保留至体壁侧，范围至腹横肌腱弓下缘上方 3cm。内侧的剥离应在膀胱腹下筋膜和腹横筋膜的间隙内操作，依次显露耻骨及 Cooper 韧带。背侧的剥离在腹壁下血管内侧进行至输精管与脐内侧壁交叉的部位。值得注意的是，由于外侧的疼痛三角区不宜通过钉枪固定补片，为了防止补片因移动而复发，应充分剥离至距髂耻束（iliopubic tract，IPT）至少 5cm 以上的范围。

（3）标准补片的大小通常为（14~15）cm×10cm，可于腹膜前间隙内完全覆盖 MPO。采用钉枪进行固定时，要避免损伤走行在 Cooper 韧带表面的副闭孔动静脉和腹壁下血管的耻骨支，以及疼痛三角区内的生殖股神经和股外侧皮神经。

（4）将切开的腹膜用 3-0 ~ 4-0 可吸收线连续缝合关闭。缝合结束后，仔细检查是否留有腹膜裂孔，慎防内疝发生。

需要记住的局部解剖及其操作方法

● 内侧剥离应注意的局部解剖：重点在于膀胱腹下筋膜和腹横筋膜之间的剥离（图4-3-1）

内侧剥离重要的解剖标识是腹直肌、耻骨及Cooper韧带，对应的膜结构是膀胱腹下筋膜和腹横筋膜。切开腹膜后，将脐内侧壁向内侧牵拉。在腹壁下血管的内侧可见浅表的疏松结缔组织层，在疏松结缔组织层的腹侧可见富有光泽的膀胱腹下筋膜。由此向耻骨方向缓慢且锐性分离疏松结缔组织（在膀胱腹下筋膜和腹横筋膜之间），可安全且无出血地进入耻骨后间隙。如剥离过程中错误地进入膀胱腹下筋膜的背侧层面（即膀胱侧），则引起膀胱损伤和出血的危险性增高，应予以注意。

根据体型的不同，内侧剥离结束后，可透过脂肪和膜辨认患侧的腹直肌、耻骨以及Cooper韧带。对于部分脂肪层较厚的病例，可于Cooper韧带表面切开一部分腹横筋膜，以便显露钉枪固定补片的位置，避免损伤血管引起不必要的出血。

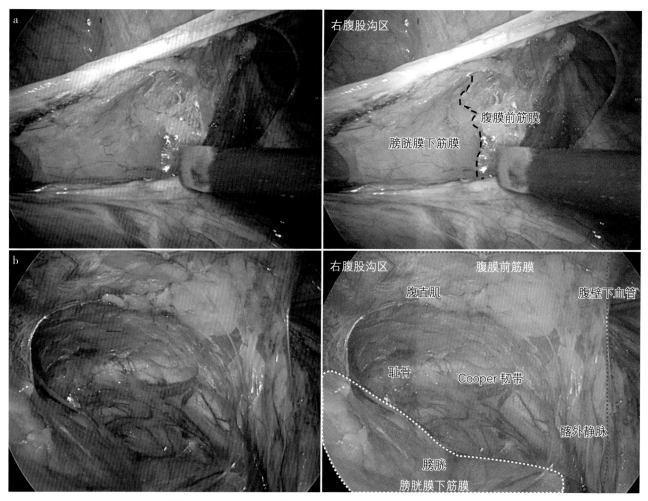

图4-3-1　内侧剥离（剥离膀胱腹下筋膜和腹横筋膜之间的间隙）　▶视频

▶视频　图4-3-1（时间1分17秒）

● 腹侧剥离应注意的局部解剖：重点是在腹膜与 APRS 之间的剥离（图 4-3-2）

腹侧剥离重要的解剖标识是腹壁下血管、腹横肌腱弓及髂前上棘，对应的膜结构是 APRS。切开腹膜后，确认腹壁下血管和疝环上缘的腹横肌腱弓后，向腹腔侧牵拉腹膜切开缘，显露腹膜前筋膜，向上方剥离至少 3cm 的范围。在此过程中，沿着与腹直肌后鞘相连的膜性组织——APRS 与腹膜之间推进（与腹膜愈合紧密时可适当切开 APRS），可以安全无出血地进入腹膜前间隙，并

可有效降低腹壁下血管终末支损伤的风险。伴随腹膜的剥离，相应的解剖标识依次显现，而位于外侧的髂前上棘受肌肉遮挡，无法在腹腔内侧辨认，可以通过按压腹壁加以确认。

● 背侧剥离应注意的局部解剖：重点是在脐内侧壁与输精管之间的剥离（图 4-3-3）

背侧剥离的解剖标识是 IPT、输精管（或女性的子宫圆韧带）及睾丸动静脉。首先，透过腹膜确认输精管和睾丸动静脉的走行，然后，向腹腔侧牵拉腹膜切开缘，显露浅层的疏松结缔组织

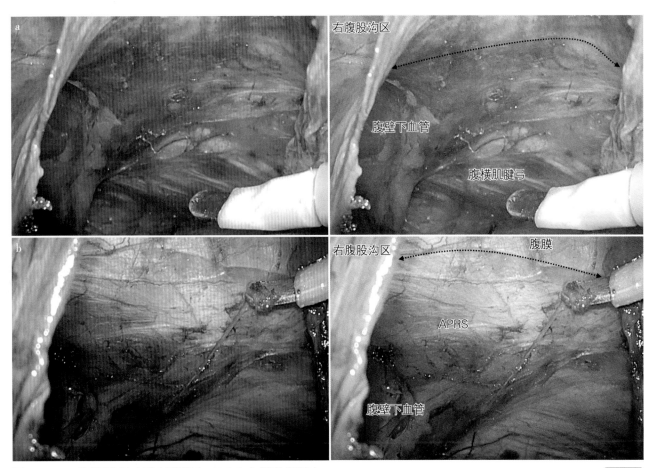

图 4-3-2 腹侧剥离（剥离腹膜和 APRS 之间的间隙）

▶视频

▶视频 图 4-3-2（时间 1 分 17 秒）

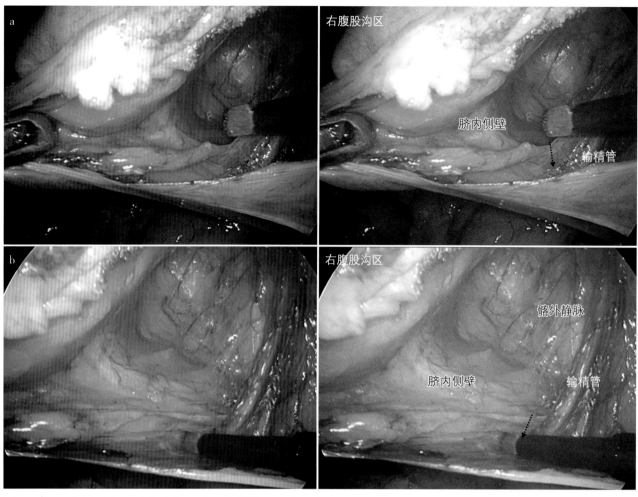

图 4-3-3　背侧剥离（剥离脐内侧壁与输精管之间的间隙）　▶视频

层，由外向内一边剥离腹膜一边确认输精管及睾丸动静脉的走行，可有效避免输精管及睾丸动静脉的损伤。背侧的剥离范围是至距离 IPT 大约 5cm 处。由于剥离操作处于神经走行的疼痛三角区，不宜使用钉枪固定补片，因此要剥离充分。在输精管的内侧向腹腔侧牵拉脐内侧壁，采用钝、锐性结合的分离方式，充分剥离输精管和脐内侧壁之间的疏松结缔组织层，可有效防止补片卷曲。在此过程中，要注意输精管周围分布着很多细小的血管，可采用电凝设备做预止血处理。

● 补片固定时应确认和注意的局部解剖（图 4-3-4）

补片固定时应特别确认和注意的解剖标识有：副闭孔动脉（死亡冠）、副闭孔静脉和腹壁下血管的耻骨支等④。Cooper 韧带是补片固定的重要部位，其表面走行有副闭孔静脉和腹壁下血管的耻骨支，如果不慎损伤有出血的风险。尤其是作为腹壁下动脉和闭孔动脉的交通支——副闭孔动脉

▶视频　图 4-3-3（时间 0 分 42 秒）

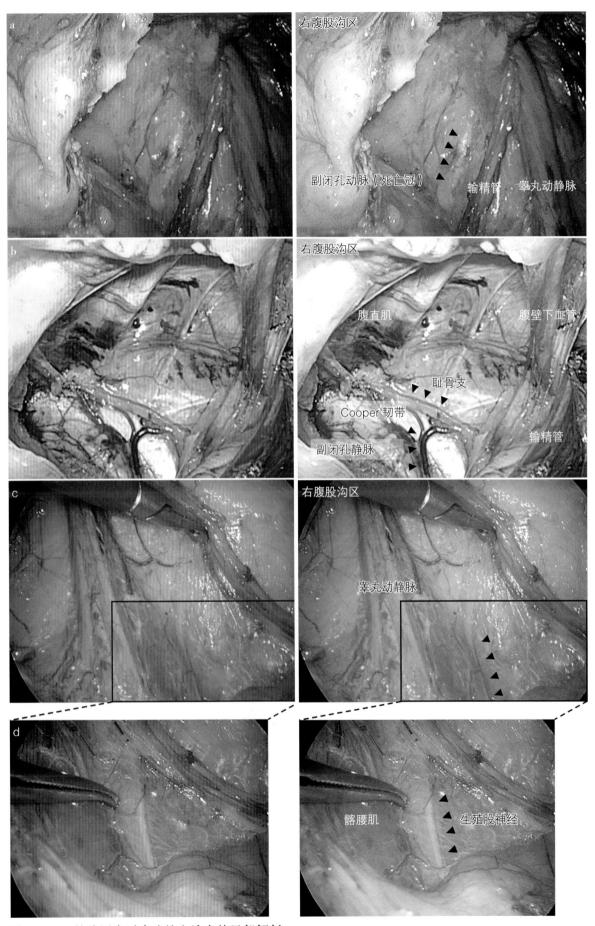

图 4-3-4 补片固定时应确认和注意的局部解剖

（死亡冠），一旦损伤则可引起致命性大出血。因此，在采用钉枪进行固定前，要反复确认其存在与否及走行的位置。

还需要注意的解剖标识是生殖股神经、股外侧皮神经等。生殖股神经从背外侧经髂腰肌表面发出生殖支和股支（分别走向腹股沟管及大腿内侧皮肤），股外侧皮神经在髂前上棘附近，走行于腹股沟韧带背侧。这些解剖标识未必完全都能够在术中确认，但必须充分了解在睾丸动静脉外侧及 IPT 背外侧区域的疼痛三角区位置[4]，在该区域采用钉枪固定补片是造成神经损伤、引起术后慢性疼痛的主要原因。

◆ **文献出处**

①星野明弘，中嶋昭，佐藤康，他：TAPP 法（腹腔鏡下鼠径ヘルニア修復術）. 消外 36：941–950，2013.

②星野明弘，山口和哉，川村雄大，他：TAPP 法，Hybrid 法. 臨外 71：1260–1265，2016.

③Arregui M E：Surgical anatomy of the preperitoneal fasciae and posterior transversalis fasciae in the inguinal region. Hernia ,1：101–110,1997.

④Colborn G L, Skandalakis J E：Laparoscopic inguinal anatomy. Hernia,2：179–191,1998.

腹壁切口疝修补术的局部解剖

国立医院机构千叶医疗中心外科·消化外科

山本海介 / 森岛友一 / 里见大介

湖南省张家界市中医医院　　罗鹏飞　译

●要点

●熟悉前外侧腹壁的解剖，并了解腹部外科手术的主要开腹方法。

●通过了解 sublay 法所需的解剖知识，使腹壁切口疝修补术的多种术式的应用成为可能。

手术步骤及注意事项

切口疝（incisional hernia，I. H.）修补术分为组织缝合修补术和补片修补术两种。补片修补术又可分为 onlay 法（肌前修补术）、sublay 法（肌后和腹膜前修补术）、IPOM 法（intraperitoneal onlay mesh，腹腔内补片平铺术）。I. H. 修补术的基本手术分式为开腹 sublay 法，必须掌握。本文就腹壁正中切口疝及右下腹切口疝的 sublay 法补片修补术的局部解剖要点进行说明。作为补充，也对下腹正中切口疝的腹腔镜下 IPOM 法进行说明。

● 手术步骤

●开腹手术（sublay 法）

（1）从疝环（orifice）头侧切开皮肤至尾侧。

（2）将疝囊与皮下组织剥离，暴露形成疝环的腱膜及肌肉。

（3）将疝环周围的腹膜或腹直肌鞘后层与肌肉组织完全分离。

（4）必要时切除疝囊，将足够大的补片留置于腹膜与腹直肌肌层之间的间隙内。

（5）可能的话，缝合关闭构成疝环的腱膜（肌肉）。

●下腹部切口疝的腹腔镜手术

补片固定在耻骨时，从疝环下缘切开腹膜并游离膀胱前间隙，显露耻骨与 Cooper 韧带。

切口疝修补术的操作要点是，根据切口疝发生部位[1]，在合适的间隙植入补片。游离并显露该间隙需要掌握构成前外侧腹壁的腱膜及肌肉的解剖特征[2]。

需要记住的局部解剖及其操作方法

● 腹部正中切口疝的开腹 sublay 法

该部位的 sublay 法是以 Rives-Stoppa 法[③]为标准，将腹直肌与腹直肌鞘后层（弓状线以下为腹膜）广泛游离后放置补片的术式。首先要理解前腹壁的基本解剖知识。在前腹壁，存在腹直肌鞘前层（下称前鞘）、腹直肌、腹直肌鞘后层（下称后鞘），前鞘与后鞘于正中相交形成白线。肋弓上部后鞘缺如，脐与耻骨联合连线远端 1/3 处（即弓状线处）后鞘亦缺如[②]。缺损的后鞘也有作为 attenuated posteriorrectus sheath（APRS）走行至耻骨附近的例子[④]。

❶ 疝囊的游离与腹直肌鞘前层的显露

从疝环上缘至下缘行皮肤切开，注意不要损伤疝囊。在游离疝囊与皮下组织之前，先切除、剥离疝囊尾侧的浅筋膜，显露疝环左下侧（右下侧亦可）的前鞘。紧接着剥离疝环左上侧的浅筋膜并显露前鞘。将左上侧前鞘与左下侧前鞘贯通形成皮下隧道（图4-4-1a）。游离疝囊与皮下组织，显露疝环左侧的前鞘（图 4-4-1b）。此皮下隧道形成后，即便是疝囊与真皮层高度粘连的病例，为将疝囊留置于真皮层，实施疝囊切断（在确认疝囊内无粘连的前提下），可防止真皮热损伤。疝环右侧用同样的方法，从而显露疝环全周的前鞘。

❷ 腹直肌与后鞘的游离

切开疝环左侧数毫米外的前鞘，显露腹直肌。将腹直肌背侧一点点游离，形成其与后鞘的间隙（图4-4-2a）。切开疝环边缘的前鞘，使腹壁下动静脉紧贴腹直肌，于头侧与尾侧进行游离（图4-4-2b）。右侧进行相同操作，从疝环左右侧剥离至其外侧 5cm 以上。接着，进行疝环头侧与尾侧正中的剥离。因疝环下缘正中（弓状线向下）后鞘缺如，若剥离左右两侧腹直肌背侧，有可能钝性剥离至膀胱前隙（图 4-4-2c）。疝环下缘在弓状线以上时，需要切开白线。在疝环上缘正中，前鞘与后鞘相互交织形成白线，因此应于疝环上缘 5cm 以上切开白线，使两侧间隙相连（图4-4-2d）。此部分处于开腹的状态，需用 3-0 可吸收缝合线将左右的后鞘缝合。通过以上操作，便可留出植入补片的位置（于腹直肌后面与后鞘之间），从而可以植入补片（图 4-4-3a：头侧；b：尾侧）。

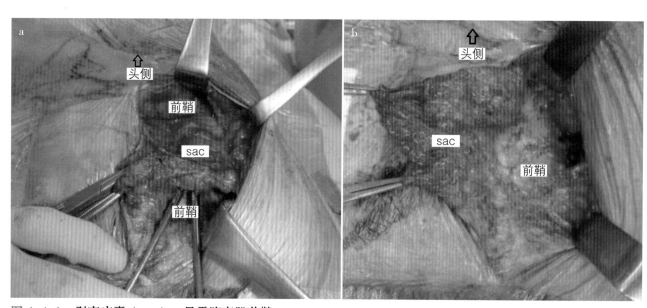

图 4-4-1　剥离疝囊（sac），显露腹直肌前鞘

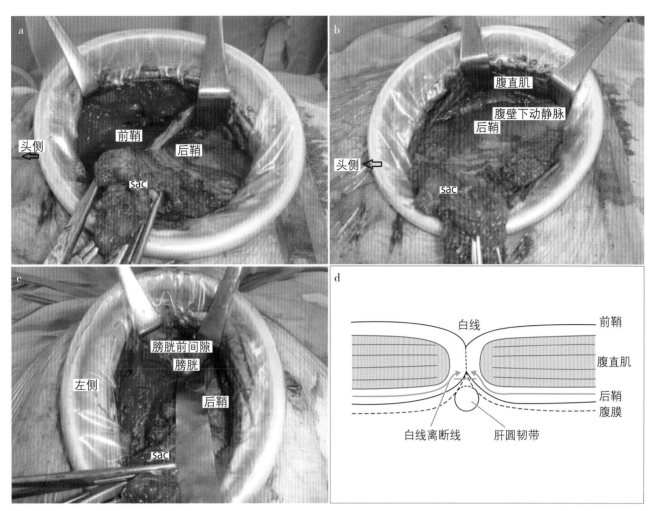

图 4-4-2　剥离腹直肌与后鞘

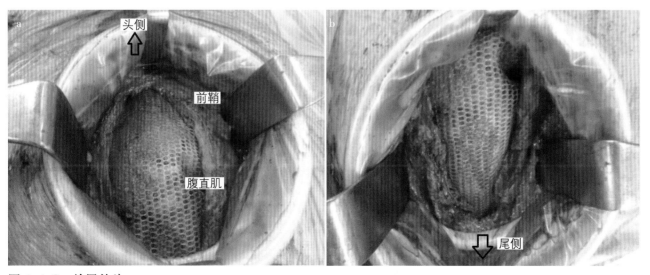

图 4-4-3　放置补片

● 右下腹切口疝的开腹 sublay 法

处理此处的疝，需要先熟悉腹股沟疝手术的应用解剖。疝环内侧大多为半月线，疝环的头侧、外侧、尾侧为腹外斜肌腱膜。皮下切开、疝囊及疝环周围腱膜及肌肉的显露方法请参考上述"疝囊的游离与腹直肌鞘前层的显露"部分。此处对植入补片间隙的游离顺序进行说明。

切开疝环外缘数毫米外的腹外斜肌腱膜，显露腹内斜肌。以腹内斜肌—腹横肌的顺序由疝环至外侧进行游离，进而进行腹横肌背侧的游离。一边沿着疝环将腹外斜肌腱膜切开，一边从疝环头尾两侧将此间隙扩大至半月线。接下来对疝环内侧进行游离。与疝环外侧相同，切开疝环内缘的前鞘，显露腹直肌。接着进行腹直肌后面与后鞘之间的游离。一边维持此间隙，一边向头侧、尾侧及沿着疝环切开前鞘，并沿着疝环边缘进行游离。因在疝环外缘游离出的间隙与内缘游离出的间隙的头侧边界存在后鞘（由腹内斜肌腱膜与腹横肌腱膜粘连形成）（图 4-4-4a、b），运用锐

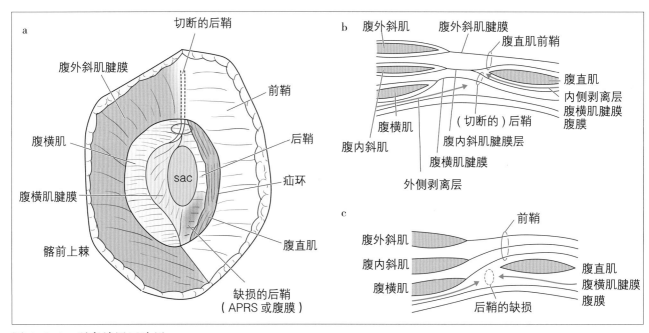

图 4-4-4　剥离放置网片层

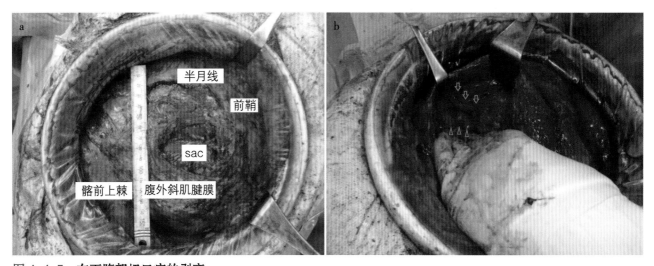

图 4-4-5　右下腹部切口疝的剥离

器剥离法将其切开从而将内外缘的间隙贯通并扩大。尾侧边缘后鞘缺如（或为 APRS），故大多可以进行大面积钝性剥离（图 4-4-4a、c）。剥离范围为从疝环开始大约 5cm 距离（图 4-4-5a）。疝环外侧的剥离范围大多为髂前上棘至背侧，疝环尾侧也可能会剥离至 Cooper 韧带（图 4-4-5b）。必要时女性需切断子宫圆韧带，男性需从输精管、睾丸血管开始进行腹膜剥离，完成以上操作后，植入补片。

● 下腹部正中切口疝的腹腔镜下 IPOM 法

对于以下腹部为中心的切口疝（图 4-4-6a），若考虑到补片重叠的情况，因固定部位位于膀胱，所以无法实施 IPOM 法。该部位的腹腔镜手术需要游离膀胱前间隙，显露耻骨及 Cooper 韧带。将单孔穿刺器置于左季肋部、左侧腹部、右侧腹部。切开疝环下缘右侧的腹膜（图 4-4-6b），将切口

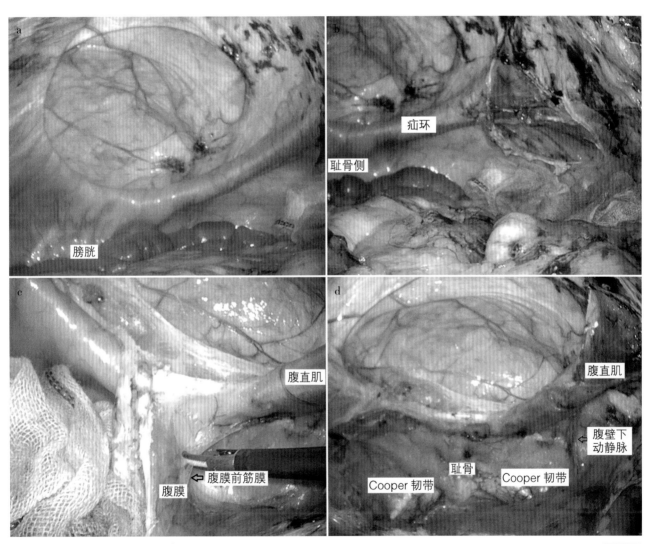

图 4-4-6　下腹部正中切口疝的 IPOM 法

▶视频

▶视频　图 4-4-6（时间 1 分 49 秒）

向内扩展的同时，游离腹膜与腹直肌。为保留膀胱腹下筋膜，必要时一边向耻骨侧切开腹膜前筋膜一边进行剥离（图 4-4-6c），注意不损伤腹壁下动静脉与髂外静脉的同时，剥离至耻骨直至显露 Cooper 韧带（图 4-4-6d）。留置补片时，也可以将疝环下缘尾部作为 sublay 法的固定层，将补片固定在耻骨或 Cooper 韧带处。

◆ 文献出处

① Muysoms F E, Miserez M, Berrevoet F, et al：Classification of primary and incisional abdominal wall hernias. Hernia, 13：407-414, 2009.

②佐藤達夫，坂井建雄：臨床のための解剖學．メディカルサイエンスインターナショナル，2008，p194-203.

③Stoppa R E：The treatment of complicated groin and incisional hernias. World J Surg, 13：545-554, 1989.

④栅瀬信太郎：ヘルニアの外科．Rives-Stoppa 原法．南江堂，2017，p248-252.